Überreicht
mit freundlicher Empfehlung

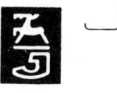 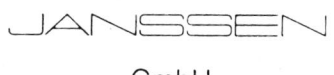

GmbH

Enno Freye

Opioide in der Medizin

Wirkung und Einsatzgebiete
zentraler Analgetika

2. Auflage

Mit 65 Abbildungen und 36 Tabellen

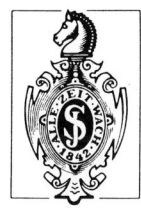

Springer-Verlag
Berlin Heidelberg New York London
Paris Tokyo Hong Kong Barcelona
Budapest

Prof. Dr. med. Enno Freye
Heinrich-Heine-Universität Düsseldorf
Moorenstraße 5
D-4000 Düsseldorf 1

ISBN 3-540-54994-3 Springer-Verlag Berlin Heidelberg New York
ISBN 0-387-54994-3 Springer-Verlag New York Heidelberg Berlin

CIP-Titelaufnahme der Deutschen Bibliothek
Freye Enno: Opioide in der Medizin : Wirkung und Einsatzgebiete
zentraler Analgetika / E. Freye. – Berlin ; Heidelberg ; New York ;
London ; Paris ; Hong Kong ; Barcelona : Springer, 1990
  ISBN 3-540-54994-3 (Berlin ...)
  ISBN 0-387-54994-3 (New York ...)

Dieses Werk ist urheberrechtlich geschützt. Die dadurch begründeten Rechte, insbesondere die der Übersetzung, des Nachdrucks, des Vortrags, der Entnahme von Abbildungen und Tabellen, der Funksendung, der Mikroverfilmung oder der Vervielfältigung auf anderen Wegen und der Speicherung in Datenverarbeitungsanlagen, bleiben, auch bei nur auszugsweiser Verwertung, vorbehalten. Eine Vervielfältigung dieses Werkes oder von Teilen dieses Werkes ist auch im Einzelfall nur in den Grenzen der gesetzlichen Bestimmungen des Urheberrechtsgesetzes der Bundesrepublik Deutschland vom 9. September 1965 in der jeweils geltenden Fassung zulässig. Sie ist grundsätzlich vergütungspflichtig. Zuwiderhandlungen unterliegen den Strafbestimmungen des Urheberrechtsgesetzes.

© Springer-Verlag Berlin Heidelberg 1991
Printed in Germany

Die Wiedergabe von Gebrauchsnamen, Handelsnamen, Warenbezeichnungen usw. in diesem Werk berechtigt auch ohne besondere Kennzeichnung nicht zu der Annahme, daß solche Namen im Sinne der Warenzeichen- und Markenschutz-Gesetzgebung als frei zu betrachten wären und daher von jedermann benutzt werden dürften.

Produkthaftung: Für Angaben über Dosierungsanweisungen und Applikationsformen kann vom Verlag keine Gewähr übernommen werden. Derartige Angaben müssen vom jeweiligen Anwender im Einzelfall anhand anderer Literaturstellen auf ihre Richtigkeit überprüft werden.

19/3140/543210 – Gedruckt auf säurefreiem Papier

Vorwort zur 2. Auflage

Nach der Erstauflage im Jahre 1990 ist auf Grund der großen Nachfrage eine Zweitauflage notwendig geworden. Hierbei wurden zwei neue Kapitel **„Opioide bei Kindern und Neugeborenen"** und **„Sufentanil, ein neueres hochpotentes Opioid zum Einsatz in der Anästhesie"** miteingearbeitet, die speziell für den klinisch tätigen Arzt von Interesse sein dürften. Das erste Kapitel erscheint deswegen angebracht, weil Opioide beim Neonaten und Kleinkind auch heute noch eher zurückhaltend eingesetzt werden, eine Tatsache für die es keine eigentliche Begründung, für den Einsatz aber umso mehr Argumente gibt. In dem erweiterten Kapitel über „Sufentanil" werden Daten zusammengestellt, die helfen sollen diesem neuen, für die Klinik interessanten Analgetikum, klare Indikationsbereiche abzustecken.

Ansonsten sind die anderen Kapitel überarbeitet worden und dort, wo es angezeigt war, sind Einzelheiten ergänzt bzw. ist der Inhalt textlich gestrafft worden. An dieser Stelle möchte ich meinen Kollegen und Mitarbeitern meinen Dank dafür aussprechen, daß sie mir wertvolle Hinweise, Korrekturvorschläge und Ergänzungen zu den verschiedensten Kapiteln gegeben haben.

Prof. Dr. med. Enno Freye					Düsseldorf im Sommer 1991

Inhaltsverzeichnis

1	**Einsatzgebiete der Opioide in der Medizin**	1
1.1	Die verschiedenen Charakterzüge des Schmerzes	1
2	**Neurophysiologische Grundlagen der Opioidwirkung**	5
3	**Wirkvermittlung der Opioide über spezifische Rezeptoren**	10
4	**Opioidagonisten, -antagonisten und partielle -agonisten; ihre unterschiedliche Rezeptorinteraktion**	14
5	**Wünschenswerte Effekte und Nebenwirkungen der Opioide**	23
5.1	Durch Opioide ausgelöste Atemdepression	23
5.2	Sedativ-hypnotische Wirkung der Opioide	26
5.3	Antitussive Wirkung der Opioide	27
5.4	Sucht- und Abhängigkeitsentwicklung nach Opioidgabe	27
5.5	Durch Opioide ausgelöste Muskelstarre (Rigidität)	33
5.6	Wirkung der Opioide auf das kardiovaskuläre System	37
6	**Behandlungsmöglichkeiten mit Opioiden unterschiedlicher Wirkstruktur**	41
6.1	Indikationsbereiche der Opioide	41
6.1.1	Opioidrefraktäre Schmerzen	41
6.1.2	Schmerzen, die teilweise auf Opioide ansprechen	42
6.1.3	Neurologische Schmerzen auf der Grundlage einer Nervenkompression	43
6.1.4	Opioid-nichtrefraktäre Schmerzen, wo Opioide jedoch nicht indiziert sind	44
6.1.5	Schmerzen, die auf Opioide sehr gut ansprechen	44
6.2	Postoperativer Einsatz von Opioiden	44
6.2.1	Faktoren, die eine effektive postoperative Schmerztherapie beeinflussen	45
6.2.2	Suchtentwicklung während der postoperativen Schmerztherapie mit Opioiden	46

6.2.3	Postoperative Dosierung von Analgetika nach Bedarf	46
6.2.4	Zeitlich konstante Opioidapplikation in der postoperativen Schmerztherapie	47
6.3	Welches Opioid für die postoperative Schmerztherapie?	49
6.3.1	Gemischt-wirkende Agonisten/Antagonisten in der postoperativen Schmerztherapie	51
6.4	Nebenwirkungen der Opioide in der postoperativen Schmerztherapie	53
6.4.1	Unterschiedliche Wirkmechanismen der Opioide – Konsequenzen für die postoperaive Schmerztherapie	55
6.4.2	Individuelle Dosierung von Opioiden bei postoperativen Schmerzen	57
6.4.3	Zusammenfassende Gegenüberstellung der für eine postoperative Opioidanalgesie in Frage kommenden Pharmaka	58
7	**Langzeittherapie chronischer Schmerzen mit Opioiden**	60
7.1	Stufenplan der medikamentösen Schmerztherapie bei tumorbedingten Schmerzen	61
8	**Mögliche Nebenwirkungen bei der Langzeittherapie von Tumorschmerzen mit Opioiden**	67
8.1	Bei langfristiger Opioideinnahme auftretende Nebeneffekte	67
8.1.1	Atemdepression	67
8.1.2	Sucht- und Abhängigkeitsentwicklung bei chronischer Opioidgabe .	68
8.1.3	Entwicklung einer Toleranz unter Opioidmedikation	68
8.1.4	Überlegungen, von einem Opioid auf das andere zu wechseln	69
8.1.5	Hauptsächlichste Nebenwirkungen bei langfristiger Opioidmedikation	70
8.2	Peridurale Analgesie mit Opioiden	71
8.3	Kontinuierliche, bedarfsgesteuerte peridurale Opiatinfusion	75
9	**Einsatz der Opioide in der Anästhesiologie**	79
9.1	Vagale und sympathikotone Effekte nach Opioidgabe	81
9.2	Methoden zur Potenzierung einer Opioidnarkose	84
9.3	Einsatz von Alfentanil und Fentanyl in der Neuroleptanästhesie . . .	91
9.3.1	Klinische Erfahrungen mit dem „on-top-Einsatz" von Alfentanil bei der Neuroleptnarkose	93
9.4	Intraoperativer Einsatz von Opioiden während der Narkose mit volatilen Anästhetika	95
9.5	Sufentanil, ein neues hochpotentes Opioid zum Einsatz in der Anästhesie	98
9.6	Praktisch relevante Interaktion der Opioide mit anderen Pharmaka	101

10	**Opiatantagonisten**	103
10.1	Praktischer Einsatz von Opiatantagonisten	103
10.1.1	Opiatantagonisten in der Anästhesie	103
10.1.2	Opiatantagonisten in der Notfallmedizin	105
10.1.3	Opiatantagonisten zur Umkehr einer durch Endorphine ausgelösten Pathologie	105
10.1.4	Opiatantagonisten als Langzeittherapie beim ehemaligen Opiatsüchtigen	106
11	**Unterschiedliche Pharmakokinetik der Opioide und ihre Bedeutung für den praktischen Einsatz**	109
12	**Opioide bei Kindern und Neugeborenen**	114
12.1	Mögliche Indikationen und Dosierungsvorschläge für den Einsatz von Opiaten bei Frühgeborenen und Säuglingen	116
13	**Opioide mit vorwiegend peripherem Angriffspunkt**	119
14	**Analgesie mit Opioiden bei Unfallverletzten**	121
15	**Bedeutung der endogenen Opioide (Endorphine, Enkephaline)**	124
15.1	Endorphine in der Regulation der Hypophysenhormone	125
15.2	Endorphine in der Schmerztherapie	125
15.3	Endorphine als Mediatoren individueller Verhaltensweisen	128
15.4	Endorphine und Suchtentwicklung	129
15.5	Opiatrezeptoren und die mit ihnen interagierenden natürlichen Liganden	130
15.6	Bedeutung der Endorphine im Schock	130
15.7	Endorphine und das immunologische System	133
16	**Einsatz der Opioide in der Intensivmedizin**	134

Anhang

A: Betäubungsmittelverschreibungsverordnung (BtMVV) 140
B: Glossar 142
C: Die wichtigsten zentralen Analgetika und Antagonisten
   (in alphabetischer Ordnung) 143

Literatur 145

Sachregister 157

1 Einsatzgebiete der Opioide in der Medizin

1.1 Die verschiedenen Charakterzüge des Schmerzes

Der Schmerz als Warnsymptom, der die Aufmerksamkeit des Individuums auf die verletzte Stelle richtet, damit eine weitere Schädigung vermieden bzw. schützende Maßnahmen ergriffen werden, kann ein derartiges Ausmaß annehmen, daß die als Schutzmaßnahmen gedachten körperlichen Reaktionen überhandnehmen und zu einer weiteren Belastung des Individuums führen. So induzieren Schmerz und Angst über eine Aktivitätssteigerung des adrenergen Nervensystems und eine Ausschüttung von Adrenalin und Noradrenalin. Gleichzeitig werden über die Achse Kortex-Hypothalamus-Adenohypophyse-ACTH die Gluko- und Mineralokortikoide aus der Nebenniere ausgeschüttet. Vom Hypophysenhinterlappen werden unter der den Schmerz begleitenden Streßreaktion die Hormone ADH (antidiuretisches Hormon) und STH (somatotropes Hormon) freigesetzt. Alle diese Abwehrreaktionen führen im kardiovaskulären System zu folgenden Veränderungen:
- Hypertonie,
- Tachykardie,
- Vasokonstriktion (peripher und im Splanchnikusgebiet),
- vermehrte Herzarbeit,
- gesteigerte kardiale Erregbarkeit,
- Zunahme des myokardialen Sauerstoffbedarfs.

Zu diesen durch die Hormone der Nebenniere ausgelösten Herz-Kreislauf-Effekten treten auch humorale Veränderungen hinzu:
- Vermehrung des Blutvolumens,
- Zunahme der Blutviskosität,
- Hyperglykämie (Glukokortikoid- und Adrenalineffekt),
- Milchsäureüberschuß,
- Anstieg der freien Fettsäuren im Blut (Noradrenalineffekt),
- verminderte Na^+-Ausscheidung,
- vermehrter K^+-Verlust (Aldosteroneffekt).

Neben diesen hormonellen Veränderungen, die dem akuten Schmerz dicht folgen, sind besonders die in der postoperativen Phase auftretenden Schmerzen nachteilig, da sie zusätzlich zu folgenden Störungen in Organen und Organsystemen führen:

2   Einsatzgebiete der Opioide in der Medizin

- Pulmonale Dysfunktion: Sie ist eine der hauptsächlichsten postoperativen Komplikationen, insbesondere nach thorakalen und intraabdominellen Eingriffen [37, 234]. Hierbei kommt es neben einer unzureichenden Ventilation, einer daraus resultierenden Ventilations-Perfusions-Störung mit Hypoxie auch zu einem ungenügenden Abhusten, wodurch Atelektasen auftreten und eine Pneumonie sich aufpfropfen kann.

- Zirkulatorische und metabolische Dysfunktionen: Hier kommt es zu erhöhtem Herzschlagvolumen, Blutdruck und Metabolismus sowie einem gesteigerten Sauerstoffverbrauch.

- Gastrointestinale und urologische Komplikationen: Sie entstehen aufgrund einer reflektorischen Motilitätshemmung, wodurch sich Übelkeit und Emesis bis hin zum Ileus entwickeln, während eine durch Schmerzen ausgelöste reflektorische Hypomotilität der harnableitenden Wege und der Blase zu Harnretention führt.

- Reflektorische Vasokonstriktion: Dazu kann es nach Eingriffen im Bereich der großen Gelenke mit Neigung zu Inaktivitätsatrophie und Gelenkversteifung kommen [14].

- Thrombosen: Sie entstehen nach operativen Eingriffen an den unteren Extremitäten bei ungenügender postoperativer Analgesie [178], wobei die hormonell-induzierte Blutviskositätszunahme neben einer gesteigerten Fibrinolyse und Thrombozytenaggregation erschwerend hinzukommt [14].

Daneben können Schmerzen jedoch auch psychische Folgen haben. Das Schmerzgeschehen, welches die gesamte Aufmerksamkeit des Individuums beansprucht, verselbständigt sich und mündet trotz Behebung des auslösenden Faktors in ein chronisches Schmerzverhalten, das den Patienten über Jahre und Jahrzehnte begleitet [8, 30, 166]. Der Schmerz hat dann seinen eigentlichen Sinn als Schadensmelder verloren, er ist als Krankheit sui generis anzusehen und muß entsprechend behandelt werden.

Da der Schmerz in vielen Fällen nicht verhindert werden kann, ist es eine der vordringlichsten Aufgaben der Medizin, sich des Schmerzes in seinen vielfältigsten Erscheinungsformen sowie der möglichen Therapiekonzepte anzunehmen. Dies erscheint um so dringlicher, als die Verschreibung von Analgetika, insbesondere die von Opioiden, aufgrund gesetzlicher Bestimmungen nicht erleichtert, sondern erschwert wurde [222]. So wird in der Bundesrepublik Deutschland im Vergleich zum umliegenden Ausland eine geringere Verschreibung von Betäubungsmitteln offenkundig (Abb. 1 a).

In Deutschland leiden die Tumorpatienten an mitunter schweren Schmerzen, weil ihnen nötige Schmerzmittel versagt werden. Hingegen sind in England, wo die Opioide auf normalen Rezepten verschrieben werden, 90% der Tumorpatienten schmerzfrei. Die Gefahr der Abhängigkeit besteht bei einer Therapie vor dem Eintreten von Schmerzen nicht. Richtig eingesetzt, d. h. vorbeugend nach der Uhr

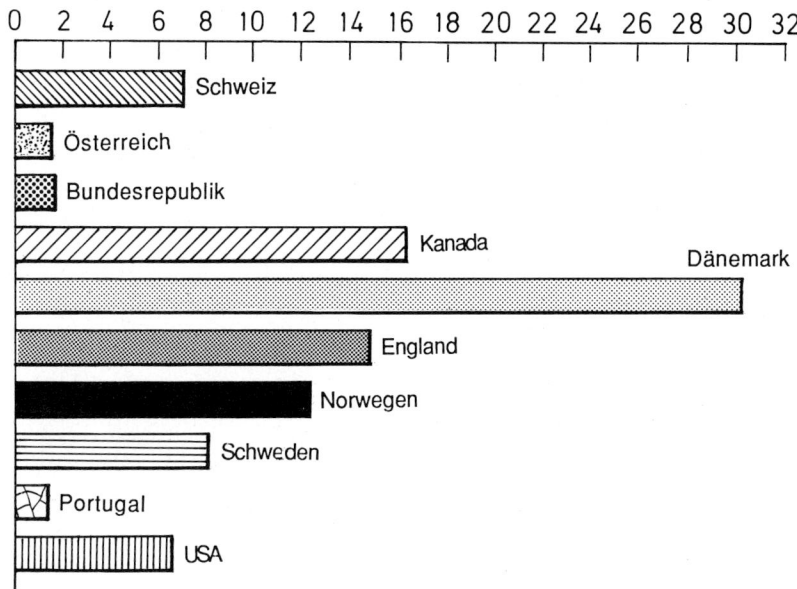

Abb. 1a. Der Verbrauch von Morphinpräparaten (in kg/1 Mio. Einwohner). (Quelle: UNO-Statistik 1987).

verabreicht, ist in fast allen Fällen ohne große Nebenwirkungen und Bewußtseinseinschränkungen, auch über jahrelange Behandlungszeiträume, bei Patienten keine Sucht auszulösen.

Im fortgeschrittenen Stadium geben 70% der Tumorpatienten Schmerzen als Hauptsymptom an, es könnten 90% der Krebspatienten schmerzfrei bzw. schmerzärmer sein, wenn sie adäquat behandelt würden. Nach Zimmermann u. Handwerker [238] geht bei Ärzten, Pflegern und Patienten das „Schreckgespenst von Sucht und Lebensverkürzung durch Opioide" um. So werden von den schätzungsweise 100000 Krebspatienten mit Schmerzsymptomatik in der Bundesrepublik weniger als 10% ausreichend mit Opioiden versorgt.

Je besser jedoch verstanden wird, wie und auf welchem Wege Schmerzen entstehen bzw. wie Schmerzen optimal zu behandeln sind, desto eher läßt sich auch ein wirkungsvoller therapeutischer Ansatzpunkt finden. Dies wird z.B. bei einem der häufigsten Schmerzen im Bereich des Bewegungsapparates, dem Rezeptorschmerz mit seiner Warnfunktion, am besten einsichtig: Infolge von Noxen wie Quetschung, Zerrung, Entzündung sowie thermischer oder elektrischer Schädigung treten am Ort der Verletzung sog. algetische Substanzen auf, die die peripheren Nozizeptoren (freie Nervenendigungen) erregen (Abb. 1b).

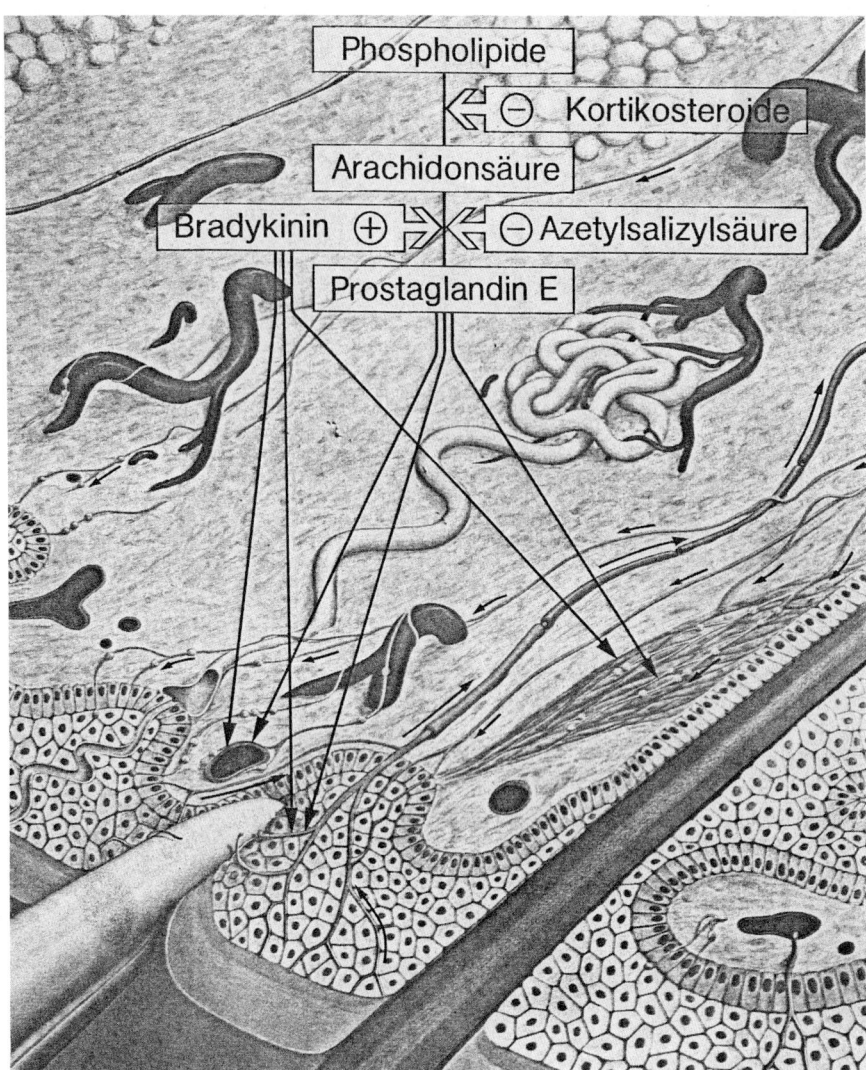

Abb. 1b. Die Nozizeptoren werden direkt durch Traumata (z. B. Stich) oder indirekt durch Bradykinin oder Prostaglandin E (körpereigene Stoffe, die durch Entzündung oder Schädigung von Gewebe vermehrt freigesetzt werden) erregt. Hemmung der Prostaglandinsynthese durch Acetylsalicylsäure bzw. Kortikosteroide erklärt die lokale analgetische Wirkung

2 Neurophysiologische Grundlagen der Opioidwirkung

Bei Zerstörung, Entzündung oder Schädigung von Zellen werden sog. algetische Stoffe freigesetzt, die aus Bradykinin, Prostaglandin E, Histamin sowie H- und K-Ionen bestehen. Prostaglandin E nimmt hierbei eine Schlüsselstellung ein, denn es muß vorhanden sein, bevor es zu einer Erregung der peripheren Schmerzrezeptoren kommt. Bereits in der Peripherie, also am Beginn der Schmerzbahn, können hemmende, aber auch stimulierende Rückkopplungsreize entstehen. So werden Schmerzrezeptoren im Muskelgewebe besonders dann erregt, wenn Serotonin und Prostaglandin vorhanden sind. Bradykinin selber fördert hierbei die Prostaglandinsynthese. Dies erklärt die erniedrigte Schmerzschwelle in Entzündungsgebieten. Die Schmerzafferenz kann anschließend in unterschiedliche qualitative Merkmale untergliedert werden:
1. *Oberflächenerstschmerz*. Er ist stechend, hell, kurz und gut lokalisierbar.
2. *Oberflächenzweitschmerz*. Er ist zeitlich etwas verzögert, dauert länger an, ist dumpf und schlecht lokalisierbar.
3. *Eingeweideschmerz*. Er ist dumpf bis kolikartig, schlecht zu lokalisieren und von vegetativen Sensationen begleitet.
4. *Tiefenschmerz* in subkutanen Regionen wie Muskeln oder Gelenken und Knochen. Er ist dumpf und strahlt in die Umgebung aus.

Diese verschiedenen Schmerzqualitäten werden über 2 Fasertypen zum Rückenmark geleitet:
– die A δ-Fasern, die relativ schnell (15–20 m/s) den Oberflächenschmerzreiz leiten und
– die C-Fasern, die die übrigen Schmerzqualitäten leiten und durch eine langsame Leitung (1 m/s) charakterisiert sind.

Die Umschaltung von den peripheren, sensiblen Afferenzen (Nn. spinales und Radices dorsales) vom 1. Neuron auf das 2. Neuron erfolgt im Hinterhorn des Rückenmarks, der Substantia gelatinosa. Hier enden die schnellen A δ-Fasern in den Laminae II, III und IV, während die langsameren C-Fasern in den Laminae I und II enden [204]. Transmitter an den Synapsen dieser Dendriten ist das Neuropeptid Substanz P. Letzteres kann bei Reizung auch retrograd zu den freien peripheren Nervenenden wandern, wo es freigesetzt wird und zu einer Rötung der Haut führt. Die Transmission vom 1. auf das 2. Neuron stellt ein Regulations-, Modulations- und Entscheidungszentrum dar. Denn die aus den verschiedenen

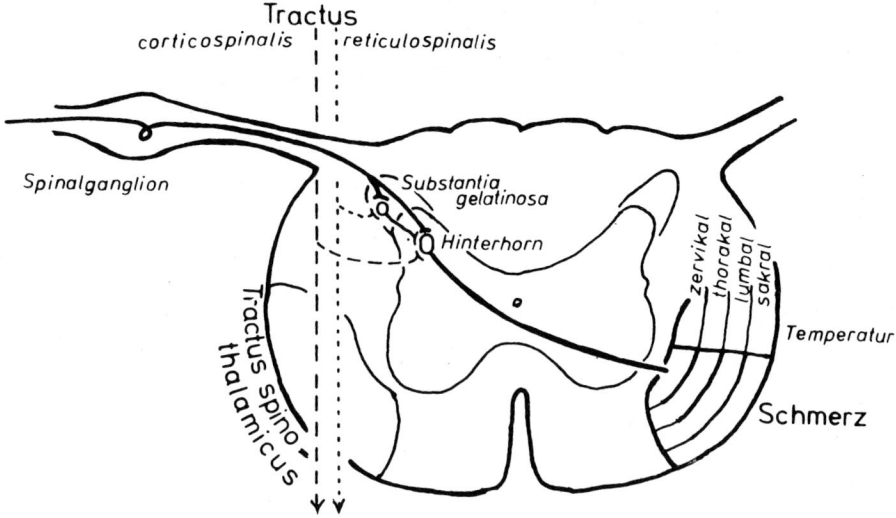

Abb. 2. Die Umschaltung der Schmerzafferenz im Hinterhorn des Rückenmarks, wo eine Schmerzmodulation durch deszendierende Fasern stattfindet

Segmenten einlaufenden Reizintensitäten werden hier gesammelt, integriert und modelliert. Zusätzlich erfolgt über die von höheren Hirnarealen einlaufenden Bahnen (Tractus corticospinalis, Tractus reticulospinalis), die als Überträgersubstanz Serotonin verwenden (serotinerge Bahnen) und über lokale endorphinerge Neurone (Endorphine, Enkephaline) einwirken, eine Hemmung der einschießenden Afferenzen; die Schmerzschwelle wird erhöht (Abb. 2).

Erst wenn die Erregungsschwelle oberhalb der Schmerzschwelle zu liegen kommt, wird die Meldung weiter über das 2. Neuron (Tractus spinothalamicus) zu den höheren, schmerzverarbeitenden Zentren geleitet. Die Substantia gelatinosa im Hinterhorn des Rückenmarks ist aber auch die Stelle, an der einstrahlende Schmerzafferenzen direkt oder über zwischengeschaltete Interneurone zum Seitenhorn des Rückenmarks laufen und zu den motorischen Kernen des Vorderhorns weitergeleitet werden. Hier erfolgt dann über das gleiche oder über Kollaterale in mehrere benachbarte Segmente die Umschaltung sowohl auf vegetative als auch motorische Neurone. Dies erklärt sowohl Muskelverspannungen bei Schmerzempfindungen (Verspannungen der Bauchdecken bei viszerosensiblen Schmerzen) als auch vegetative Störungen (Zirkulationsstörungen, Beeinflussung der Schweißdrüsen) bei einlaufenden Schmerzafferenzen. Eine Umschaltung von viszerosensiblen Reizen auf viszeromotorische Neurone, die zu einer Erregung der glatten Muskulatur führt, kann einen Circulus vitiosus bedingen. Denn die freien Nervenendigungen der glatten Muskulatur sind gegenüber Kontraktionen sehr empfindlich, so daß bei einer Schmerzmeldung mit reflektorischer Kontraktion der Muskulatur es zu einer Verstärkung der Nozizeption und Schmerzempfindung kommt (Abb. 3).

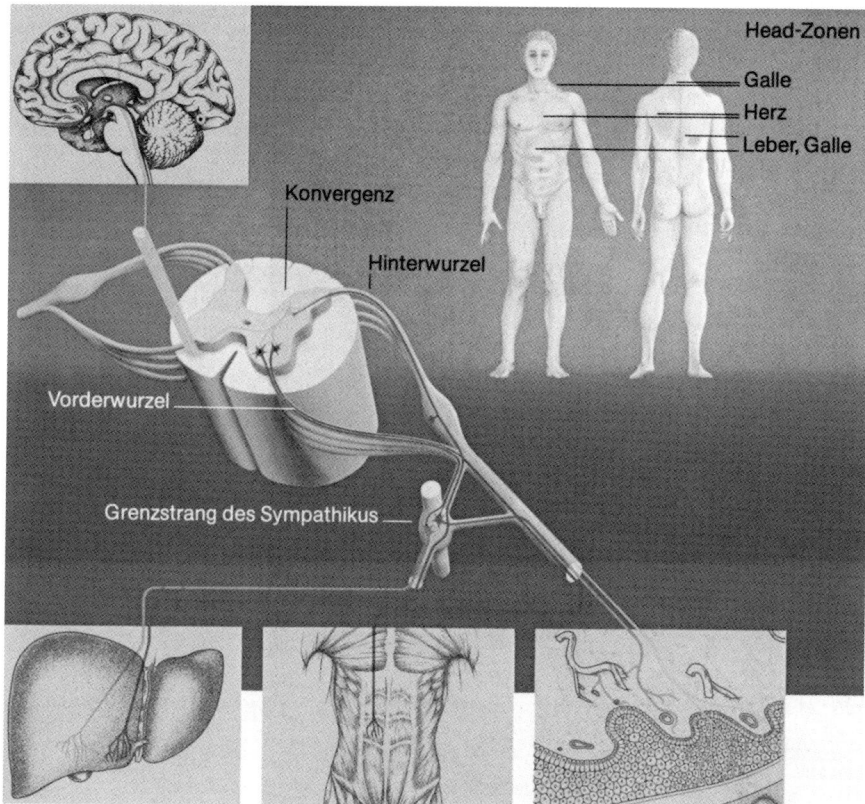

Abb. 3. Auslösung und Verstärkung von Schmerzen durch sympathische Einflüsse und Reflexe sowie deren motorische Fehlsteuerung (positive Rückkoppelung) mit daraus resultierender Chronifizierung. (Nach [276])

Schließlich ist die Schaltstelle in der Substantia gelatinosa auch der Ort für einen weiteren Hemmechanismus der als „gate-control" bezeichnet wird. Hierbei sollen hemmende Zellen im Hinterhorn durch schnell leitende A-β-Fasern, die von den Mechanorezeptoren der Haut herkommen, erregt werden. Erreicht diese Zellen dann eine Erregung aus den langsameren A-δ und C-Fasern, ist die Übertragung gehemmt [152]. Dieser Mechanismus erklärt die Erfahrung, daß Schmerzempfindungen durch gleichzeitige taktile oder thermische Erregung verringert werden können.

Die von den Neuronen der verschiedenen Schichten des Hinterhorns entspringenden Axone erreichen über einen entwicklungsgeschichtlich jungen Weg (Tractus neospinothalamicus) und eine entwicklungsgeschichtlich ältere Nervenbahn (Tractus paleospinothalamicus) schließlich den Thalamus und die Großhirnrinde. Die markscheidenhaltigen Fasern des Tractus neospinothalamicus enden vorwiegend im Nucleus ventrocaudalis parvocellularis. Von hier ziehen Fasern direkt zur hinteren Zentralwindung (Gyrus postcentralis), die die eigentliche Körperfühlsphäre repräsentiert **(Schmerzlokalisation)**. Im Gyrus postcentralis erfolgt auch eine exakte somatotope Gliederung, ein umgekehrter „Homunculus" ist nachweisbar.

Wichtig für die medikamentöse Schmerztherapie sind die Endigungen der dünnen marklosen Fasern des Tractus paleospinothalmicus, die neben intrathalamischen Kernen besonders in einem Grenzkern (Nucleus limitans) zwischen Mittelhirn und Haube endigen (Abb. 4). Der Nucleus limitans und die intrathalamischen Kerne gehören zum nichtspezifischen Projektionssystem des Thalamus, d. h. sie projizieren über Umwege durch die Stammganglien zu fast allen Rindenfeldern. Der Nucleus limitans vermittelt das zeitlose, alarmierende, dumpfe und schlecht lokalisierbare Gefühl des Schmerzes („es tut weh" = **Schmerzerkennung**), wodurch die ankommende Afferenz überhaupt als Schmerz erst erkannt wird. Vom Nucleus limitans, wie von den intrathalamischen Kernen, projiziert die subkortikale Schmerzleitung zum äußeren Pallidumglied, das als Teil des limbischen Systems (Nucleus amygdalae, Hippokampus) dem Schmerz seinen negativen, bohrenden und quälenden Charakter verleiht **(Schmerzemotion)**. Von hier aus ziehen Fasern zu sämtlichen Feldern der Großhirnrinde. Das Pallidum hat hierbei nicht allein die Funktion eines motorischen Zentrums, sondern es ist als psychomotorisches Zentrum für alle Bewußtseinsvorgänge anzusehen [114, 115]. Zwischen dem System der schnellen Schmerzlokalisation und dem System des langsamen Schmerzgefühls besteht eine antagonistische Beeinflussung, wobei das schnelle, im Thalamus ebenso wie im Bereich der Substantia gelatinosa, das

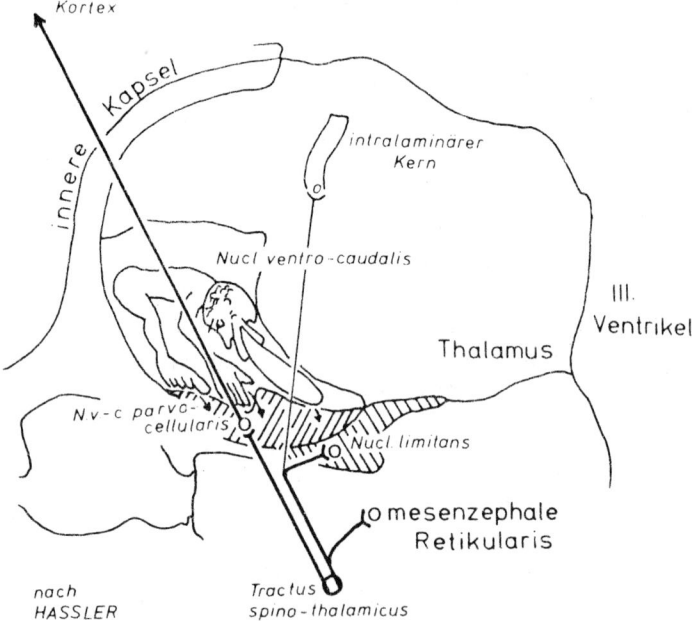

Abb. 4. Topographie des Nucleus limitans, der eine zentrale Stelle in der Therapie mit Opioiden einnimmt. Nucleus ventrocaudalis parvocellularis (*N. v.-c. parvocellularis*)

langsamer leitende System hemmen kann. Beide stehen in einem Gleichgewicht zueinander [115].

Im Verlauf des 2. Neurons, dem Tractus spinothalamicus, gehen Kollaterale an spinale Bereiche und den Hirnstamm ab. Dies erklärt komplexe motorische (Fluchtreflex, Abwehrbewegungen) und vegetative Reaktionen (Blutdruck- und Herzfrequenzanstieg, Schweißproduktion, Pupillenerweiterung). Kollaterale zur Formatio reticularis (Abb. 5) regeln den Wachzustand („der Schmerz als Wächter auch während des Schlafes").

In der nächsten Schaltstelle der Schmerzafferenz, dem Thalamus, entsteht schließlich das erste dumpfe, schlecht lokalisierbare Schmerzgefühl, das über Afferenzen zum limbischen System, insbesondere dem Pallidum, die emotionale, affektive Komponente erhält. Der Schmerzimpuls bekommt hier seinen ihm eigenen negativen Grundcharakter, der von Angst und Dysphorie begleitet ist.

Die Weiterleitung der Schmerzafferenz über das 3. Neuron zu den assoziativen Arealen im Frontalbereich führt zur „Ich-Besetzung" des Schmerzerlebnisses, während die somatotopische Gliederung im Gyrus postcentralis schließlich eine Lokalisierung des Schmerzortes ermöglicht (Abb. 5).

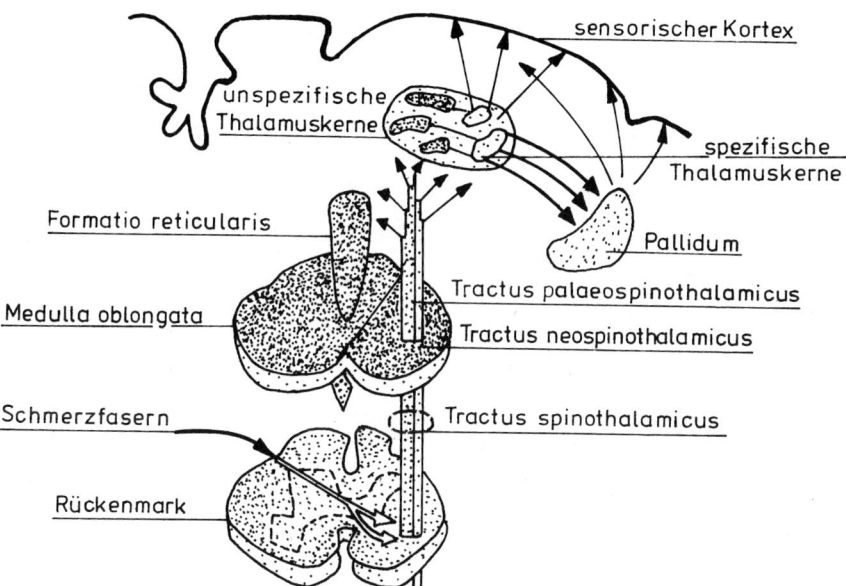

Abb. 5. Verlauf der Schmerzbahnen. Der Tractus spinothalamicus, das 2. Neuron der Schmerzafferenz, und seine Umschaltung in den verschiedenen Hirnbereichen. Zu jedem Bereich sind die jeweiligen Teilfunktionen der zentral-nervösen Integration von Schmerzwahrnehmung und -verhalten angegeben

3 Wirkvermittlung der Opioide über spezifische Rezeptoren

Für die Bewältigung des Schmerzes sind immer noch Opioidabkömmlinge die wirkungsvollsten Medikamente. Sie stehen im Mittelpunkt einer jeglichen Schmerztherapie. Diese Tatsache läßt sich dahingehend erklären, daß Opioide im Bereich der Schmerzleitung über spezielle Bindestellen, die Opiatrezeptoren, ihren Wirkeffekt vermitteln. Ähnlich wie für die Hormone und die Katecholamine ist die Gruppe der Opioide in der Lage, nach Bindung an den ihnen eigenen Rezeptoren eine Wirkung auszulösen. Solche Bindestellen finden sich schon in der ersten Schaltstelle der Schmerzleitung, der Substantia gelatinosa des Rückenmarks [148, 195]. Dort im Hinterhorn, wo die Erregung vom 1. auf das 2. Neuron umgeschaltet wird, finden sich dicht angereichert Opiatbindestellen, die im eigentlichen Sinn für die körpereigene Modulation des Schmerzreizes über dort freigesetzte endogene Opioide (Enkephaline, Endorphine) vorgesehen sind [226]. Im weiteren Verlauf der Schmerzleitung sind Opiatrezeptoren in den verschiedensten höheren Schaltstellen und Hirnnervenkernen anzutreffen, wodurch die ausgesprochene Wirkeffektivität der Opioide erklärlich wird [48, 106, 148, 194, 195, 226, 270]. So sind Opiatbindestellen besonders angereichert an folgenden Stellen zu lokalisieren:
– Im zentralen Höhlengrau inklusive dem Ductus mesencephali Sylvii.
– In den Thalamuskernen, die für die spezifische und unspezifische (subkortikale) Schmerzleitung verantwortlich sind.
– Im Pallidum und in Teilen des limbischen Systems, wodurch die euphorisierende Komponente der Opioide zu erklären ist. Von allen Teilen des limbischen Systems weist das Pallidum den größten Gehalt an Metenkephalin, einem endogenen Opioid, auf [127]. Daß das Pallidum etwas mit Bewußtseinsvorgängen zu tun hat, lehren Fälle von doppelseitiger Pallidumläsion. Die Patienten sind komatös, haben aber nach einiger Zeit einen Schlaf-Wachrhythmus, der durch Pallidumreizung unterbrochen werden kann. Das Pallidum ist somit das entscheidende Zentrum für den langsameren Schmerz bzw. das Gefühl des anhaltenden Schmerzes. Es selber steht wiederum über direkte Neuronenverbindungen unter einer fördernden und hemmenden Kontrolle des Striatums. Transmitter der hemmenden Neurone ist GABA (γ-Aminobuttersäure) und Substanz P; der Mandelkern dagegen ist das an Opiatbindestellen reichste Zentrum [226].
– In der Area postrema im Hirnstamm, von dem Opioide die ihnen eigene Atemdepression sowie Nausea und Erbrechen hervorrufen (Abb. 6).
– Im Corpus striatum (Caudatum, Putamen und Fundus striati), welches als Teil des extrapyramidal-motorischen Systems eine opioidinduzierte Rigidität (Mus-

Wirkvermittlung der Opioide über spezifische Rezeptoren

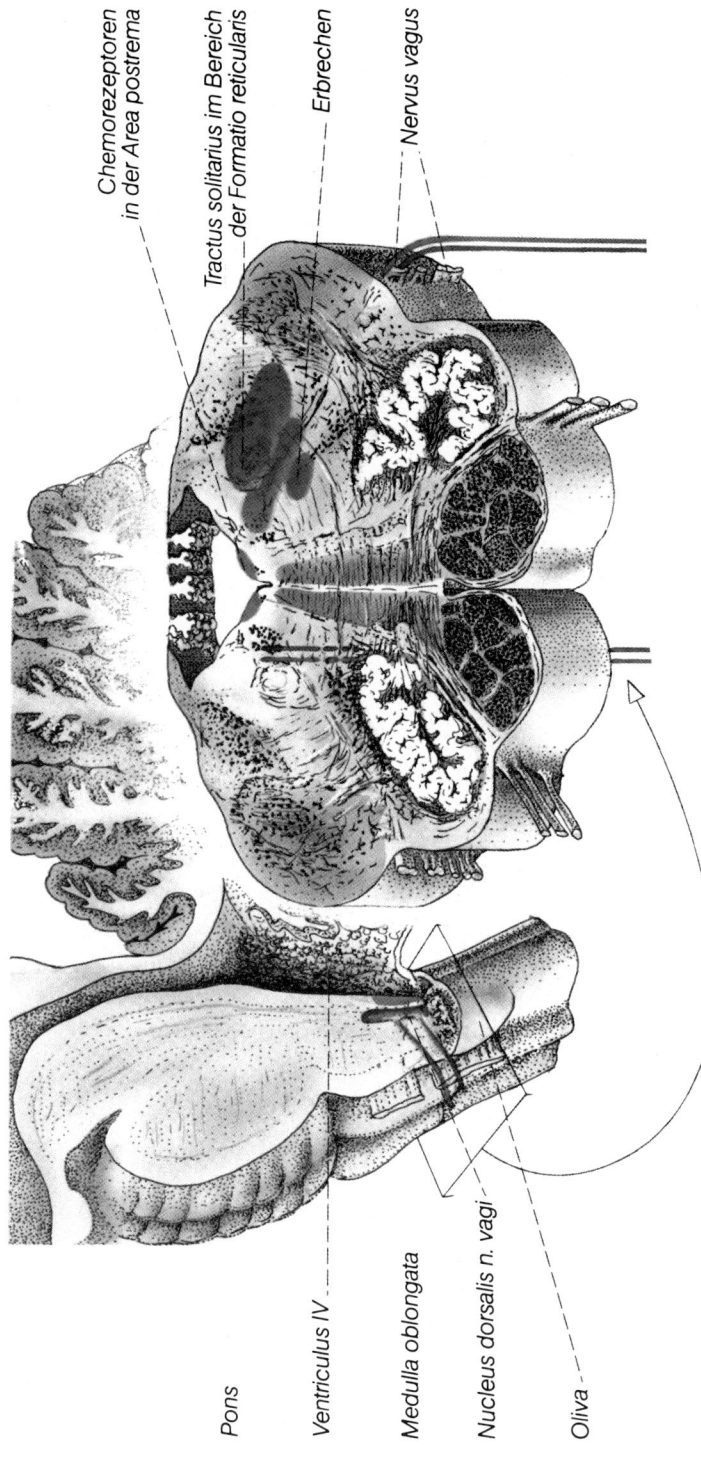

Abb. 6. Die in der Area postrema lokalisierten Chemorezeptoren, welche für eine durch Opioide ausgelöste Emesis und Nausea verantwortlich zu machen sind

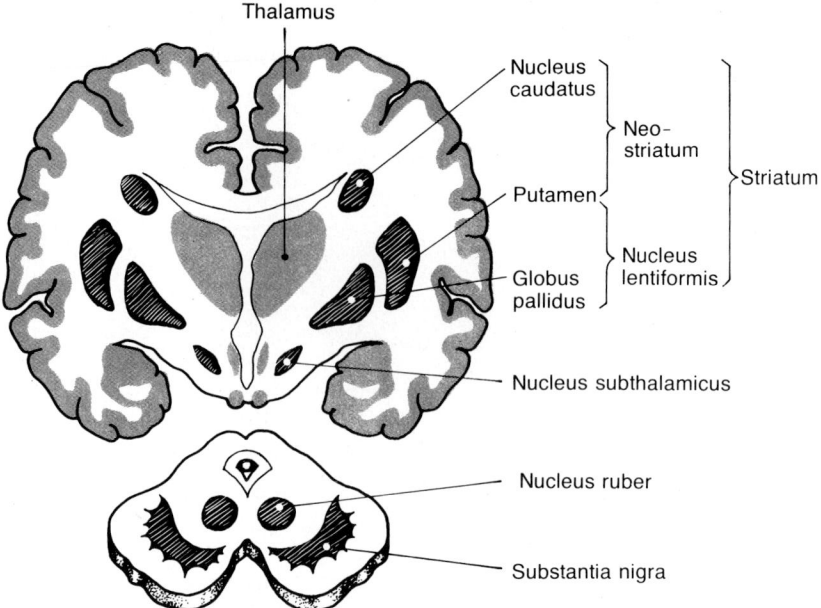

Abb. 7. Die wichtigsten Kerngebiete des extrapyramidal-motorischen Systems, von denen sich das Striatum durch eine dichte Opiatrezeptorbindung auszeichnet

kelsteife) vermittelt. Es ist jedoch auch das Zentrum für Lokomotion und der Ausgangspunkt für die Regulierung von Zuwendung, Aufmerksamkeit und Perzeption. Diese Zentren weisen nach dem Pallidum die höchsten Konzentrationen an Methioninenkephalin auf [127], wodurch die besondere Bedeutung dieser Areale in der Schmerzverarbeitung unterstrichen wird (Abb. 7).
- Im Nucleus tractus solitarii, der Ausgangsstelle für das noradrenerge dorsale Leitungsbündel, das die Vigilanz und den Hustenreflex steuert.
- Im Locus coeruleus, der als Ausgangspunkt des lateralen Sympathikus im Hirnstamm die Weitstellung der Gefäße in der Peripherie reguliert.
- Im Nucleus dorsalis nervi vagi im Hirnstamm, der als Ausgangspunkt für die Vagusstimulierung nach Opioidgabe angesehen wird.
- Im kaudalen Anteil des N. trigeminus, der für die Umschaltung von Afferenzen aus dem Gesichtsbereich verantwortlich ist.

Aufgrund der engen Nachbarschaft von Opioidbindestellen zu den Schaltneuronen im lateralen Mesenzephalon, die den Schmerzimpuls zum Nucleus limitans und zum aktivierenden retikulären System (ARS) leiten, wird verständlich, warum Opioide nicht nur eine analgetische, sondern auch eine hypnotisch-sedative Komponente vermitteln.

Die Eigenschaft der Opioide, im wesentlichen den Übertritt der Schmerzmeldung in den Nucleus limitans und auf Interneurone zum limbischen System zu blockieren (Abb. 8), resultiert in:

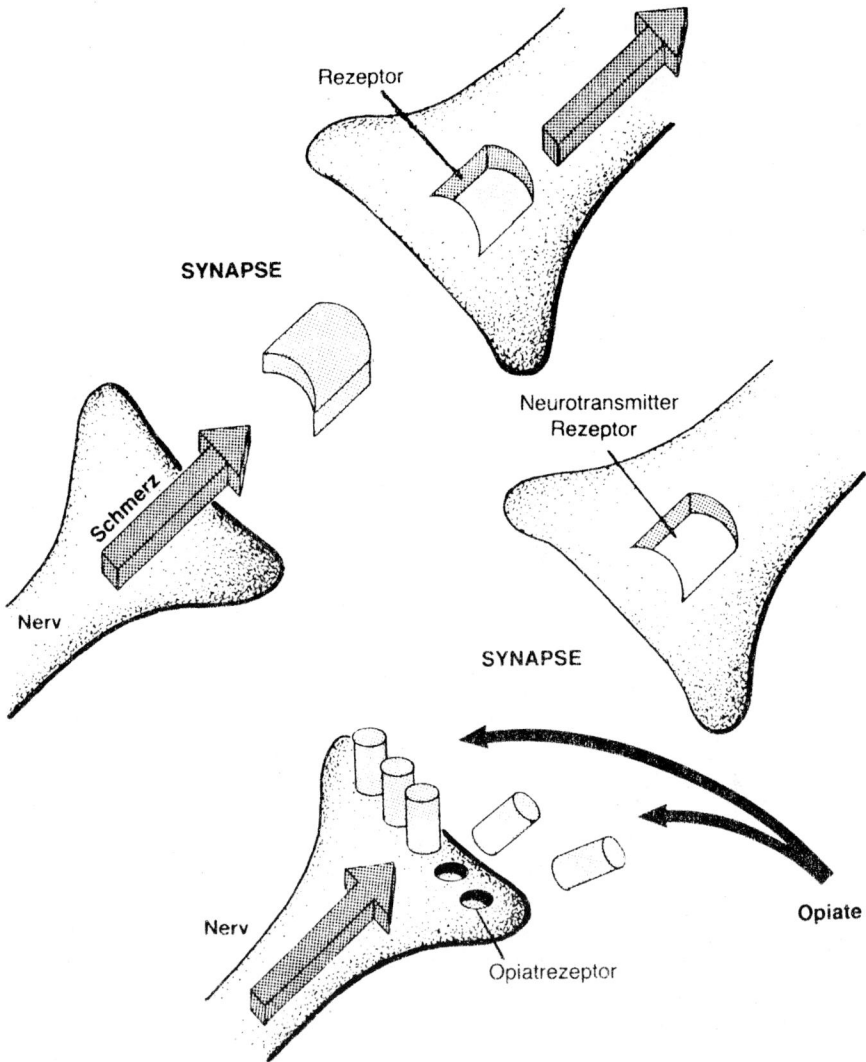

Abb. 8. Die blockierende Eigenschaft der Opioide auf die durch einen afferenten Schmerzimpuls induzierte Neurotransmitterfreisetzung an der Synapse

– Schmerzlosigkeit (Analgesie) und
– einer fehlenden negativen Grundstimmung (Euphorie).

Der Schmerz wird nicht mehr als solcher empfunden, die Schmerzafferenz jedoch noch über den Nucleus ventrocaudalis-parvo-cellularis (Abb. 4) zum postzentralen Kortex geleitet, wodurch eine Lokalisation möglich ist. Hierdurch wird erklärbar, warum unter Schmerzfreiheit durch Opioide der Reiz noch lokalisierbar ist. Der Schmerz hat jedoch seinen ihm sonst eigenen negativen Charakter verloren, wird nicht mehr als solcher erkannt und negativ empfunden.

4 Opioidagonisten, -antagonisten und partielle -agonisten; ihre unterschiedliche Rezeptorinteraktion

Opioide können sowohl in reine Agonisten, Antagonisten, als auch gemischtwirkende Agonisten/Antagonisten (partielle Agonisten) unterteilt werden. Die unterschiedlichen pharmakologischen Eigenschaften der verschiedenen Klassen sind durch ihre Wechselwirkung mit spezifischen Bindestellen, den Opiatrezeptoren, im Bereich des zentralen Nervensystems zu erklären. Diese Rezeptoren befinden sich besonders in den Strukturen, welche an der Leitung, Verarbeitung sowie der Modulation von schmerzhaften Afferenzen beteiligt sind. So unterscheiden sich die verschiedenen Opioide einmal durch ihre **Affinität** zum Rezeptor, d. h. durch die Stärke, mit der sie am Rezeptor binden. Offensichtlich hat diese Affinität mit der Größe und der Form des Moleküls (der sterischen Konfiguration) und mit der Anpassung von Atomen und Atomgruppen an der Oberfläche des Rezeptors zu tun. Je genauer ein Ligand den „Strukturvorschriften" genügt, die ihm der Rezeptor vorgibt, um so spezifischer ist die Bindung. Vereinfacht dargestellt, muß ein Ineinanderpassen von Ligand und Rezeptor, ähnlich dem Schlüssel-Schloß-Prinzip, vorliegen, bevor eine Wirkung ausgelöst werden kann. Die Affinität eines Opioids ist dann um so größer, je besser es in die Bindungsstelle am Rezeptor paßt und je stärker es dort gebunden wird.

Darüber hinaus haben Opioide jedoch noch eine zusätzliche, weitaus wichtigere Eigenschaft, nämlich die Fähigkeit, nach Bindung am Rezeptor bei diesem eine **Konformationsänderung** zu induzieren. Sie führt zur Umwandlung des Rezeptormoleküls in einen funktionellen Zustand, d. h. zur Öffnung eines Ionenkanals. Eine solche Eigenschaft, die von dem Opioid ausgeht, nennt man **„intrinsische Aktivität"** („intrinsic activity"). Aufgrund ihrer Affinität (Bindungsstärke) am Rezeptor als auch der unterschiedlichen intrinsischen Aktivität (Konformationsänderung) des Rezeptors, wird eine unterschiedliche Wirkstärke (Analgesie) ausgelöst. Bevor ein Opioid eine Analgesie auslöst, muß es eine ausreichend hohe Affinität *und* intrinsische Aktivität am Rezeptor vorweisen (Abb. 9).

Reine Antagonisten wie z. B. Naloxon (Narcanti) weisen auch eine hohe Affinität zum Rezeptor auf. Ihre intrinsische Aktivität ist jedoch nur schwach oder gar nicht vorhanden, d. h. sie aktivieren den Rezeptor nicht. Nimmt man den Vergleich mit Schlüssel und Schloß, bedeutet dies, daß der Antagonist zwar in das Schloß paßt, das Schloß selbst aber nicht gedreht werden kann. Ein Antagonist ist jedoch durch seine gute Affinität zum Rezeptor in der Lage, einen dort sitzenden Agonisten zu verdrängen (kompetitive Verdrängung); er bewirkt jedoch keine Analgesie (Abb. 10).

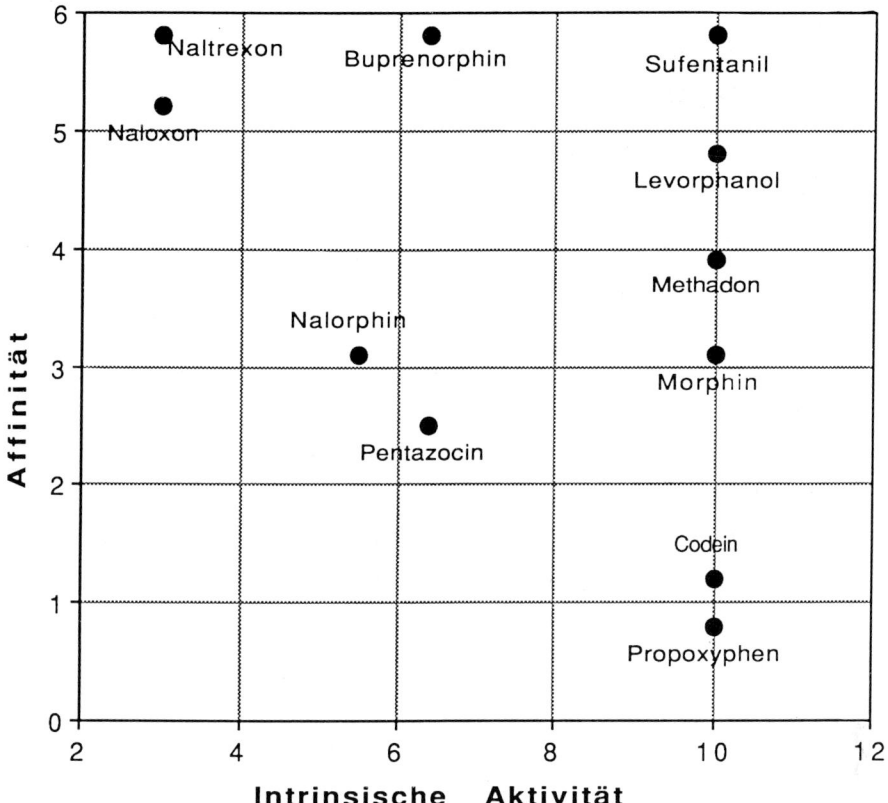

Abb. 9. Schematische Darstellung zur unterschiedlichen intrinsischen Aktivität und Affinität verschiedener Opioide untereinander. Bei ähnlicher intrinsischer Aktivität von Sufentanil zu Morphin z. B., besteht jedoch eine (1000mal) höhere analgetische Wirkstärke, die sich aus der größeren Affinität ableiten läßt

Die reinen Agonisten induzieren mit zunehmender intrinsischer Aktivität auch eine zunehmende analgetische Effektivität. So kann folgende Beziehung aufgestellt werden:
Pethidin < Piritramid < Morphin < Buprenorphin < Alfentanil < Fentanyl < Sufentanil.

Im Gegensatz zu den Agonisten wie Morphin, den Antagonisten wie Naloxon gibt es noch die gemischt-wirkenden Agonisten/Antagonisten. Zum einen wirken sie, bei vorangegangener Rezeptorbesetzung durch einen Agonisten, wie ein Antagonist, d. h. sie verdrängen die Substanz von der Bindestelle. Andererseits können sie aber auch, allein verabreicht, wie ein reiner Agonist wirken, indem sie Analgesie vermitteln (Tabelle 1).

16 Opioidagonisten, -antagonisten und partielle -antagonisten

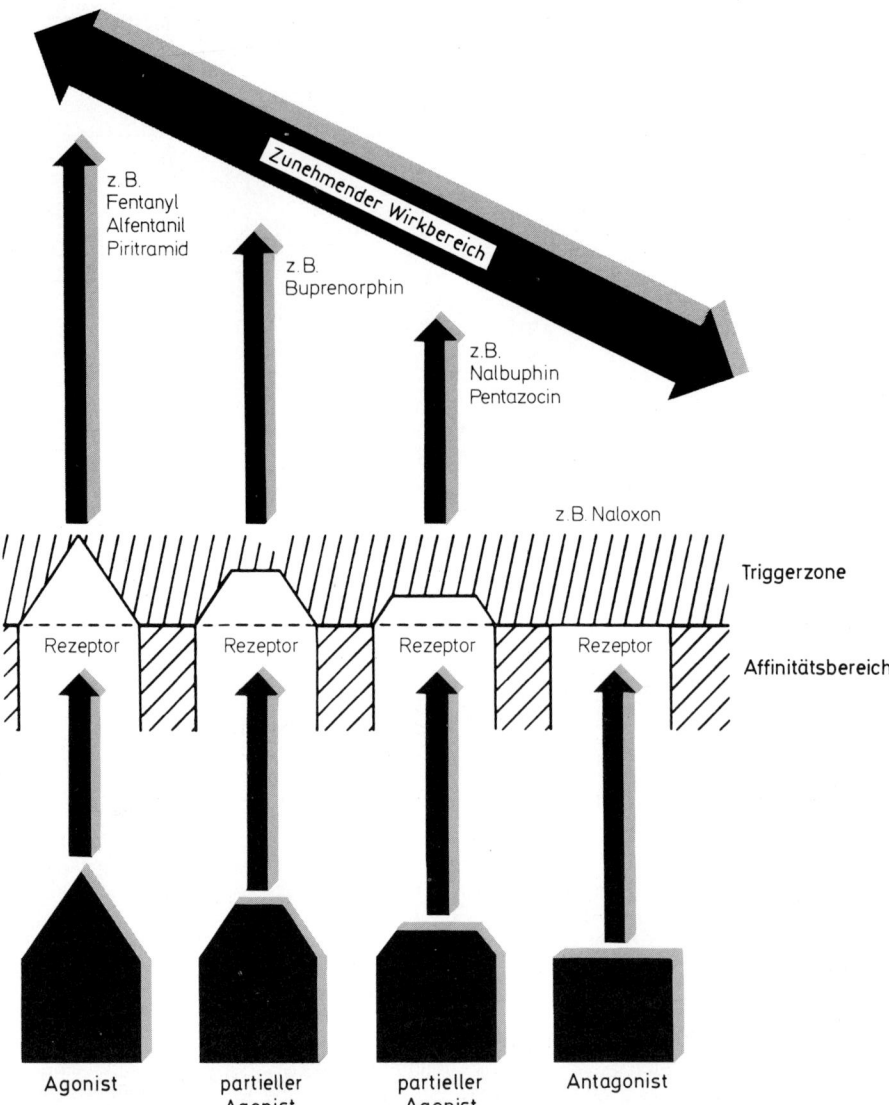

Abb. 10. Die Affinität verschiedener Opioide zum Rezeptor weist auf die Bindungseigenschaft hin. Jedoch erst das Ausmaß der intrinsischen Aktivität bewirkt eine unterschiedliche Wirkintensität. (Nach [263])

Diese duale Wirkung der Agonisten/Antagonisten kann durch die Wechselwirkung mit verschiedenen Untergruppen von Opiatrezeptoren erklärt werden (Abb. 11). Das Konzept multipler Bindestellen einer Rezeptorgruppe ist ähnlich dem der Katecholamine (β_1 bzw. β_2), wo der jeweilige Subrezeptor für die Vermittlung ganz bestimmter Effekte verantwortlich gemacht werden kann. So interagiert Morphin und andere wirkstarke Opioide wie Fentanyl und Alfentanil (Rapifen), Piritramid

Tabelle 1. Die unterschiedliche agonistische (im Vergleich zu Morphin = 1) und antagonistische Potenz (im Vergleich zu Naloxon = 1) verschiedener Agonisten/Antagonisten. (Nach [80])

Opioid	Hersteller	Antagonismus	Agonismus
Butorphanol	Bristol Meyers	0,025	11
Buprenorphin	Reckitt & Colman, Boehringer	0,5	30
Levallorphan	Roche	0,2	1
Naloxon	Du Pont	1	0
Morphin	Merk	0	1
Nalbuphin	Du Pont	0,4	0,8
Pentazocin	Winthrop	0,04	0,4
Tramadol	Grünenthal	0,002	0,05
Meptazinol	Wyeth	0,02	0,15

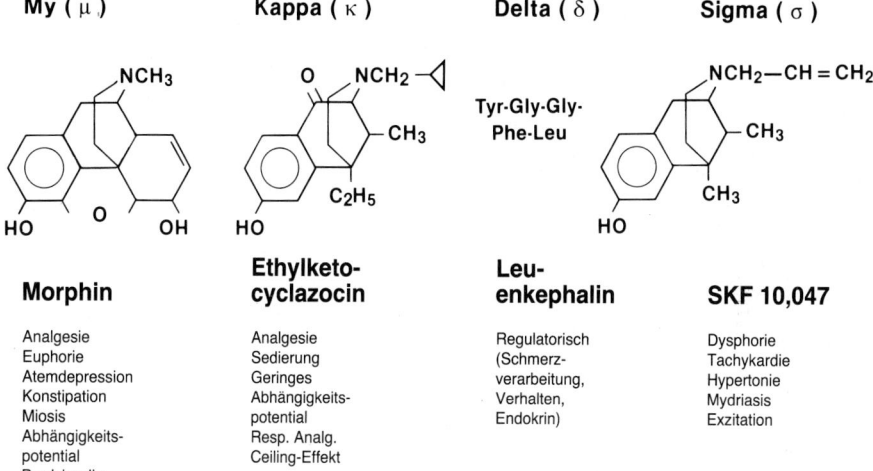

Abb. 11. Die Prototypen der mit den verschiedenen Opioidsubpopulationen interagierenden Substanzen und die hierdurch ausgelösten Wirkungseffekte. (Nach [169])

(Dipidolor) mit dem sog. μ-Rezeptor, der für die Vermittlung folgender Opioideffekte verantwortlich gemacht werden kann:
- tiefe Analgesie,
- Atemdepression,
- Abhängigkeitsentwicklung,
- Bradykardie,
- Hypothermie,
- Miosis.

Pentazocin (Fortral), Nalbuphin (Nubain) sowie Tramadol (Tramal) vermitteln ihre antagonistische (verdrängende) Eigenschaft über den μ-Rezeptor. Ihre analgetische (agonistische) Wirkung wird dagegen über den sog. ϰ-Rezeptor ausgelöst, für den das Ketocyclazocin als typischer Ligand angesehen wird (Abb. 11).

Im Grunde interagiert ein Opioid mit allen Rezeptorsubpopulationen. Hierbei gilt folgender Leitsatz:

> Da die Bindung zu den verschiedenen Populationen unterschiedlich stark ist, manifestiert sich die Präferenz der Bindung eines Opioids zu einer Rezeptorpopulation in den jeweiligen klinischen Effekten.

Bei der Angabe der analgetischen Potenz von Opioiden muß berücksichtigt werden, daß lediglich die verabreichten Substanzmengen ins Verhältnis zu Morphin gesetzt werden. Eine Aussage über die mit einer Substanz maximal zu erreichende Analgesie ist hieraus nicht abzuleiten.

So ist die über den $\varkappa$-Rezeptor vermittelte Analgesie in ihrer Stärke der über den µ-Rezeptor ausgelösten Analgesie der reinen Agonisten (z. B. Piritramid, Alfentanil, Fentanyl) unterlegen. Insbesondere kommt es bei Dosissteigerung der Agonisten/Antagonisten oberhalb des therapeutischen Bereichs zu einem „Ceiling-Effekt", d. h. die Analgesie nimmt nicht zu und ein Plateau wird erreicht (Tabelle 2). Statt dessen nehmen die Nebenwirkungen wie Übelkeit, Erbrechen und Dysphorie zu. Eine weitere spezielle Eigenschaft der Agonisten/Antagonisten ist ihr Ceiling-Effekt hinsichtlich einer Atemdepression sowie ihre – im Vergleich zu den reinen Agonisten – geringere Inzidenz, eine Abhängigkeit zu induzieren. Dieser Effekt ist von untergeordneter Bedeutung, da beim *klinischen Einsatz* von Opioiden eine Abhängigkeitsentwicklung praktisch nicht auftritt.

Tabelle 2. Vergleichender analgetischer und Ceiling-Effekt verschiedener gemischt-wirkender Agonisten/Antagonisten. (Mod. nach [42, 92])

Opioid	Wirkpotenz im Vergleich Morphin = 1	Analgetischer Ceiling-Effekt (mg/70 kg i. v.)	Äquianalgetische Dosis bezogen auf mg/70 kg
Buprenorphin	30–40	> 1,2	0,3
Nalbuphin	0,8	240	20–40
Pentazocin	0,4	90	30–60
Tramadol	0,05	300	150–200
Butorphanol	5–8	10	2–4
Meptazinol	0,09	400	100

> Buprenorphin (Temgesic) und Meptazinol (Meptid) werden von einigen Autoren auch als morphinartige Agonisten/Antagonisten eingestuft. Nach der Verdrängung eines Liganden vom µ-Rezeptor induzieren sie über den gleichen Rezeptor eine ihnen eigene analgetische Wirkung.

Neben dem µ- und $\varkappa$-Rezeptor ist der sog. δ-Rezeptor die Bindestelle, mit der hauptsächlich die endogenen Opioide (Enkephaline) interagieren. Diese spielen eine übergeordnete Rolle bei der Schmerzmodulation (Freisetzung bei Streß → Anheben der Schmerzschwelle), sind an der Auslösung verschiedener Verhaltensweisen eines Individuums beteiligt und regulieren die Freisetzung der Hormone aus der Hypophyse (Prolactin, STH, ACTH, TSH). Schließlich ist noch der σ-Rezeptor zu nennen, für den das N-Allyl-Normetazocin (SKF 10,047) ein typischer Ligand ist (Abb. 11). Diese Rezeptorgruppe ist für die Vermittlung exzitatorischer Effekte wie Hypertonie, Tachykardie und Dysphorie verantwortlich. Da die gemischt-wirkenden Agonisten/Antagonisten, besonders wenn sie im hohen Dosisbereich gegeben werden, auch mit dieser Rezeptorgruppe interagieren können, erklären sich die hierbei öfters zu beobachtenden, oben aufgeführten Nebenwirkungen. Von einigen Autoren wird die σ-Rezeptorgruppe (streng genommen) nicht den Opiatrezeptoren zugeordnet, da mit ihnen auch Pharmaka wie Phencyclidin [228] und Ketamin [68] interagieren und die Effekte sehr schlecht durch Naloxon aufzuheben sind.

Die unterschiedliche Affinität der einzelnen Opioide zu den verschiedenen Subpopulationen wird in Bindungs- und Verdrängungsstudien an Hirnhomogenaten offenbar; je nachdem, ob niedrige oder hohe Konzentrationen einer fraglichen Substanz in der Lage sind, den Prototypen des jeweiligen Liganden vom Rezeptor zu verdrängen, kann auf eine höhere oder niedrigere Affinität der getesteten Substanz geschlossen werden (Tabelle 3).

Tabelle 3. Bindungsaffinitäten verschiedener Opioide zu den 4 hauptsächlichen Rezeptorsubpopulationen gemessen an Hirnhomogenaten von Meerschweinchen. (Nach [190])

Opioid	K_j (nM)				Quotient
	μ	δ	ϰ	σ	σ/ϰ
Morphin (μ)	38	510	1900	>100000	>2600
DADL-Enkephalin (δ)	150	1,8	>10000	>100000	–
(−)-Ethylketocyclazocin (ϰ)	2,3	5,2	2,2	19000	8600
(+)-Ethylketocyclazocin	2500	>10000	1600	55	0,034[a]
(+)-SKF 10,047 (σ)	1880	19000	1600	48	0,03[a]
Nalbuphin	6,3	163	66	>100000	>1500
(±)-Pentazocin	39	467	87	18	0,21[a]
(±)-Cyclazocin	0,45	6,3	5,9	36	6,1[a]
(±)-Bremazocin	0,90	2,8	0,67	195	290[a]
(±)-Butorphanol	1,7	13	7,4	2300	310[a]
Buprenorphin	0,77	2,2	1,1	>100000	>91000
Naloxon	1,1	16	12	>1000000	>83000
Naltrexon	0,46	9,4	6,5	>100000	>15000

[a] Opioide mit hohem psychotomimetischen Potential.

Folgende radioaktiv markierte Liganden wurden als Prototypen einer selektiven Bindung verwendet: Für den μ-Rezeptor das Morphin, für den δ-Rezeptor das D-Ala-D-Leu-Enkephalin, für den ϰ-Rezeptor das (−) Ethylketocyclazocin für den σ-Rezeptor das (+) SKF 10,047 (N-Allyl-Normetazocin). Je geringer die Konzentration (nM), die zur Verdrängung notwendig ist, desto größer ist die Rezeptorselektivität.

So interagiert Morphin ausgesprochen stark mit dem μ-Rezeptor, weniger stark mit dem δ-Rezeptor, sehr schwach mit dem ϰ-Rezeptor und fast gar nicht mit dem σ-Rezeptor. Im Gegensatz hierzu bindet das endogene Opioid D-Ala-D-Leu-Enkephalin sehr gut mit dem δ-Rezeptor, für den es wohl den eigentlichen Liganden darstellt; es bindet schwach mit dem μ-Rezeptor und gar nicht mit dem ϰ- und σ-Rezeptor. Der Prototyp für ϰ-Bindung, das Ethylketocyclazocin, bindet sehr stark sowohl mit dem ϰ-, als auch mit dem μ-Rezeptor, weniger mit dem δ- und fast gar nicht mit dem σ-Rezeptor. Der σ-Ligand, das (+) SKF 10,047 (N-Allyl-Normetazocin), bindet stark mit dem σ-Rezeptor und sehr schwach mit allen anderen Subpopulationen. Unter den gemischt wirkenden Agonisten/Antagonisten zeigt Nalbuphin eine besonders starke Bindung zum μ-Rezeptor, wo es jedoch antagonistisch wirkt. Es bindet aber auch gut an den ϰ-Rezeptor, wodurch die Analgesie ausgelöst wird, mäßig an den δ-Rezeptor und fast gar nicht an den σ-Rezeptor. Letzteres weist auf ein geringes psychotomimetisches Potential hin. Im Gegensatz hierzu bindet Pentazocin mäßig stark mit dem ϰ-Rezeptor, schwach mit dem δ-Rezeptor und stark mit dem σ-Rezeptor, wodurch die gelegentlich zu beobachtenden psychotomimetischen Effekte zu erklären wären. Weitere Agonisten/Antagonisten zeigen, wie Pentazocin, ähnliche Affinitäten zu den σ- und den ϰ-Rezeptoren, was auf ein Potential für dysphorische Nebenwirkungen schließen läßt. Eine Ausnahme hiervon ist das Buprenorphin, welches sowohl mit μ-, ϰ-, als auch den δ-Rezeptoren eine hohe Bindungsaffinität aufweist, während mit σ eine Bindung nicht nachweisbar ist.

Die reinen Antagonisten Naloxon und Naltrexon wirken mit unterschiedlicher Affinität auf alle 3 Rezeptorpopulationen μ, ϰ und δ, bei einer gemeinsamen Präferenz für die μ-Gruppe. Hieraus wird verständlich, daß Naloxon bezüglich seiner antagonistischen Wirkstärke, bei allen 3 Substanzgruppen verschiedene

Tabelle 4. Naloxonantagonismus nach ED_{50}-Dosen verschiedener Opioide beim Phenylchinonkrümmungstest; Phenylquinonewrithing *(PQW)* der Maus. (Nach [216])

Opioid	PQW-ED_{50} nach 20 min (mg/kg subkutan)	Naloxonantagonismus (mg/kg subkutan)
μ-Agonist:		
Oxymorphon	0,032	0,013
Morphin	0,69	0,019
Etonitazene	0,0014	0,027
Sufentanil	0,0023	0,041
Fentanyl	0,032	0,046
Agonist/Antagonist:		
Pentazocin	1,9	0,039
Butorphanol	0,067	0,054
Nalbuphin	1,1	0,062
Nalorphin	1,1	0,063
ϰ-Agonist:		
Etylketocyclazocin	0,13	0,069
Bremazocin	0,0094	0,091
U50, 488H	1,1	0,16
Tifluadom	0,27	0,36

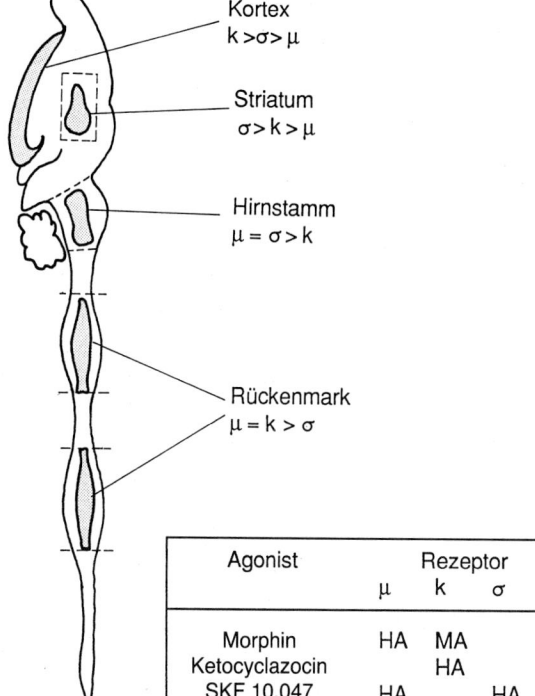

Abb. 12. Überblick zur Dichteverteilung von µ-, ϰ-, und σ-Rezeptoren im ZNS der Ratte, wie sie nach Verdrängungsstudien mit Morphin (µ-selektiv), Ketocyclazocin (ϰ-selektiv) und SKF 10,047 (σ-selektiv) gewonnen wurden. (Nach [48]) (HA = hohe Affinität, MA = mittlere Affinität)

Dosiswirkbereiche aufweist. Die niedrige Dosis, mit der die analgetische Wirkung von Oxymorphon aufgehoben werden kann (Phenylchinonkrümmungstest bei der Maus), weist auf eine hohe Selektivität mit dem µ-Rezeptor hin (Tabelle 4). Ähnlich niedrig liegen die Dosen für Morphin und geringfügig höher für Fentanyl und Sufentanil. Bei den gemischt wirkenden Agonisten/Antagonisten, insbesondere bei Butorphanol, Nalbuphin und Nalorphin, sind viel höhere Dosen von Naloxon notwendig, um eine über den ϰ-Rezeptor vermittelte Analgesie umzukehren. Dies beruht auf der geringeren Affinität von Naloxon zum ϰ-Rezeptor. Noch höhere Dosen von Naloxon sind bei der dritten Gruppe von Opioiden, den sog. reinen ϰ-Agonisten, notwendig, um die durch sie ausgelöste Antinozizeption aufzuheben. Neben Bremazocin ist besonders Tifluadom aufgrund seiner intensiven ϰ-Bindung schlecht durch Naloxon vom Rezeptor zu verdrängen.

Auch liegt eine topographisch unterschiedliche Verteilung der verschiedenen Rezeptorsubpopulationen im ZNS vor, was auf unterschiedliche Wirkmechanismen in der Vermittlung von Analgesie hinweist. So haben die µ-selektiven Opioide wie Morphin, Fentanyl, Alfentanil und auch Sufentanil aufgrund der hohen µ-Rezeptordichte einen primären Wirkort im Hirnstamm. Aus der engen Nachbarschaft zu den atem- und kreislaufregulatorischen Zentren ergibt sich eine entsprechende Beeinflussung dieser Vitalfunktionen durch µ-Liganden (Abb. 12).

Anders verhält sich das Verteilungsmuster für die ϰ-Liganden. Die dichteste ϰ-Anhäufung liegt im Kortexbereich (Lamina V,VI) [7], so daß weniger eine Atem- und Kreislaufbeeinflussung im Vordergrund stehen, es jedoch zu einer ausgeprägten Sedierung kommt. Auch ist die geringere Tendenz zur Sucht- und Abhängigkeitsentwicklung der ϰ-Liganden dadurch zu erklären, daß ein hierfür in Frage kommendes Areal wie das limbische System nur eine sehr geringe ϰ-Dichte aufweist.

Die spezifische ϰ-analgetische Wirkung, die sich von der durch µ-Liganden vermittelten Antinozizeption in einer geringeren Wirkeffektivität auszeichnet, ist durch die tief im Kortex lokalisierten Rezeptoren zu erklären, wo die ϰ-Verdrängung durch Morphin weniger effektiv ist. In der Lamina VI des Kortex befinden sich Zellen, die speziell zum Thalamus ziehen und den sensorischen Input (Analgesie und Weckfunktion) vom Thalamus zum Kortex regulieren. Einige Pyramidenzellen dieser Schicht ziehen auch zum Hirnstamm, wodurch das aktivierende retikuläre System (ARS) beeinflußt werden kann [106].

Ein Nachteil der „reinen" ϰ-Liganden ist jedoch die ihnen innewohnende Dysphorie. Erste Verträglichkeitsstudien mit dem ϰ-Liganden Bremazocin am Menschen induzierten so ausgeprägte halluzinatorische Effekte, daß von einem breiten klinischen Einsatz dieser Substanzgruppe Abstand genommen wurde. Somit sind es nur die gemischt-wirkenden Agonisten/Antagonisten wie Nalorphin, Pentazocin, Butorphanol und Nalbuphin, die, klinisch nutzbar, über den ϰ-Rezeptor Analgesie vermitteln. Eine unterschiedliche Seitenkettenanordnung weist hierbei auf eine unterschiedliche agonistische bzw. antagonistische Wirkstärkenvermittlung hin (Abb. 13).

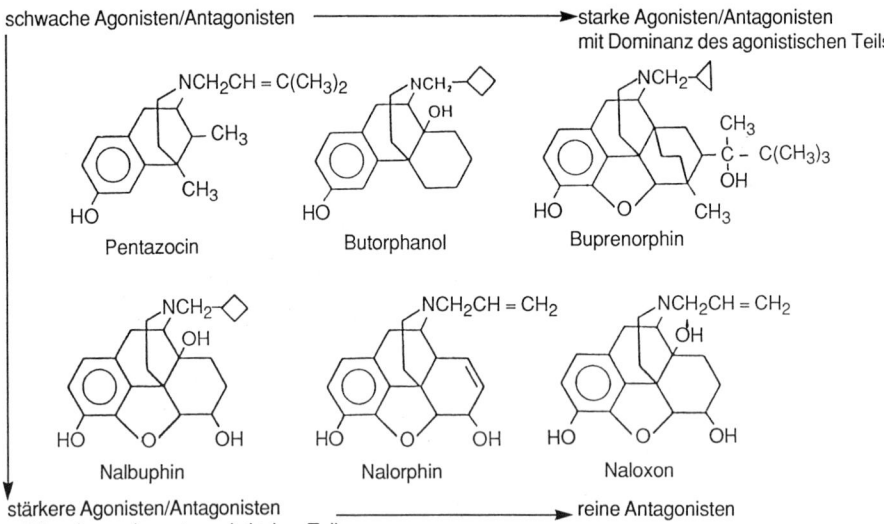

Abb. 13. Zunehmende agonistische *(obere Reihe)* bzw. zunehmende antagonistische *(untere Reihe)* Wirkstärke verschiedener Agonisten/Antagonisten mit Darstellung der jeweiligen chemischen Struktur. (Nach [81])

5 Wünschenswerte Effekte und Nebenwirkungen der Opioide

5.1 Durch Opioide ausgelöste Atemdepression

Bei Anwendung von Opioiden ist zu berücksichtigen, daß neben wünschenswerten Effekten auch Nebenwirkungen zu erwarten sind. Eine der hauptsächlichsten Nebenwirkung ist die durch das Opioid ausgelöste zentrale Atemdepression.

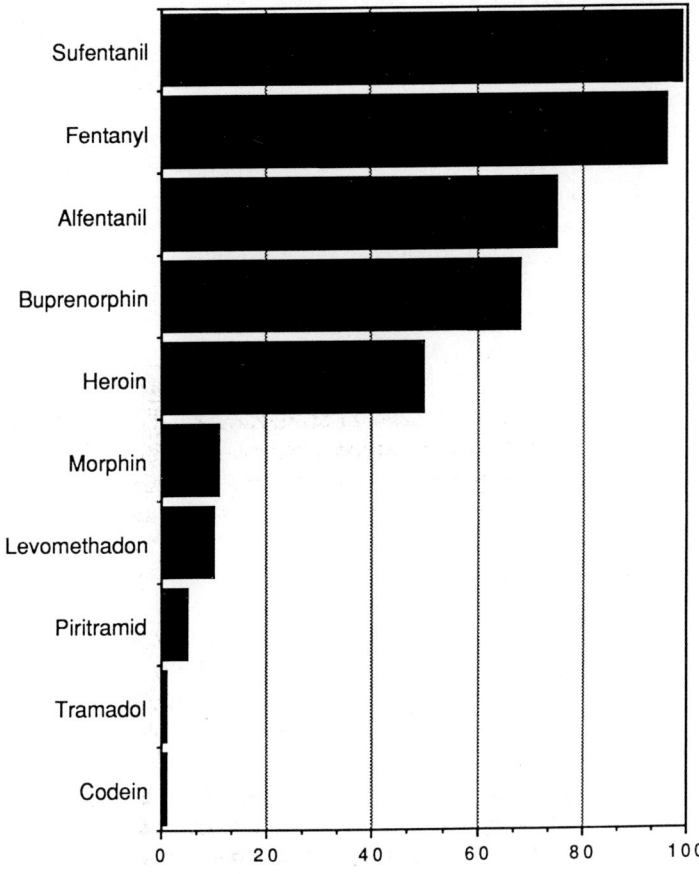

Abb. 14. Der durch Opioide ausgelöste unterschiedliche Grad einer Atemdepression nach Verabreichung äquianalgetischer Dosen

Diese ist direkt proportional der analgetischen Stärke des jeweiligen Opioids. So können schon geringe Mengen des potenten Analgetikums Fentanyl oder Sufentanil eine Atemdepression auslösen, während weniger wirkstarke Opioide wie z. B. Codein oder Tramadol in ihrem therapeutischen Wirkbereich zu keiner nennenswerten Beeinflussung der Atmung führen (Abb. 14), wobei allerdings auch eine geringere analgetische Wirksamkeit in Kauf genommen werden muß.

Nach der Injektion eines Opioids kann zeitlich nacheinander beobachtet werden:
1. eine Verlangsamung der Atmung (Bradypnoe) mit partieller Kompensation durch Vergrößerung des Atemzugvolumens;
2. eine Atmung, die nur durch Stimuli wie Hypoxie, Hyperkapnie sowie periphere Reize (Lärm, Schmerz) initiiert werden kann;
3. eine Zeitspanne, in der das Atmen vergessen wird (sog. Kommandoatmung), sowie
4. die komplette Apnoe; trotz Anruf atmet der Patient nicht mehr spontan und muß beatmet werden.

Diese zentral ausgelöste Atemdepression beruht auf einer Hemmung atemregulatorischer Zentren in Pons und Medulla oblongata [59] mit verminderter Ansprechbarkeit auf den Kohlensäurepartialdruck ($PaCO_2$) des Blutes [184].

Eine Atemdepression kann sofort und erfolgreich durch einen der spezifischen Opiatantagonisten (z. B. Naloxon) aufgehoben werden. Hierbei verdrängt der Antagonist aufgrund seiner höheren Affinität zum Rezeptor den Agonisten (kompetitive Verdrängung), setzt sich an seine Stelle und der atemdepressive Effekt wird umgekehrt. In der Klinik wird empfohlen, eine opioidinduzierte Atemdepression durch titrierte Dosen von Naloxon zu antagonisieren (Abb. 15), damit
– eine wünschenswerte Analgesie erhalten bleibt und
– ein akutes Abstinenzsyndrom mit Tachykardie und Hypertonie nicht ausgelöst wird.

Bei einer Antagonisierung ist daran zu denken, daß die Halbwertszeit von Naloxon zwischen 20 und 30 min zu veranschlagen ist [83]. Somit ist davon auszugehen, daß nach Beendigung der Wirkung des Antagonisten eine Remorphinisierung über die im Organismus noch verbliebenen Restmengen des Opioids möglich ist [238].

Die Atemdepression aufgrund einer vorangegangenen Opioidgabe kann aber auch mit einem Agonisten/Antagonisten therapiert werden. Hierzu eignen sich solche Pharmaka, die ein ausreichendes antagonistisches Wirkprofil besitzen. Einer dieser Vertreter ist Nalbuphin (Nubain), welches aufgrund der geringeren antagonistischen Wirkstärke zu Naloxon (s. Tabelle 14) einen nicht so brüsken Umkehreffekt ausübt und auch eine längere Wirkdauer (2- bis 3mal länger als Naloxon) haben soll [89, 164].

Nach Opioidgabe ist grundsätzlich mit einer verlängerten Atemdepression bei all den Patienten zu rechnen, die gleichzeitig Pharmaka verabreicht bekommen, wo

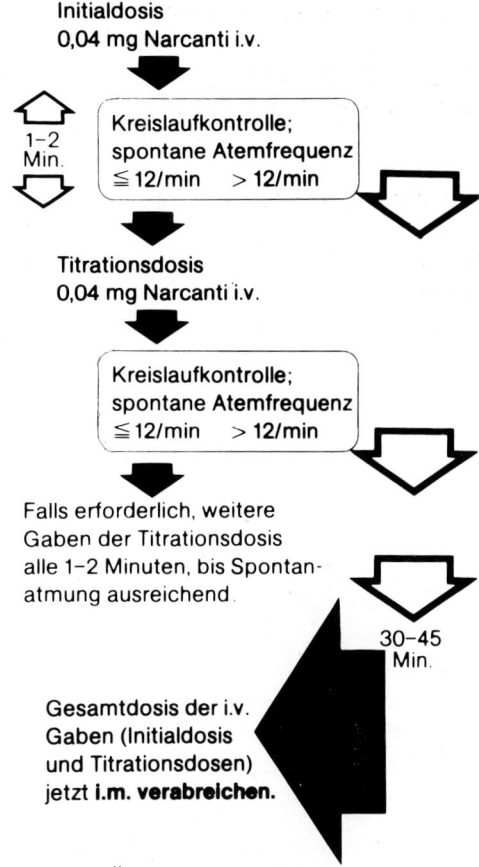

Abb. 15. Schema zur titrierten Gabe von Naloxon (Narcanti) bei Umkehr einer opioid-bedingten Atemdepression

- eine Hemmung der Biotransformation in der Leber, wie z. B. nach Kontrazeptiva, Zytostatika, Antiarrhythmika, Psychopharmaka, systemisch applizierten Antimykotika und volatilen Anästhetika, vorliegt [12, 35, 111, 159, 213]. Ursächlich ist hierbei eine Wirkverlängerung durch die Hemmung der Konjugation an Glucuronide und der oxidativen Dealkylierung, metabolische Wege, die für den eigentlichen Abbau und damit Beendigung der Wirkung verantwortlich sind.
- eine Verdrängung des Opioids aus einer Proteinbindung vorliegt (z. B. Phenylbutazon und alle Cumarinderivate), so daß mehr freie Wirksubstanz zur Verfügung steht [60, 100, 163, 190].

Auch führt jegliche Hypoproteinämie und Azidose, die eine geringere Bindung des Opioids an Plasmaproteine zur Folge hat, zu einer höheren Konzentration freier Wirksubstanz und einem verlängerten Wirkeffekt.

Eine erhöhte renale Rückresorption wird ebenfalls diskutiert, dieser Effekt ist jedoch von eher untergeordneter Bedeutung [35].

Die gastroenterale Rezirkulation als Ursache einer Remorphinisierung [238] ist nur bedingt in Erwägung zu ziehen, da selbst nach oraler Gabe hoher Dosen des Opioids Fentanyl (0,3 mg) ein nur sehr geringer Anstieg des Plasmaspiegels im Blut nachzuweisen war [158].

5.2 Sedativ-hypnotische Wirkung der Opioide

Der sedierende Effekt der Opioide geht mit der Eigenschaft einher, den Schlaf (Hypnos) auszulösen. Dieser Effekt ist besonders bei den gemischt-wirkenden Agonisten/Antagonisten ausgeprägt, während Morphin als reiner Agonist eine Mittelstellung einnimmt (Abb. 16). Die hypnotische Wirkung der Opioide macht man sich in der Prämedikation und in der postoperativen Schmerztherapie zunutze, wo ein sedierter Zustand beim Patienten wünschenswert erscheint. Ein wirkstarkes Opioid wie das Fentanyl dagegen zeichnet sich jedoch durch einen

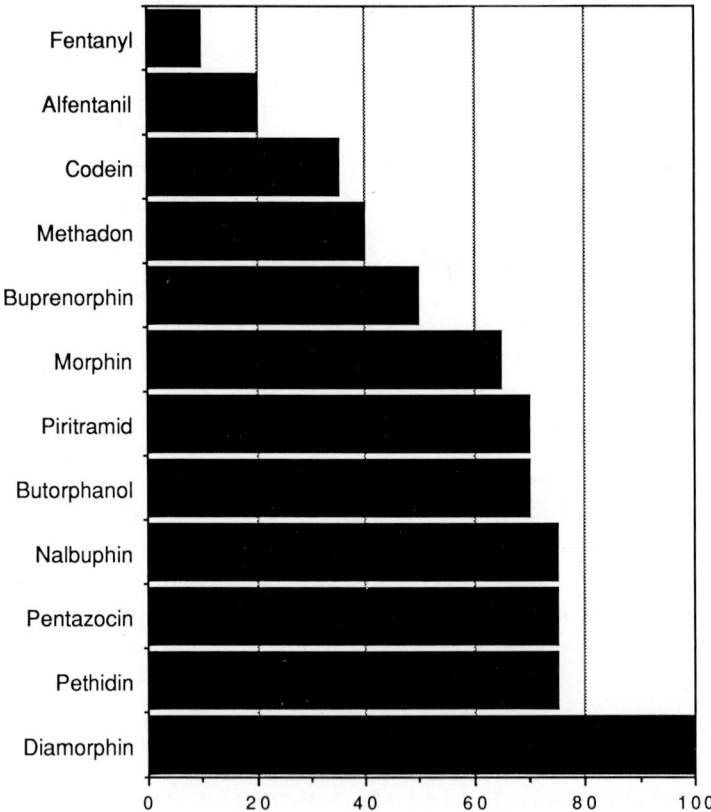

Abb. 16. Der hypnotische, schlafanstoßende Effekt der verschiedenen Opioide im Vergleich untereinander. (Nach [263])

sehr geringen hypnotischen Effekt aus. Ein solches Opioid muß während der Narkose, zur Komplettierung des Schlafes, mit einem volatilen Anästhetikum (Halothan, Enfluran oder Isofluran) in Form der balancierten Narkosetechnik, einem Benzodiazepin (Diazepam, Midazolam), einem Neuroleptikum (Dehydrobenzperidol in Form der klassischen Neuroleptnarkose) oder mit einem reinen Hypnotikum (Etomidat, Propofol) kombiniert werden.

Der hypnotische Effekt der Opioide ist jedoch nicht zu verwechseln mit dem durch Barbiturate eingeleiteten schlafähnlichen Zustand. Während im ersten Fall der Patient jederzeit weckbar ist, weisen speziell Barbiturate eine dosisabhängige kortikale Dämpfung auf, die über eine verlangsamte Reaktion, zu Somnolenz und bei Höchstdosen bis hin zum Koma reichen kann. Dies gilt auch für hohe Dosen von Benzodiazepinen. Aus diesem Zustand ist der Patient selbst mit stärksten Reizen nicht zu wecken.

5.3 Antitussive Wirkung der Opioide

Die antitussive Wirkung der Opioide entspricht der Eigenschaft, eine hustendämpfende Wirkung zu entfalten. Ursächlich liegt eine Blockade des Hustenzentrums in der Medulla oblongata zugrunde. Von den bekanntesten Opioiden mit hervorstechenden hustendämpfenden Eigenschaften sind Hydrocodon (Dicodid) und Hydromorphon (Dilaudid) zu nennen. Einen ähnlichen, ausgeprägten antitussiven Effekt zeigen aber auch Opioide wie das Diamorphin (Heroin), Methylmorphin (Codein) und das Fentanyl. Letzteres macht sich der Anästhesist in Form der Neuroleptnarkose und bei der Beatmung auf der Intensivstation zu eigen, so daß der Patient den Endotrachealtubus besser toleriert und eine Beatmung erleichtert wird. Morphin ist bezüglich seiner antitussiven Wirkung schlechter einzustufen und Pethidin (Dolantin) sowie alle gemischt-wirkenden Agonisten/ Antagonisten, zeigen einen zu vernachlässigenden antitussiven Effekt. Generell ist festzustellen, daß alle wirkstarken Opioide auch eine ausgesprochen gute antitussive Wirkung haben, während die schwächer wirkenden zentralen Analgetika eine nur geringe Hustendämpfung bewirken (Abb. 17).

5.4 Sucht- und Abhängigkeitsentwicklung nach Opioidgabe

Die Eigenschaft der Opioide, Sucht- und Abhängigkeit zu erzeugen, ist zum einen direkt proportional der analgetischen Stärke des jeweiligen Produkts, und zum anderen hängt sie von der Kinetik am Rezeptor ab. Buprenorphin z.B. hat aufgrund der langsamen Dissoziation vom Rezeptor ein geringeres Sucht- und Abhängigkeitspotential als andere wirkstarke Opioide. Unter Abhängigkeit ist ein körperlicher und seelischer Zustand zu verstehen, der sich aus der Wechselwirkung zwischen der Droge und dem Organismus entwickelt. Abstinenzsymptome dagegen werden in unterschiedliche Grade unterteilt, wobei nach Absetzen der Opioidmedikation sich unterschiedliche Intensitäten feststellen lassen (Tabelle 5).

Wünschenswerte Effekte und Nebenwirkungen der Opioide

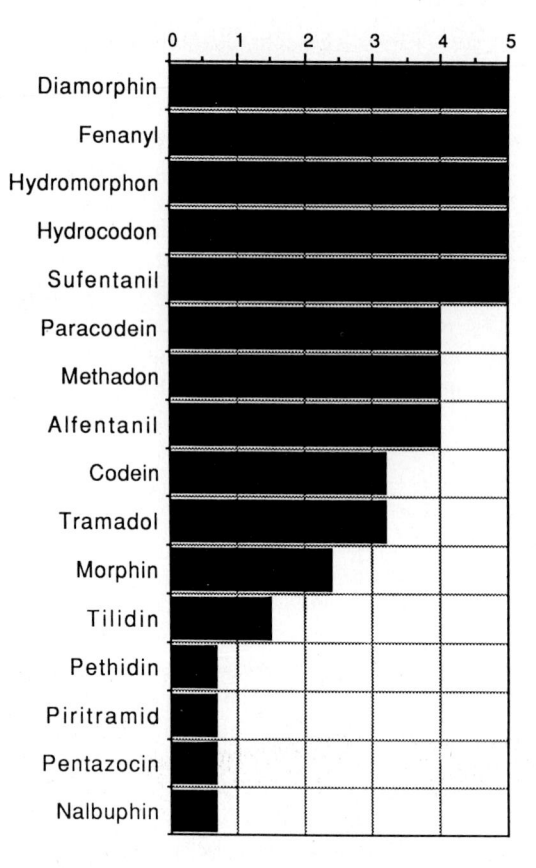

Abb. 17. Der vergleichende antitussive (hustendämpfende) Effekt verschiedener Opioide untereinander nach Verabreichung äquianalgetischer Dosen. (Nach [263])

(Balkendiagramm, Skala 0–5:)
- Diamorphin: 5
- Fenanyl: 5
- Hydromorphon: 5
- Hydrocodon: 5
- Sufentanil: 5
- Paracodein: 4
- Methadon: 4
- Alfentanil: 4
- Codein: 3
- Tramadol: 3
- Morphin: 2
- Tilidin: 1,5
- Pethidin: 1
- Piritramid: 1
- Pentazocin: 1
- Nalbuphin: 1

Tabelle 5. Die unterschiedliche Intensität von Entzugserscheinungen während der ersten 10 Tage nach Absetzen eines Opioids, abgeleitet aus einer Abstinenzskalierung. (Nach [135 a])

Opioid	analgetische Stärke	Tagesdosis [mg]	Gesamtintensität
Morphin	1	240	198 ± 16,3
Butorphanol	5	48	164 ± 15,2
Nalbuphin	0,8	203	136 ± 6,4
Propiram	0,13	1786	130 ± 32
Nalorphin	1	240	130 ± 10,6
Pentazocin	0,25	580	106 ± 9,3
Buprenorphin	40	8	61 ± 4,2
Plazebo	–	–	35 ± 3,8

Abstinenzskalierung:
Grad 0: Opiathunger, Ängstlichkeit;
Grad 1: Gähnzwang, Schwitzen, Tränenfluß, Rhinorrhö, Unruhe, Insomnia;
Grad 2: zusätzliche Mydriasis, Gänsehaut, Tremor, Glieder-Muskel-Schmerzen, Muskelspasmen, Hitzewallungen, Anorexie;
Grad 3: zusätzlich Tachykardie, Blutdruckanstieg, Tränenfluß, Fieber, Nausea;

Grad 4: zusätzlich exzessives Schwitzen, Gliederschmerzen, Diarrhöe, Erbrechen.

Unter seelischer Abhängigkeit versteht man das Bedürfnis, einen durch die Droge ausgelösten Zustand von Zufriedenheit und Glücksgefühl wiederzuerlangen. Letzteres ist verbunden mit der Tendenz, die Droge periodisch oder dauerhaft einzunehmen, um ein Glücksgefühl (Lust) zu erzeugen oder um Unbehagen (Unlust) zu vermeiden.

Eine körperliche Abhängigkeit liegt dann vor, wenn beim Absetzen der Droge Entzugserscheinungen auftreten [27]. Dies führt zu einer Enthemmung im vegetativen Grundtonus, wobei Dysphorie, Schwitzen, Tremor, krampfartige Schmerzen in Muskulatur und Intestinum, anfallsweise Tachykardien und Blutdruckanstieg, eine innere und motorische Unruhe mit Getriebenheit bis hin zu Zwangsvorstellungen, eine Mydriasis sowie Übelkeit und Erbrechen im Vordergrund stehen.

Prinzipiell kann von allen Opioiden mit großer Wirkstärke eine Abhängigkeit ausgehen. Letztere ist jedoch bei den gemischt-wirkenden Agonisten/Antagonisten in vermindertem Maße anzutreffen, da diese über eine Untergruppe von Opiatrezeptoren, die ϰ-Bindestellen, ihre Wirkung vermitteln (Abb. 18). Da jede

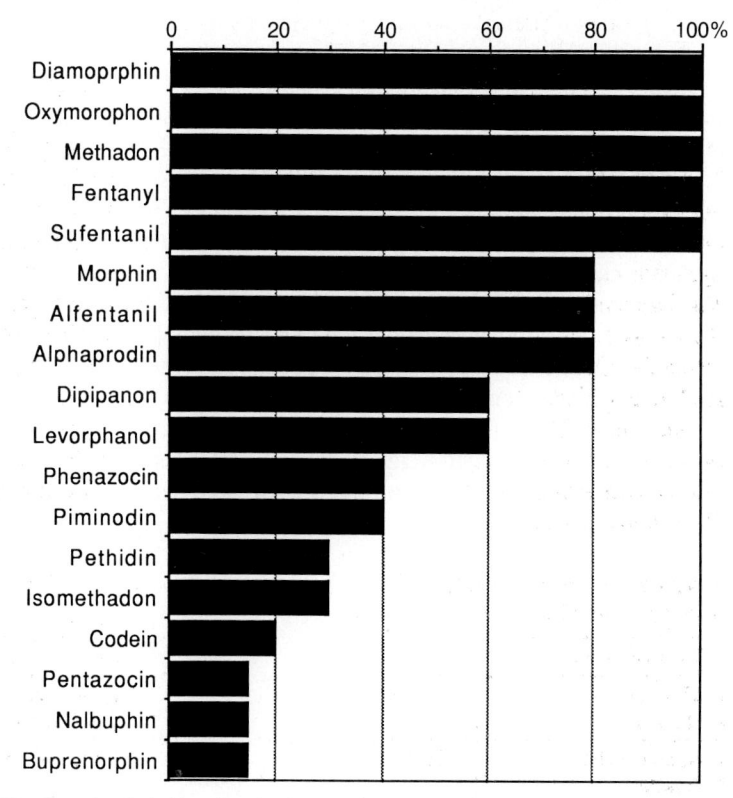

Abb. 18. Die Tendenz der Opioide, eine Sucht auszulösen. Vergleichende Gegenüberstellung unterschiedlicher Substanzen

Drogenabhängigkeit bestimmten psychischen und psychopathologischen sowie körperlichen Merkmalen zuzuordnen ist, muß eine Drogenabhängigkeit vom Morphintyp streng von einer anderen Drogenabhängigkeit, z. B. vom Barbiturat- oder Alkoholtyp, getrennt werden.

Die Tatsache jedoch, daß Patienten, denen intraoperativ wirkstarke Opioide zur Unterdrückung der Schmerzafferenz wiederholt verabreicht wurden, keine Sucht und Abhängigkeit entwickeln, ist durch die fehlende Perzeption zu erklären. Die Patienten bekommen von dem euphorisierenden Effekt des Medikaments nichts mit, da sie während der Narkose schlafen. Voraussetzung für eine Suchtentwicklung ist ein wacher Organismus, dem ohne vorliegende Schmerzen, allein aus Gründen des Lustgefühls, Drogen zugeführt werden [207]. Bei Patienten mit Schmerzen ist die Tendenz einer Sucht- und Abhängigkeitsentwicklung, im Vergleich zu Individuen ohne Schmerzen, kaum vorhanden [252], was das komplexe Geschehen von Sucht- und Abhängigkeitsentwicklung nur ansatzweise ahnen läßt.

Verschiedene Veröffentlichungen belegen, daß es selbst bei Krebspatienten mit langfristiger Opiatgabe extrem selten zu einer Abhängigkeit kommt. Auch eine Toleranzentwicklung konnte bei diesen Patienten nicht festgestellt werden [275]. Dosissteigerungen sind eher auf eine Schmerzverstärkung im Rahmen der Erkrankung zurückzuführen. Auch bei kontinuierlicher Gabe von wirkstarken Opioiden im Rahmen der Intensivmedizin wurde bisher kein Fall einer psychischen Abhängigkeitsentwicklung beschrieben [157].

Sucht führt im Dauerzustand immer dazu, daß versucht wird, die auftretenden Abstinenzsymptome zu unterdrücken. Ein akutes Abstinenzsyndrom kann jedoch durch die kompetitive Verdrängung durch einen Opiatantagonisten vom Typ Naloxon oder Naltrexon ausgelöst werden. Dieses Phänomen kann bei vorliegender Opioidsucht, aber auch nach vorangegangener Verabreichung hoher Dosen eines starken Opioids induziert werden (Abb. 19). Hierbei stehen die gesteigerte Sympathikusaktivität und die daraus resultierenden kardiovaskulären Effekte im Vordergrund [196]. Der Grad dieser sympathischen Hyperaktivität ist von der Wirkstärke des vorangegangenen Opioids abhängig [86], wobei ursächlich eine durch das Opioid ausgelöste Enzymhemmung mit einer folgenden „postinhibitorisch überschießenden Enthemmung" diskutiert wird [76, 105].

Sucht und Abhängigkeit sind jedoch auch nach den gemischten Agonisten/ Antagonisten zu beobachten. Die hierbei auftretenden Symptome unterscheiden sich jedoch grundlegend von der klassischen Opioidabhängigkeit nach Morphin, Heroin und seinen Verwandten (Tabelle 6).

Tabelle 6. Die durch verschiedene Substanzklassen von Opioiden ausgelösten Effekte nach akuter und chronischer Gabe. (Nach [277])

Substanzklasse	Akute Effekte	Chronische Effekte
Morphin-ähnlich	Euphorie	Physische Abhängigkeit „Opioidhunger"
Buprenorphin-ähnlich	Sedierung	Noradrenalinsturm
Nalorphin-ähnlich	Apathie, Sedierung Konfusion, Irritation Psychotomimetische Effekte	Kein Opioidhunger Kein Noradrenalinsturm

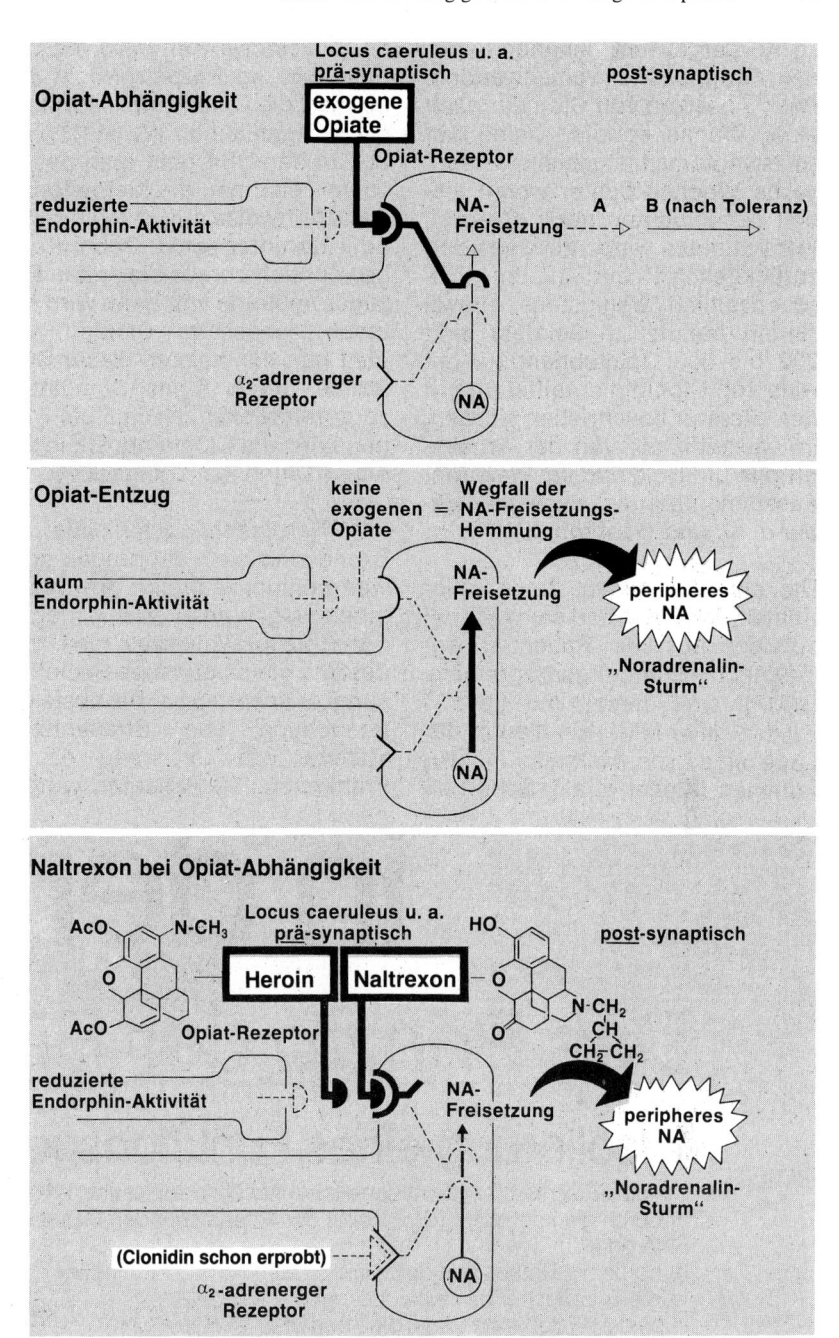

Abb. 19. Die Abstinenzsymptomatik, wie sie beim Opioidsüchtigen ausgelöst wird. Durch die langfristige externe Zufuhr von Liganden zum Opiatrezeptor wird rückläufig die körpereigene Endorphinproduktion gebremst. Kommt es jetzt zu einer mangelnden Besetzung mit Opioiden (fehlender Nachschub) bzw. wird der Rezeptor durch einen Antagonisten kompetetiv besetzt, liegt ein quasi „nackter" Rezeptor vor. Es resultiert ein „Noradrenalinsturm", da der Opioidrezeptor die Synthese des Transmitters Noradrenalin nicht mehr reguliert

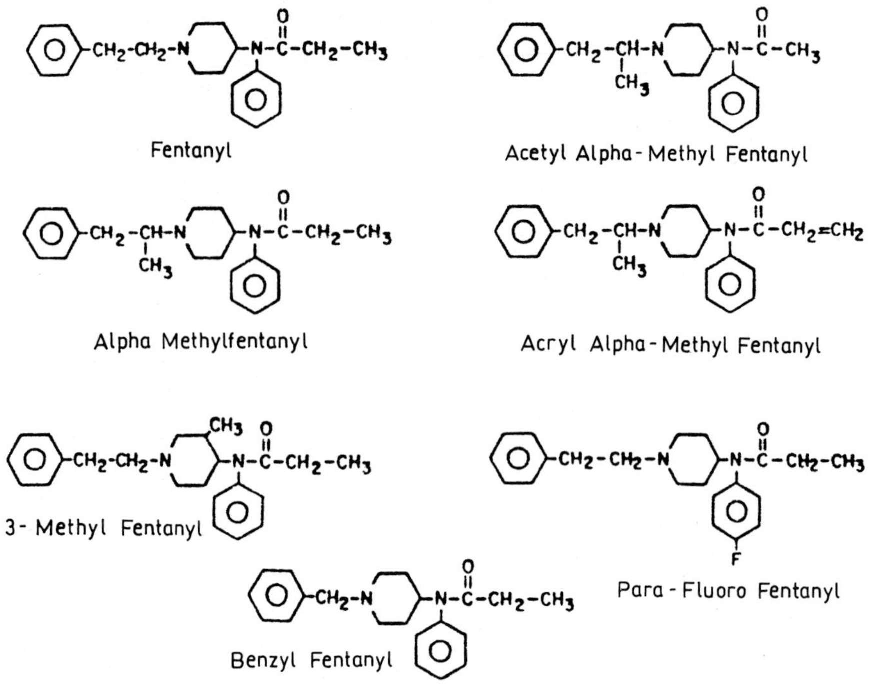

Abb. 20. Die molekulare Struktur verschiedener Fentanylabkömmlinge, die vom Opiatabhängigen verwendet werden

Heutzutage ist eine neue Gruppe sog. Designerdrogen (chemische Abwandlungen von Opiaten) in der Szene erschienen, die sich anfänglich jeglicher Analyse entzogen haben und auf deren Konto in den 80er Jahren eine steigende Zahl von Drogentoten geht. Derivate aus der Reihe der Piperidine sind sog. Designerdrogen wie α-Methyl-Fentanyl (200 ml Morphin), 3-Methyl-Fentanyl (10 000mal Morphin) Para-Fluoro-Fentanyl (100mal Morphin), Acryl-α-Methyl-Fentanyl (900mal Morphin) und Benzyl-Fentanyl (0,1mal Morphin = China White) (Abb. 20; [117]).

Die Substanzen besitzen eine große Lipophilie, so daß nach der Einnahme ein sofortiger euphorisierender Effekt erreicht wird. Die Fentanylabkömmlinge können geraucht, gespritzt und auch über die Nasenschleimhaut aufgenommen werden. Der durch sie ausgelöste Effekt ist ähnlich der anderer Opioide (Methadon, Heroin, Morphin usw.), wobei die Euphorie der von Heroin entspricht. Eine tiefe Analgesie läßt sich schon mit Dosen von 50 µg/70 kg KG erreichen. Neben der obligaten Atemdepression, die ursächlich für die Todesfälle ist, kann eine Thoraxstarre beobachtet werden. Die unterschiedliche tödliche Dosis der verschiedenen Fentanylabkömmlinge beim Menschen zeigt Tabelle 7.

Tabelle 7. Gegenüberstellende Letaldosen verschiedener Fentanylabkömmlinge, die in der Szene aufgetaucht sind. (Nach [33])

Fentanylabkömmling	Minimale tödliche Dosis [µg]
Para-Fluoro-Fentanyl	250
α-Methyl-Fentanyl	125
Sufentanil	50
3-Methyl-Fentanyl	5

Das im Jahre 1982 in San Francisco als „synthetisches Heroin" verkaufte Opioid ist ein Ester von Pethidin (Dolantin), das beim Süchtigen im Laufe der Zeit einen schweren Parkinsonismus auslöst. Die neurotoxische Substanz, die hierfür verantwortlich gemacht werden konnte, war das MPTP, ein Nebenprodukt, welches bei der Synthese von MPPP (1-Methyl-4-Phenyl-4-Piperidin Proponeat; Abb. 21) entsteht und die Nervenbahnen in der Substantia nigra zerstört [152]. Nach der Verwendung dieses „synthetischen Heroins" im Bereich von 1 g/Tag kommt es zu typischen brennenden Sensationen, einer Euphorie, die heroinähnlich ist, und innerhalb von einer Woche zu anfallsweise auftretenden unregelmäßigen Zuckungen einzelner Muskelgruppen, Taubheit in den Extremitäten, gefolgt von einer zunehmenden Muskelsteife. Dem schließen sich Sprachstörungen, Schluckbeschwerden, ein Ruhetremor, eine Bradykinesie sowie eine körperliche Starre und Rigidität an.

Abb. 21. Die molekulare Struktur des Pethidinabkömmlings 1-Methyl-4-Phenyl-4-Piperidin Proponeat *(MPPP)* und seines neurotoxischen Nebenproduktes, dem *MPTP*

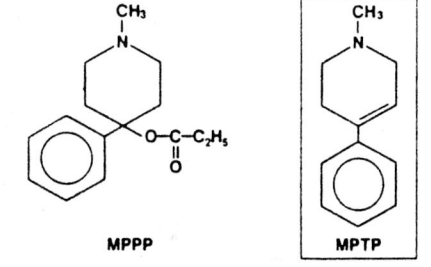

5.5 Durch Opioide ausgelöste Muskelstarre (Rigidität)

Die Rigidität der quergestreiften Muskeln ist durch einen erhöhten Tonus charakterisiert, der sich bis hin zu einer Muskelstarre entwickeln kann. Besonders werden davon die quergestreifte Muskulatur von Thorax und Abdomen befallen, ein Phänomen, das nach der schnellen Injektion aller wirkstarken Opioide zu beobachten ist und in eine ungenügende Ventilation des Patienten mündet (Abb. 22). Diese Stammrigidität

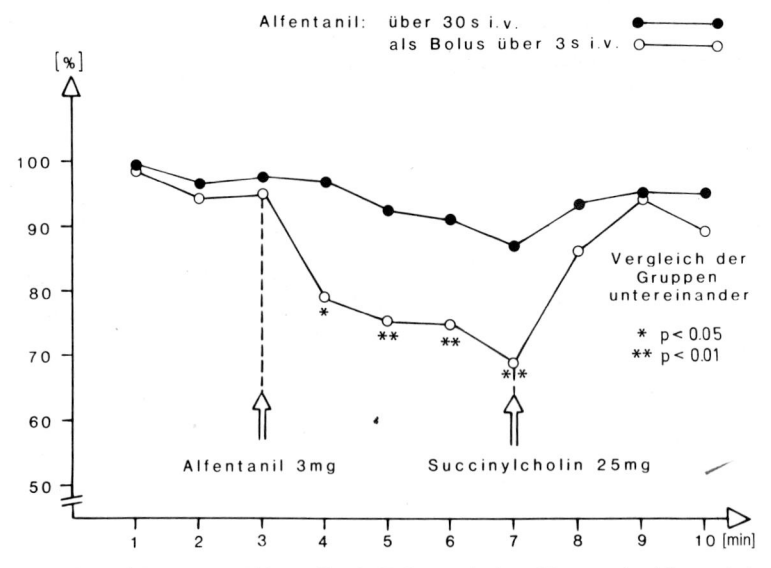

Abb. 22. Wirkung von Alfentanil, als Bolus und über 30 s verabreicht, auf den Tonus der quergestreiften Muskulatur des Rumpfes, gemessen an der Compliance des Thorax (Dehnbarkeit) unter Beatmung. Sowohl eine langsame Injektionsgeschwindigkeit, als auch die anschließende Gabe niedriger Dosen von Succinylcholin sind in der Lage, die muskuläre Rigidität zu verhindern bzw. aufzuheben. (Nach [91])

1. ist besonders nach der Bolus- oder Schußinjektion eines starken Opioids auslösbar,
2. tritt häufiger bei älteren Patienten (> 60 Jahren) auf und
3. kann durch Lachgas verstärkt werden [73, 233].

Das anatomische Korrelat, über den Opioide eine muskuläre Rigidität auslösen, ist zentral im Striatum zu suchen, welches reich an Opioidbindestellen ist. So führt eine Opioidapplikation in den Synapsen des Striatums zu einem verstärkten Abbau von Dopamin mit einem daraus resultierenden Mangel am Rezeptor und einer Aktivitätssteigerung der cholinergen Neuronenverbände im nigrostriatalen System [76, 85, 150]. Da das Striatum als übergeordnetes Zentrum den Muskeltonus reguliert, wird verständlich, daß eine gesteigerte cholinerge Aktivität zu einer Tonuszunahme bis hin zur Muskelsteife führt. Auch wird dem Nucleus pontis eine Bedeutung bei der Vermittlung der opioidinduzierten Muskelstarre zugesprochen, da beim Tier nur die Mikroinjektionen von Methylnaloxon (einem quarternären Abkömmling, der sehr schlecht die Blut-Hirn-Schranke passiert) in das Kerngebiet, nicht jedoch die systemische Gabe, die Umkehr einer Alfentanilrigidität bewirkte [6].

Obgleich die Opioide nicht direkt den Tonus der Muskulatur beeinflussen, kann die Rigidität durch Muskelrelaxanzien vom Typ der polarisierenden (Succinylcholin) bzw. der kompetetiven Blocker (z.B. Curare, Pancuronium) aufgehoben werden [134].

Zentral angreifende Pharmaka, die die hohe cholinerge Aktivität im Striatum reduzieren, können zur Umkehr des Effektes nicht eingesetzt werden, da aufgrund der langsamen Penetration durch die Blut-Hirn-Schranke die Wirkung viel zu langsam einsetzt. Ob die bei einer Narkose mit wirkstarken Opioiden vorangehende Prämedikation mit Atropin einen gewissen Schutz bietet, ist nicht eindeutig bewiesen. Die muskuläre Rigidität der Opioide scheint direkt mit der jeweiligen analgetischen Potenz des Pharmakons zu korrelieren. So verursachen schwach wirkende Opioide und gemischt-wirkende Agonisten/Antagonisten keine Tonuszunahme der Muskulatur, während die Antagonisten diesen Effekt umkehren können. Letzteres ist als Hinweis zu deuten, daß die Tonuserhöhung nach Opioidgabe über Opiatrezeptoren vermittelt wird, die vornehmlich der µ-Subpopulation angehören (Abb. 23).

Der genaue Wirkmechanismus, mit dem Opioide die Dopaminkonzentration im Striatum herabsetzen, erfolgt wahrscheinlich über eine Hemmung des synthese-

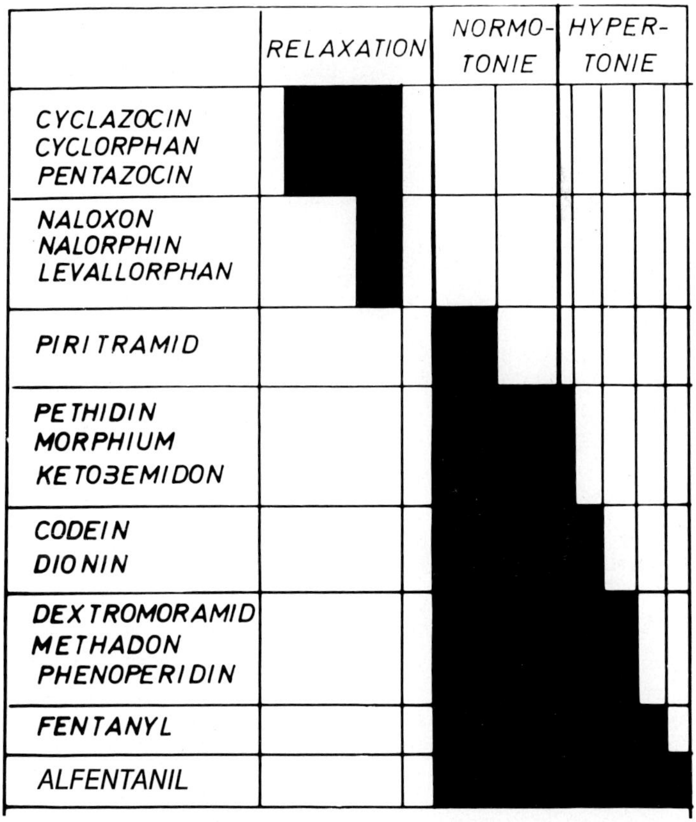

	RELAXATION	NORMO-TONIE	HYPER-TONIE
CYCLAZOCIN CYCLORPHAN PENTAZOCIN	■		
NALOXON NALORPHIN LEVALLORPHAN	■	■	
PIRITRAMID		■	
PETHIDIN MORPHIUM KETOBEMIDON		■	■
CODEIN DIONIN		■	
DEXTROMORAMID METHADON PHENOPERIDIN		■	■
FENTANYL		■	■
ALFENTANIL		■	■

Abb. 23. Die Tendenz verschiedener Opioide, eine muskuläre Rigidität auszulösen

fördernden Enzyms Tyrosinhydroxylase [76]. Die resultierende Aktivitätsminderung im Putamen induziert eine verminderte Freisetzung von GABA im Pallidum, welches inhibitorische Funktionen auf den Thalamus und den daraus entspringenden Afferenzen zum prämotorischen Kortex ausübt. Efferente Neurone vom Pallidum sind cholinerger Natur, so daß unter dem verminderten dopaminergen Input aus dem Striatum eine Erregbarkeitssteigerung der cholinergen Neurone im Pallidum resultiert. Vom Pallidum schließlich ziehen Efferenzen zum Vorderhorn des Rückenmarks und weiter zur quergestreiften Muskulatur (Abb. 24).

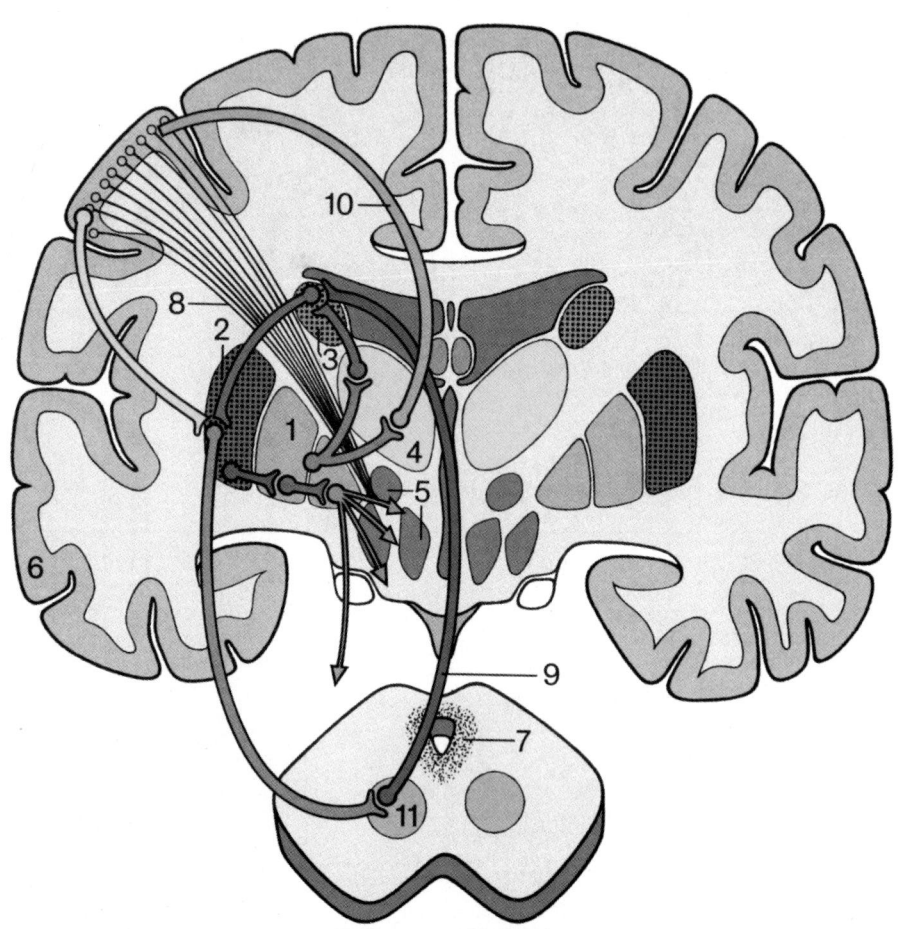

Abb. 24. Die Bedeutung des Neurotransmitters Dopamin in der Tonusregulierung der quergestreiften Muskulatur in den Hirnstammganglien. Als Ergebnis einer verminderten Dopaminsynthese in der Substantia nigra entsteht eine Aktivitätssteigerung cholinerger Neurone im Thalamus und Striatum. *1* Pallidum exterum; *2* Putamen; *3* Nucleus caudatus; *4* Thalamus; *5* Hypothalamus; *6* Lobus parietalis; *7* zentrales Höhlengrau; *8* Tractus corticospinalis; *9* hemmendes dopaminerges System; *10* thalamokortikale Neurone; *11* Substantia nigra

5.6 Wirkung der Opioide auf das kardiovaskuläre System

Grundsätzlich weisen die Opioide kaum eine, im Verhältnis zu anderen Pharmaka, nennenswerte Beeinträchtigung des kardiovaskulären Systems auf. Dies spiegelt sich auch in der großen therapeutischen Breite wider. Die tierexperimentell abgeleiteten Werte (LD_{50}/ED_{50}) können insofern auf den Menschen übertragen werden, als eine große therapeutische Breite mit einer geringen bis fehlenden Beeinträchtigung des kardiovaskulären Systems einhergeht (Tabelle 8).

Tabelle 8. Der therapeutische Index (LD_{50}/ED_{50}) verschiedener Opioide. (Nach [33, 45, 46, 135, 151, 187, 188, 197])

Opioid	Therapeutische Breite
Tramadol	3
Tilidin	3
Pentazocin	4
Thiopental	8
Pethidin	6
Piritramid	11
Methohexital	11
Ketamin	11
Methadon	12
Etomidate	32
Butorphanol	45
Morphin	71
Lofentanil	122
Fentanyl	277
Nalbuphin	1034
Alfentanil	1082
Buprenorphin	7933
Sufentanil	26716

Eine über den Nucleus dorsalis nervi vagi ausgelöste zentrale Bradykardie ist für jedes Produkt charakteristisch und ist besonders bei den µ-Liganden anzutreffen. Da hierbei ein erhöhter vagaler Tonus am Herzen ausgeübt wird, kann es auch zu einem Abfall des arteriellen Mitteldrucks kommen. Der erhöhte Vagustonus kann sehr gut durch Atropin (0,25–0, 5–1,0 mg/70 kg) aufgehoben werden, so daß die Herzfrequenz und der arterielle Mitteldruck sich wieder normalisieren. Grad und Häufigkeit dieser kardialen Nebenwirkung sind nicht vorhersehbar; sie sind jedoch von dem jeweiligen vegetativen Grundtonus des Individuums und der verabreichten Dosis abhängig (Tabelle 9).

Die in Abhängigkeit vom Produkt und vegetativen Grundtonus des Patienten ausgelösten exzitatorischen (sympathischen) oder inhibitorischen (vagalen) Effekte können entweder durch Atropin bzw. durch α-Blocker (z. B. Phenoxybenzamin), β-Blocker (z. B. Propranolol) oder Gangioplegika (z. B. Hexamethoniumverbindungen) vermindert werden [45]. Eine Reduktion ist jedoch auch durch eine Dosisangleichung zu erreichen, die für jedes Produkt charakteristisch ist (Tabelle 10).

Tabelle 9. Inhibitorische (vagale) und exzitatorische (sympathikotone) Effekte unterschiedlicher Ausprägung nach Opioidapplikation (Nach [45, 263])

Sympathikusdominanz	Parasympathikusdominanz
Hypertension	Bradykardie
Tachykardie	Hypotension
Hyperglykämie	Erbrechen
Hyperlaktämie	Schwitzen
Akrozyanose	Salivation
Sklereninjektion	Bronchospasmus
Rötung des Gesichtes	Sphinkterenspasmus
Antidiurese	Miosis

Tabelle 10. Dosisbereiche verschiedener Opioide für eine intraoperative Analgesie, unter denen es zu einer Dominanz vagaler bzw. sympathikotoner Effekte kommt. Anzustreben ist ein Zustand, bei dem das Vegetativum im Äquilibrium steht und weder vagale (außer Bradykardie und Miosis) noch sympathikotone Kreislaufeffekte zu verzeichnen sind. (Nach [80, 263])

Opioid	Vorherrschender Parasympathikus (mg/kg i.v.)	Äquilibrium (mg/kg i.v.)	Vorherrschender Sympathikus (mg/kg i.v.)
Pethidin	0,45 – 32,0	∅	∅
Piritramid	0,22 – 1,6	1,6 – 3,2	∅
Morphin	0,15 – 3,0	3,0 – 6,0	6,0–10,0
Phenoperidin	0,015 – 0,3	0,3 – 6,0	6,0–18,0
Alfentanil	0,005 – 0,04	0,04 – 1,2	1,2– 5,0
Fentanyl	0,001 – 0,01	0,01 – 2,0	2,0–10,0
Sufentanil	0,00025– 0,001	0,001– 1,0	1,0– 2,0

In der Anästhesie werden vagale bzw. sympathikotone Nebeneffekte durch folgende Maßnahmen vermindert bzw. eliminiert:
1. vorangehende Applikation von Atropin (evtl. bis zu 1 mg/70 kg KG),
2. gleichzeitige Anwendung von volatilen Anästhetika (Lachgas, Halothan, Enfluran, Isofluran) in Form der balancierten Narkosetechnik,
3. gleichzeitigen Einsatz eines Neuroleptikums (Haloperidol bzw. Dehydrobenzperiodol),
4. gleichzeitigen Einsatz eines Benzodiazepins (z.B. Diazepam, Lorazepam, Midazolam),
5. gleichzeitige Gabe eines Hypnotikums (Barbiturat, Clomethiazol, Etomidat, Propofol).

Alle diese Pharmaka bewirken in unterschiedlichen Bereichen des ZNS (Abb. 25) eine Dämpfung, was letztlich in eine Potenzierung der Opioidwirkung mündet und überschießende vagale bzw. sympathikotone Effekte verhindert.

Eine durch das Opioid gleichzeitig zentral ausgelöste Verminderung des Sympathikustonus [13] führt zu einer Verringerung des peripheren Widerstandes, ein

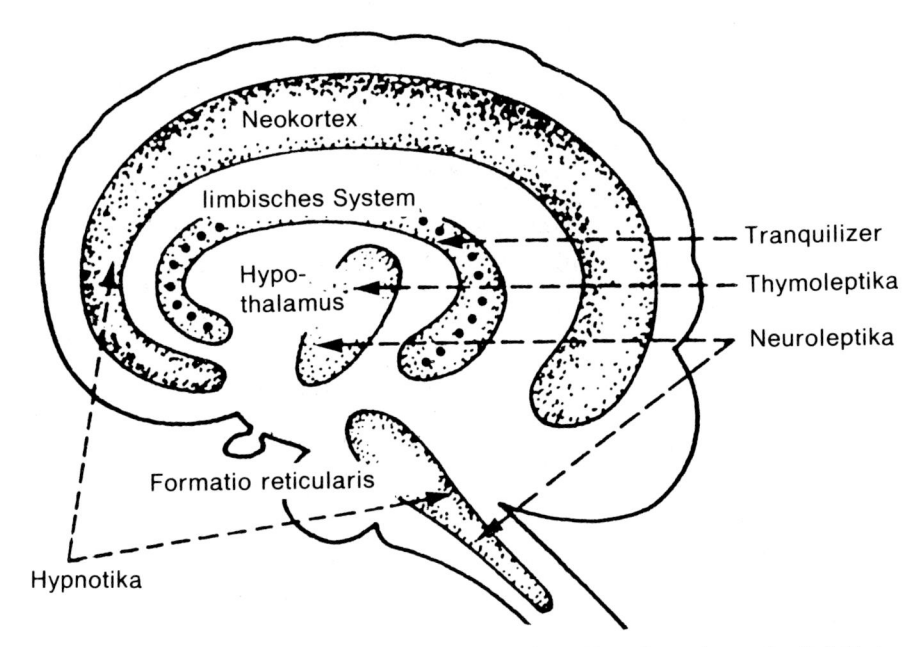

Abb. 25. Angriffspunkte der verschiedenen Pharmaka im ZNS zur Potenzierung der Opioidwirkung. Neuroleptika schützen die den Schlaf organisierenden Zentren vor aufsteigenden Afferenzen. Tranquilizer schirmen vor inneren Erregungsströmen ab. Barbiturate, Hypnotika und volatile Anästhetika bewirken eine Blockade der Großhirnrinde; erst sekundär kommt es zu einer Dämpfung subkortikaler Zentren

Mechanismus der als „Pooling-effekt" von Bedeutung ist [74, 155]. Die kardiovaskulären Effekte sind von Vorteil, wenn:
- die Vorlast, d. h. der Füllungsdruck des Herzens, abnehmen soll,
- die Nachlast des Herzens gesenkt werden soll und
- die Frequenz des Herzens vermindert werden soll.

Alle 3 Faktoren haben eine Abnahme des myokardialen Sauerstoffverbrauchs ($\dot{V}_m O_2$) des Herzens zur Folge [15, 171], so daß Opioide gern beim Herzinfarkt und auf der Intensivstation eingesetzt werden. Zu berücksichtigen ist aber auch, daß der Pooling-effekt sich in einem Abfall des arteriellen Blutdrucks besonders dann bemerkbar macht, wenn eine larvierte Hypovolämie oder ein Schock vorliegt und der venöse Rückstrom zum Herzen weiter verringert wird.

Die gemischt-wirkenden Agonisten/Antagonisten bewirken, besonders wenn sie über ihren therapeutischen Dosisbereich hinaus verabreicht werden, eine wahrscheinlich über den σ-Rezeptor induzierte Zunahme des Sympathikustonus. Letzteres macht sich in einer Tachykardie, Zunahme des peripheren Widerstands, einer Widerstandserhöhung im kleinen Kreislauf und einer Erhöhung des myokardialen Sauerstoffbedarfs bemerkbar (Tabelle 11).

Tabelle 11. Kardiovaskuläre Effekte verschiedener Agonisten/Antagonisten im Vergleich zu Morphin ($\emptyset$ = kein Effekt; ? = fragliche Wirkung; PAD = pulmonalarterieller Druck). (Nach [51, 277])

Arzneistoff	Blutdruck	Herzfrequenz	PAD
Morphin	Abfall	Abfall/$\emptyset$	Abfall/$\emptyset$
Buprenorphin	Abfall	Abfall/$\emptyset$	$\emptyset$
Butorphanol	Anstieg/$\emptyset$	$\emptyset$	Anstieg
Pentazocin	(Anstieg)	(Anstieg)	Anstieg
Nalbuphin	$\emptyset$	Abfall/$\emptyset$	$\emptyset$
Pethidin	(Abfall)	(Anstieg)	$\emptyset$
Piritramid	(Abfall)	$\emptyset$	$\emptyset$
Fentanyl	Abfall	Abfall	$\emptyset$

Eine Dysregulation der atrioventrikulären Erregungsüberleitung mit Verlängerung des PQ-Intervalls ist ein Phänomen, das besonders bei Patienten mit Erregungsüberleitungsstörungen und bei der Verwendung wirkstarker Opioide (z. B. Fentanyl, Sufentanil) zu beobachten ist. Auslöser ist hierbei der Vagus, der über eine vermehrte Acetylcholinfreisetzung den Sinusknoten des Herzens beeinflußt.

Eine direkte, dosisabhängige Beeinträchtigung der Kontraktilität des Myokardmuskels konnte am isolierten Papillarmuskel für unterschiedliche Opioide nachgewiesen werden [240, 257]. Dies ist jedoch von *untergeordneter klinischer* Bedeutung, da die Effekte erst bei Dosen über dem therapeutischen Wirkbereich hinaus auftreten bzw. im hohen Dosisbereich Kompensationsmaßnahmen von Seiten des Kreislaufs und des Vegetativums einsetzen.

Immerhin wird die Möglichkeit diskutiert, daß im Schockzustand, der mit einer Zunahme endogener Opioide einhergeht, die zusätzliche Besetzung myokardialer Opiatrezeptoren durch exogenen Opioide eine weitere hämodynamische Beeinträchtigung auslösen kann [257]. (Näheres s. Kap. 14).

6 Behandlungsmöglichkeiten mit Opioiden unterschiedlicher Wirkstruktur

Eine medikamentöse Schmerzunterbrechung, die schon am Beginn der Schmerzbahn wirkt, beruht auf der Reizunterdrückung peripherer Nozizeptoren. Klassisches Beispiel ist die Acetylsalicylsäure, die das zur Synthese von Prostaglandin notwendige Enzym Zyklooxygenase hemmt, so daß die Schmerzrezeptoren geringer durch algetische Stoffe stimuliert werden.

Lokalanästhetika wiederum hemmen die Weiterleitung der Schmerzafferenz im peripheren Nerven durch unspezifische Blockade (Infiltrations-, Leitungs-, Spinal- und Periduralanästhesie).

Und schließlich können Opioide an allen den Stellen im schmerzverarbeitenden System ihre Wirkung entfalten, in denen Opiatrezeptoren nachweisbar sind (s. oben). Dort können neben den körpereigenen Opioiden (Enkephaline, Endorphine) auch exogen zugeführte Opioide wirken.

> **Bei starken bis stärksten Schmerzen sind Opioide die einzigen Pharmaka, die eine ausreichende Analgesie vermitteln.**

Je nach Affinität (Paßform zum Rezeptor) und intrinsischer Aktivität (Konformationsänderung des Rezeptors) ist die analgetische Potenz der Opioide recht unterschiedlich (Tabelle 12).

6.1 Indikationsbereiche der Opioide

Nicht alle Schmerzen, die der Patient angibt, können erfolgreich mit Opioiden therapiert werden. Deswegen sollte man sich darüber klar werden, bei welchen Schmerzzuständen Opioide indiziert sind, und die Bereiche ausklammern, bei denen diese Wirkgruppe keine bzw. nur eine bedingte Besserung bringt.

6.1.1 Opioidrefraktäre Schmerzen

Hierbei handelt es sich um Schmerzen, die auf Opioide nicht ansprechen. Dazu zählen Patienten mit Muskelschmerzen myofaszialer Natur, die aufgrund von

Tabelle 12. Die unterschiedliche analgetische Wirkstärke verschiedener Opioide, bezogen auf Morphin = 1. Von der Potenz darf nicht auf die analgetische Effektivität geschlossen werden, da z. B. Agonisten/Antagonisten schon früh einen analgetischen Ceilingeffekt aufweisen. (Nach [80])

Analgesie	Opioid	Wirkstärke
Sehr stark	Sufentanil	1000
	Fentanyl	100–300
	Alfentanil	40– 50
	Buprenorphin	10– 50
	Oxymorphon	12– 15
Stark	Butorphanol	8–11
	Hydromorphon	7–10
	Diamorphin	1–5
	Dextromoramid	2–4
	Racemorphan	2,5
	Levomethadon	2
	Methadon	1,5
	Isomethadon	1–1,3
	Piminodin	1
	Properidin	1
	Morphin	1
	Piritramid	0,7
Schwach	Nalbuphin	0,5–0,8
	Hydrocodein	0,35
	Pentazocin	0,3
	Codein	0,2
	Pethidin	0,1
Sehr schwach	Tilidin	0,07–0,1
	Tramaadol	0,05

Verspannungen und Krämpfen entstehen. Außerdem gehört in diese Gruppe der Deafferenzierungsschmerz nach Nervenschädigung (Kausalgie, postherpetiforme Neuralgie).

Während im ersten Fall im Vordergrund eine physikalische Therapie, Diazepam bzw. die lokale Injektion eines Kortikosteroids und 0,5% Bupivacain in die sog. Triggerpunkte steht, werden im letzten Fall Antidepressiva und Antikonvulsiva empfohlen.

6.1.2 Schmerzen, die teilweise auf Opioide ansprechen

Diese Gruppe umfaßt den Schmerzkomplex, der durch Knochenmetastasen hervorgerufen wird. In solchen Fällen sind die besten Ergebnisse mit Acetylsalicylsäure (oder einem entsprechenden nichtsteroidalen Entzündungshemmer) und Morphin (bzw. einem entsprechenden Opioid) zu erreichen. Da die meisten ossären Metastasen die Produktion von Prostaglandin induzieren bzw. verstärken, kommt es zu einer Erniedrigung der Schmerzschwelle [66]. Acetylsalicylsäure und

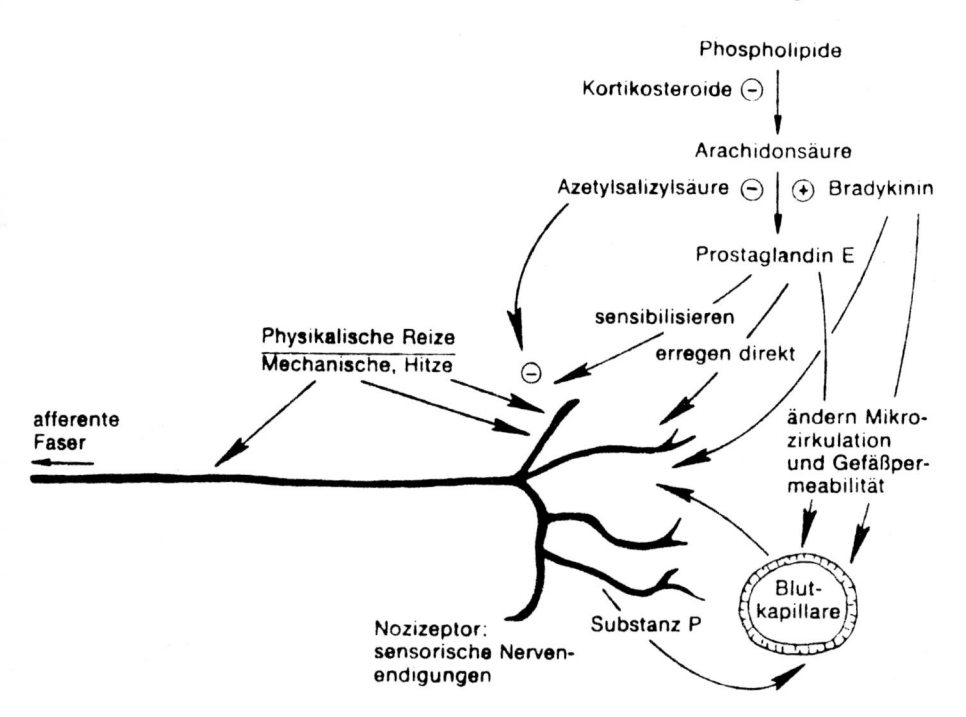

Abb. 26. Der Hemmechanismus von Acetylsalicylsäure auf die Prostaglandinsynthese, die durch lokale Noxen angeregt wird

nichtsteroidale Entzündungshemmer blockieren die Prostaglandinsynthese, so daß es zur Schmerzverminderung kommt (Abb. 26). Dosen bis zu 3 und 4 g/Tag mit oder ohne Zusatz eines Opioids können bei solchen Schmerzen angezeigt sein.

6.1.3 Neurologische Schmerzen auf der Grundlage einer Nervenkompression

Solche Schmerzen sind in aller Regel nicht allein mit einem Opioid zu beherrschen. In solchen Fällen ist die zusätzliche Gabe von Dexamethason in Erwägung zu ziehen (4 mg/Tag) bzw. kann bei gleichzeitiger Knochenbeteiligung eine Radiotherapie indiziert sein. Sollten die Schmerzen auf die Kombinationstherapie Opioid plus Dexamethason nicht in dem erhofften Maße ansprechen, so ist eine Neurolyse angezeigt [258].

Der primäre Wirkmechanismus der Kortikoide in der Schmerztherapie ist in ihrem antiödematösen und entzündungshemmenden Effekt zu suchen. Speziell bei tumorbedingten Schmerzen, bei denen öfters ein Ödem und eine Entzündung als Schmerzauslöser anzusehen sind, erklärt sich der schmerzsenkende Effekt der Kortikoide aus ihrem völlig anders gearteten Wirkmechanismus, benachbarte Nerven, Venen und Lymphbahnen vor einer Stauung und Kompression zu bewahren. Obgleich Kortikoide die Synthese von Prostaglandin nicht in dem Maße wie

Acetylsalicylsäure hemmen, so wird ihr Wirkeffekt über eine „Stabilisierung" der Zellmembran erklärt.

6.1.4 Opioid-nichtrefraktäre Schmerzen, wo Opioide jedoch nicht indiziert sind

Prinzipiell können alle funktionellen Schmerzen, die vom Darm ausgehen, auch mit einem Opioid behandelt werden. Hierzu zählen kolikartige Schmerzen mit Konstipation. Der Schmerz hat in solchen Fällen seinen Ursprung in dem durch die Gase aufgeblähten Zäkum. Opioide stellen hierbei den zweitbesten therapeutischen Ansatz zur Behandlung dar. Grundsätzlich ist in solchen Fällen primär die Konstipation zu korrigieren. Da intestinale Koliken in Verbindung mit einer Obstruktion stehen, sind eher Spasmolytika wie Butylscopolamin (z. B. Buscopan) indiziert. Flankierende Maßnahmen, die die Darmtätigkeit betreffen, sind Metoclopramid (z. B. Paspertin 4mal 10 mg) oder Cisaprid (Propulsin 3mal 5–10 mg), Antiflatulentia und Lactulose (Bifiteral) zur Verbesserung der Gleitfähigkeit. Kolikartige Schmerzen des Darmes mit Hyperperistaltik sprechen sehr gut auf ein lokal wirkendes Opioid wie Loperamid (Imodium) an, wobei keine zentralen Effekte mit Sedierung und Abhängigkeitsentwicklung zu erwarten sind.

6.1.5 Schmerzen, die auf Opioide sehr gut ansprechen

Hierzu zählen alle anderen Arten von Schmerzen, die auf:
– traumatischer,
– postoperativer,
– ischämischer bzw.
– tumoröser Grundlage beruhen.

Grundlage der Therapie mit Opioiden ist die Tatsache, daß die Schmerzafferenzen, die über spezifische Leitungsbahnen zu den supraspinalen Schmerzzentren geleitet werden, durch das Pharmakon eine Dämpfung bzw. vollständige Blokkade erfahren. Der durch den Reiz ausgelöste afferente Impuls wird vor der eigentlichen Bewußtwerdung auf seinem Weg zu den schmerzverarbeitenden Zentren beeinträchtigt. Das Indikationsgebiet stark wirkender Opioide besteht in der Beseitigung mittlerer, schwerer und schwerster Schmerzzustände.

6.2 Postoperativer Einsatz von Opioiden

Trotz der großen Anzahl der zur Verfügung stehenden Präparate für eine erfolgreiche Schmerztherapie in der postoperativen Phase stellte im Jahre 1980 Cohen in einer Übersichtsarbeit [30] fest, daß 75,2 % aller Patienten postoperativ Schmerzen erdulden mußten. Auch die Erkenntnisse über neuere und wirkungsvolle Schmerzmittel in den folgenden Jahren führte immer noch dazu, daß nach einer

Untersuchung aus dem Jahre 1983 immerhin 41% aller Patienten postoperativ über Schmerzsensationen klagten [243]. Diese Ergebnisse lassen nicht Rückschlüsse auf ein unzureichendes Angebot von Medikamenten in der Schmerztherapie zu. Vielmehr weist die Untersuchung auf andere Faktoren hin, die in eine Unterversorgung der Patienten mit Opioiden in der postoperativen Phase münden.

6.2.1 Faktoren, die eine effektive postoperative Schmerztherapie beeinflussen

Generell sind die zu erwartenden Schmerzsensationen in der postoperativen Phase abhängig
– von der Lokalisation des operativen Eingriffs (Tabelle 13) und
– von dem verwendeten Anästhesieverfahren.

So verlangen nach einer Thorakotomie 74% der Patienten nach einem Analgetikum, nach Oberbaucheingriffen sind es 63%, nach Unterbaucheingriffen 51% und nach Operationen an den Extremitäten 27%. Allgemeinchirurgische oder urologische Operationen dagegen erfordern bei 36 bzw. 49% der Patienten überhaupt kein postoperatives Analgetikum [57].

Nach Ferrari et al. [65] spielt neben dem Ausmaß und der Lokalisation des operativen Eingriffs auch das verwendete Anästhesieverfahren eine entscheidende Rolle. Nach Narkosen mit Methoxyfluran hatten 90%, nach Halothan 85%, jedoch nach einer Neuroleptnarkose mit Fentanyl nur 50% der Patienten in den ersten 8 postoperativen Stunden ein Schmerzmittel benötigt.

Trotz dieser Erkenntnisse steht es um die postoperative Schmerztherapie im allgemeinen nicht zum allerbesten. Die Gründe hierfür sind vielgestaltig. Der Anästhesist, der sich aufgrund seiner Kenntnisse über die Pharmakologie und die während der Operation sowie der postoperativen Phase eingesetzten Analgetika sowie der individuellen Reaktion des Patienten auf das Schmerzmittel am besten auskennt, ist für die Therapie auf der Station nicht mehr verantwortlich. In der „postoperativen Verordnung" ist deswegen öfter zu lesen, daß „bei Bedarf" *(pro re nata)* ein bestimmtes Analgetikum empfohlen sind. Die letztendliche Entscheidung über den Einsatz des Schmerzmittels trifft jedoch meistens die auf der Station diensttuende Schwester, die, auf sich allein gestellt, mit den Anforderungen des

Tabelle 13. Verschiedene operative Eingriffe und die zu erwartenden durchschnittlichen postoperativen Schmerzen. (Nach [15])

Operativer Eingriff	Schmerzhäufigkeit [%]		Schmerzdauer	
	mittel	schwer	Tage	von bis
Obere Baucheingriffe	30	60	3	2–6
Thorakotomien	30	65	4	2–7
Untere Baucheingriffe	35	45	2	1–4
Urologische Eingriffe	25	50	4	2–7
Extremitäteneingriffe	35	65	3	2–6

Anästhesisten oft nichts anfangen kann und eine Dosierung „pro re nata" (bei Bedarf) nach ihren eigenen Erfahrungen und Kenntnissen durchführt. Angell [8] konnte in einer Untersuchung nachweisen, daß über den Gebrauch und den Einsatz von postoperativen Analgetika eher Unkenntnis als Klarheit herrscht, ein Faktor, der in eine Unterdosierung von notwendigen Schmerzmitteln mündet. Überlegungen hinsichtlich:
– Suchtpotenz des Schmerzmittels und
– potentieller Nebenwirkungen, z.B. Atemdepression, Harnretention, starke Sedierung und eine mögliche Konstipation,

führen dazu, daß der Anwender lieber eine Unterdosierung beim Patienten in Kauf nimmt. Die geringste Dosis stellt jedoch nicht die für den Patienten beste dar, so daß trotz der Möglichkeit wirkstarke Schmerzmittel einzusetzen, der Patient immer noch Schmerzen ertragen muß.

Wie steht es mit diesen Nebenwirkungen, und inwieweit ist der Patient wirklich gefährdet, beim Einsatz von Opioiden in der postoperativen Schmerztherapie süchtig zu werden?

6.2.2 Suchtentwicklung während der postoperativen Schmerztherapie mit Opioiden

In einer großangelegten Untersuchung konnte nachgewiesen werden, daß die Patienten, die ein Opioid gegen postoperative Schmerzen erhalten hatten, mit an Sicherheit grenzender Wahrscheinlichkeit davon *nicht* süchtig wurden [8]. Die Häufigkeit, eine Sucht durch ein postoperativ verabreichtes Opioid auszulösen, liegt unterhalb von 0,1%. Ursächlich für diese ungewöhnlich niedrige Inzidenz ist die Tatsache, daß Abhängigkeit und Sucht sich nur dann entwickeln, wenn Analgetika mit Opioidcharakter von Personen *ohne* Schmerzen eingenommen werden. Es scheint eine Besonderheit der Suchtentwicklung zu sein, daß zu den Zeiten, wo ein Bedürfnis des Organismus für die körpereigene Schmerzregulation besteht, die Tendenz zur Sucht- und Abhängigkeitsentwicklung deutlich erniedrigt ist. Eine nachgewiesene Sucht konnte unter chronischer Opioideinnahme bei therapieresistenten Schmerzen in nur 4 Fällen nachgewiesen werden; und in nur einem Fall von 1200 wurde eine Abhängigkeit attestiert [200]. Besonders ist die Opioidtherapie bei Schmerzen nichtmaligner Krankheiten die Ursache für eine psychische Abhängigkeitsentwicklung [199, 248]. Momentan existieren keine Daten, die darauf hinweisen, daß eine postoperative Opioidanalgesie Sucht und Abhängigkeit induzieren kann.

6.2.3 Postoperative Dosierung von Analgetika nach Bedarf

Bei der „Dosierung nach Bedarf" muß berücksichtigt werden, daß ein Patient generell nicht in der Lage ist, über den Zeitpunkt einer postoperativen Analgetikagabe selber zu befinden, um eine optimale Schmerztherapie zu erreichen. Er

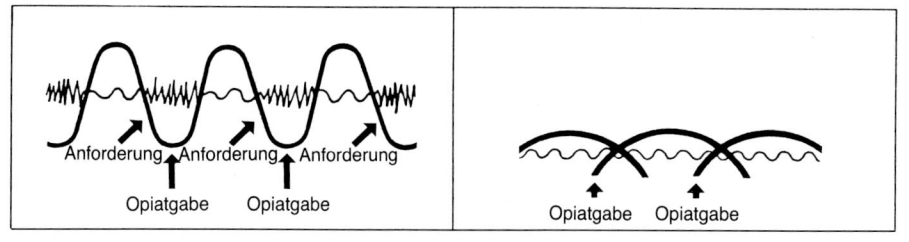

Abb. 27. Schematische Darstellung zum wechselnden Blutspiegel eines Analgetikums und den daraus resultierenden Zeiten von Schmerz und Schmerzfreiheit. Es besteht eine zeitliche Latenz zwischen Bedarf und Applikation. Bei einer sich überlappenden Opioidgabe kommt es nicht zum Durchbruch von Schmerzen.

müßte entscheiden, ob und wann ein Schmerzmittel verabreicht werden soll (den Bedarf äußern), und erst anhand dieser Willensäußerung orientiert sich das medizinische Personal. Dies ist jedoch mit einer Verzögerung in der Applikation verbunden, so daß Zeiten starker Schmerzempfindung zwischen den Applikationen auftreten (Abb. 27).

> **Eine Dosierung nach Bedarf ist abzulehnen!**

Denn es entsteht folgende Schaukeltherapie, die den Patienten stark beeinträchtigt:

> Nachlassen der Wirkung des Analgetikums → Wiederauftreten von Schmerzen, Gefühl des Unwohlseins → Angst vor stärkeren Schmerzen → Wunsch nach Schmerzbeseitigung → Wunsch nach einem Schmerzmittel → Ruf nach einem Schmerzmittel → Schmerzmittel wird appliziert → Rückgang der Schmerzen und des Unwohlseins.

6.2.4 Zeitlich konstante Opioidapplikation in der postoperativen Schmerztherapie

Das Ziel jeglicher postoperativen Schmerztherapie ist es, schon vor dem Auftreten erneuter Schmerzen ein Opioid zu verabreichen (Prinzip der zeitlich konstanten Dosierung; s. Abb. 28), so daß überlappend ein konstanter Blutspiegel im Organismus aufrechterhalten wird, eine gleichmäßige Besetzung der Rezeptoren und eine anhaltende Blockade schmerzhafter Afferenzen resultiert. Dies garantiert:
– einen anhaltend stabilen Blutspiegel,
– eine Verminderung streßinduzierter Komplikationen und Wundheilungsstörungen,

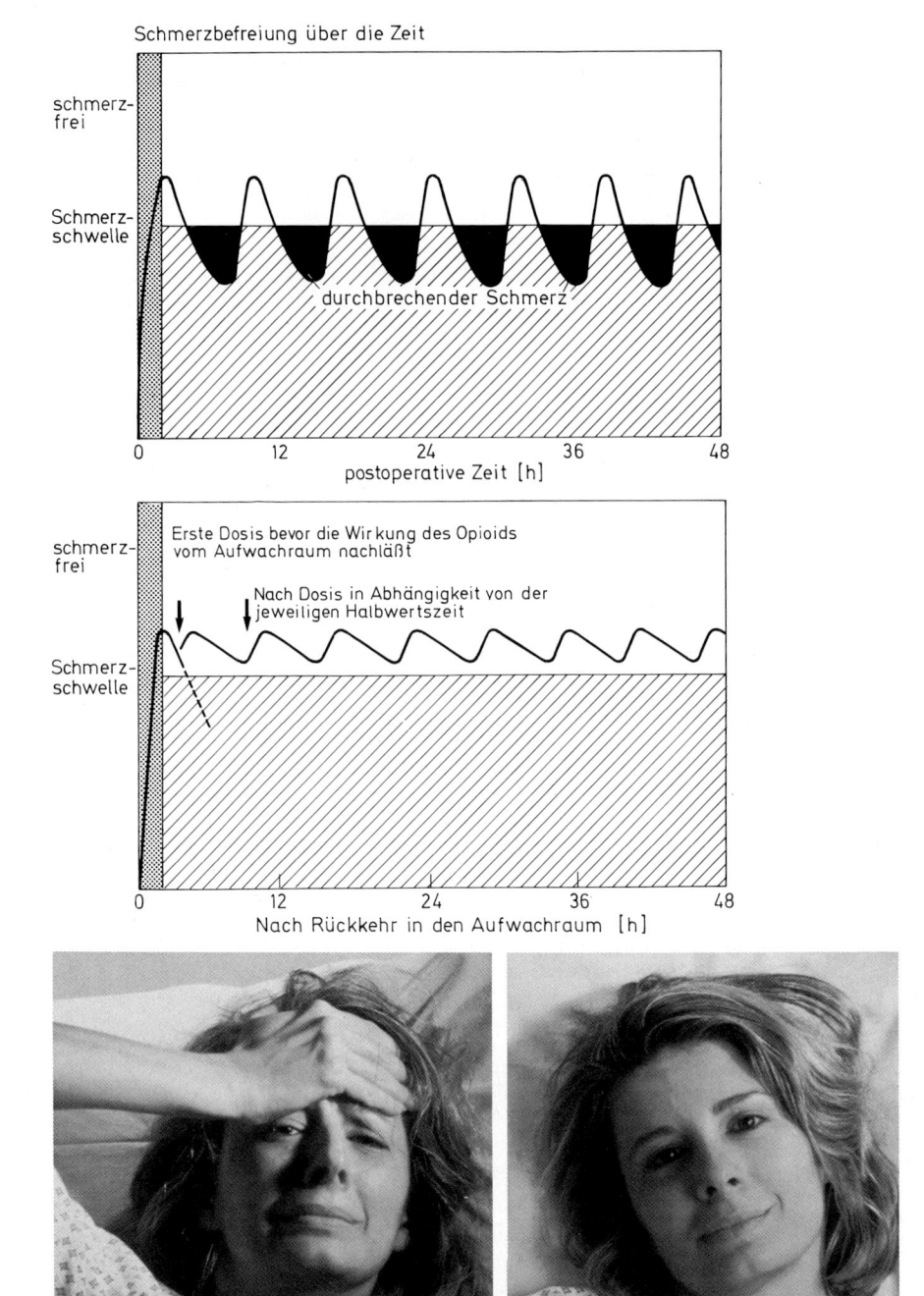

Abb. 28. Gegenüberstellung von zeitlich unregelmäßigen und zeitlich konstanten Dosierungen, dargestellt an den jeweiligen Blutspiegeln. Zielsetzung ist ein sich überlappendes festes Dosierungsregime

- eine Reduktion von Schmerzmittel (es muß dem Schmerz nicht hinterhergelaufen werden) und schließlich
- einen zufriedenen Patienten.

Für den Patienten ist es angenehmer, ein Schmerzmittel großzügig verabreicht zu bekommen, und zwar zu einem Zeitpunkt, wo starke Schmerzen noch nicht empfunden werden und es noch nicht zu Mißempfindungen gekommen ist (Abb. 28; [55]).

6.3 Welches Opioid für die postoperative Schmerztherapie?

Bei der Frage nach dem geeignetsten Schmerzmittel für eine postoperative Schmerztherapie muß prinzipiell darauf hingewiesen werden, daß eine Unterdrückung postoperativer Schmerzen immer noch am besten mit einem Opioid zu erreichen ist. Hierbei ist nicht so sehr die Wirkungsstärke des jeweiligen Präparates von Bedeutung, vielmehr sind Faktoren wie Wirkungsdauer, Inzidenz von Nebenwirkungen und eine evtl. Atemdepression von vorherrschendem Interesse (Tabelle 14). So weist z. B. das Opioid Fentanyl die größte analgetische Stärke auf. Diese ist jedoch an zu viele Nebenwirkungen, insbesondere an eine potentielle Atemdepression gebunden und, ähnlich wie sein Abkömmling, das Alfentanil, ist die Wirkungsdauer mit im Mittel 20–30 bzw. 5–10 min als zu kurz anzusehen (Tabelle 14). Andere weit verbreitete Analgetika aus der Gruppe der Opioide, wie das Pethidin (Dolantin) und das Morphium (Morphin), weisen zwar schon eine mittlere Wirkdauer zwischen 2–3 bzw. 3–5 h auf. Beide Substanzen können jedoch Nebenwirkungen auslösen, die in der postoperativen Phase nicht wünschenswert sind. So ist die Kreislaufdepression bei Pethidin und eine sie begleitende Herzfrequenzzunahme mit daraus resultierendem myokardialem Sauer-

Tabelle 14. Die für eine postoperative Analgesie am häufigsten eingesetzten Opioide, ihre Wirkungsdauer und möglichen Nebenwirkungen.
+: gering; ++: mittel; +++: stark; ++++: sehr stark

Opioid	Dosis [mg/kg KG]	Analgesie	Atemdepression	Kreislaufdepression	Mittlere Wirkungsdauer
Morphium i. m. (Mophin) i. v.	0,2 0,1–0,15	++	++	+	3–5 h
Pethidin i. m. (Dolantin) i. v.	0,5–1,0 0,15–0,7	+	++	++	2–3 h
Piritramid i. m. (Dipidolor) i. v.	0,2–0,4 0,1–0,15	++	+	(+)	6 h
Fentanyl i. v. (Fentanyl)	0,0015–0,008	++++	++++	+	20–30 min
Alfentanil i. v. (Rapifen)	0,015–0,08	+++	++	+	7–10 min

stoffmehrbedarf nicht förderlich. Beim Morphin ist die begleitende Histaminfreisetzung, die gelegentlich zu starken Blutdruckabfällen führen kann, nachteilig. Bei dem Präparat Piritramid (Dipidolor), ebenfalls ein Pepiridinabkömmling, liegt eine mittlere Analgesiedauer von bis zu 6 h vor. Kreislaufwirkungen und eine evtl. Atemdepression sind nur marginal vorhanden, und die analgetische Potenz kann mit etwa 0,7mal der von Morphin veranschlagt werden (Tabelle 12; [80]). Es kann somit für die postoperative Schmerztherapie als besonders geeignet angesehen werden.

Ebenso wie Morphin weist auch Codein eine mittlere Wirkungsdauer von 4 h auf. Pethidin (Dolantin) ist mit seiner mittleren Wirkungsdauer zwischen 2 und 3 h dem Pentazocin (Fortral), mit einer Wirkungsdauer bis zu 4 h, deutlich unterlegen. Nur das Buprenorphin (Temgesic) schlägt mit einer mittleren Wirkungsdauer zwischen 8 und 10 h alle anderen Vertreter (Abb. 29; [116, 160]). Hierbei ist jedoch die sehr lange Anschlagzeit zu berücksichtigen. Diese kann bis zu 60 min nach der i. v.-Injektion betragen, bevor eine volle Wirkung erreicht wird. Somit ist nach einer Erstinjektion, bei anscheinend ungenügender Analgesie, mit einer Zweitinjektion zu warten, da die Analgesie in der Folgezeit noch zunimmt. Repetitive Gaben, die zu frühzeitig vorgenommen werden, können (insbesondere bei

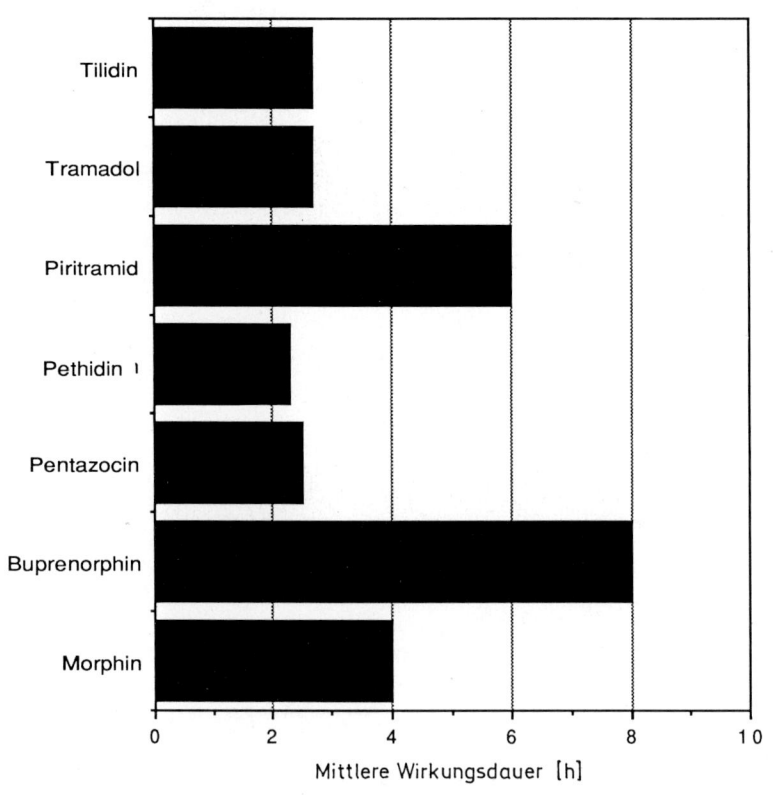

Abb. 29. Gegenüberstellende analgetische Wirkungsdauer verschiedener Opioide in der postoperativen Schmerztherapie

älteren Patienten) zu einer Atemdepression führen. Eine einmal induzierte Atemdepression ist jedoch durch hohe Dosen von Naloxon kaum zu antagonisieren. In solchen Fällen kann versuchsweise mit dem zentralen Atemanaleptikum Doxapram (Dopram) die Atmung angeregt werden. Ansonsten muß bis zur endgültigen Dissoziation des Präparats vom Rezeptor beatmet werden (ca. 8–9 h; [191]).

6.3.1 Gemischt-wirkende Agonisten/Antagonisten in der postoperativen Schmerztherapie

Neben den „reinen" Agonisten existieren gemischt-wirkende Agonisten/Antagonisten, die, postoperativ verabreicht, ebenfalls eine Unterdrückung der Schmerzen bewirken. Ihr theoretischer Vorteil ist darin zu sehen, daß sie über eine Untergruppe von Opiatrezeptoren, den sog. $\varkappa$-Bindestellen Analgesie vermitteln, während über den μ-Rezeptor eine antagonistische (verdrängende) Eigenschaft ausgelöst wird [78, 79]. Einige dieser gemischt-wirkenden Agonisten/Antagonisten, z. B. Nalbuphin oder Butorphanol, können deshalb zur Umkehr einer fentanyl- oder morphinbedingten Atemdepression eingesetzt werden. Ihr geringes Suchtpotential hat dazu geführt, daß einige Vertreter nicht BtM-pflichtig (betäubungsmittelverschreibungspflichtig) sind. Hierzu zählen Nalbuphin (Nubain), Tramadol (Tramal), Tilidin-N (Valoron N), Dextropropoxyphen (Develin retard) und Meptazinol (Meptid) (Tabelle 15).

Aus Tabelle 15 wird ersichtlich, daß je nach agonistischem bzw. antagonistischem Wirkungsprofil der jeweilige Arzneistoff eine unterschiedliche Indikation für den klinischen Einsatz hat. Ihnen allen gemeinsam ist jedoch die geringe Sucht- und Anhängigkeitsentwicklung sowie die Eigenschaft, bei steigenden Dosen einen Ceiling-Effekt bezüglich einer zentral ausgelösten Atemdepression aufzuweisen (Abb. 30).

Einen Ceiling-Effekt weisen diese Stoffe jedoch auch bezüglich ihrer analgetischen Wirkung auf. Das heißt, innerhalb eines gewissen Dosisbereichs (therapeu-

Tabelle 15. Gegenüberstellende agonistische (analgetische) und antagonistische (verdrängende) Potenz verschiedener gemischt-wirkender Agonisten/Antagonisten. Die jeweilige Stärke bezieht sich auf den Agonisten Morphin (= 1) bzw. Antagonisten Naloxon (= 1)

Opioid	Präparat	Hersteller	Antagonistische Potenz	Agonistische Potenz
Butrophanol	Stadol	Bristol/Myers	0,025	40
Buprenorphin	Temgesic	Reckitt & Colman Böhringer	0,5	30
Levallorphan	Lorfan	Roche	0,2	1
Naloxon	Narcanti	Du Pont	1	0
Morphin	Morphin Thilo	Merk	0	1
Nalbuphin	Nubain	Du Pont	0,5	0,8
Pentazocin	Fortral	Winthrop	0,04	0,4
Tramadol	Tramal	Grünenthal	0,002	0,05
Meptazinol	Meptid	Wyeth	0,02	0,15

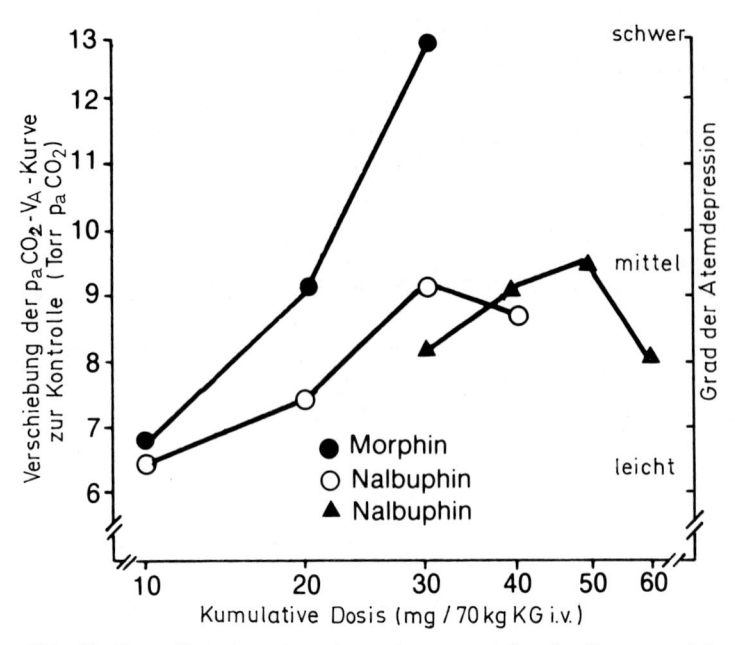

Abb. 30. Zentralinduzierte Atemdepression unter steigenden Dosen von Morphin (einem reinen Agonisten) und der Ceiling-Effekt, dargestellt an dem gemischt-wirkenden Opioid Nalbuphin. Trotz steigender Dosen kommt es ab einem gewissen Dosisbereich von Nalbuphin nicht zu einer Zunahme der Atemdepression. (Nach [206])

tischer Bereich) kann die Analgesie verstärkt werden. Wird dann die Dosis gesteigert, in der Hoffnung, eine weitere Zunahme der Analgesie zu erreichen, so nehmen nur die Nebenwirkungen zu (Dysphorie, Unruhe, Schwitzen, Halluzinationen, Übelkeit und Erbrechen). Eine Verstärkung der Analgesie ist trotz Dosiserhöhung *nicht* zu verzeichnen [92, 119]. Der Dosisbereich, bei dem ein analgetischer Ceiling-Effekt bei den verschiedenen Agonisten/Antagonisten auftritt, ist recht unterschiedlich (Tabelle 16).

Tabelle 16. Der analgetische Ceiling-Effekt verschiedener Agonisten/Antagonisten

Opioid	Analgetische Stärke zu Morphin = 1	Ceiling-Effekt mg/70 kg (parenteral.)	Äquianalgetische Dosen [mg/70 kg]
Buprenorphin*	30–40	> 1,2	0,3
Nalbuphin	0,8	30–40	20–40
Pentazocin	0,4	90	30–60
Tramadol	0,05	300	100–150
Butorphanol	4–5	10	2–4
Meptazinol*	0,07	400	100

* Buprenorphin und Meptazinol werden von vielen Autoren auch als morphinartige Agonisten/Antagonisten bezeichnet. Das heißt, sie induzieren nach einer ersten antagonistischen Wirkung am gleichen Rezeptor einen eigenen agonistischen Effekt.

6.4 Nebenwirkungen der Opioide in der postoperativen Schmerztherapie

Während für eine ausreichende postoperative Schmerztherapie die Wirkungsdauer eines Analgetikums von Bedeutung ist, gehen bei der Wahl des Pharmakons auch die möglichen Nebenwirkungen mit in die Überlegung ein (Tabelle 17).

Pentazocin, insbesondere dann, wenn es im hohen Dosisbereich (> 30 mg) verabreicht wird, verursacht eine Dysphorie, charakterisiert durch Angst, Unruhe und Bedrängung. Diese Effekte gehen mit einer Druckerhöhung im kleinen Kreislauf und einer Frequenzzunahme einher [129]. Nach Nalbuphin ist aufgrund der relativ starken antagonistischen Wirkung nach Opiatnarkosen mit einer kurzfristigen (bis zu 10 min andauernden) Schmerzinduktion zu rechnen [84]. Erst anschließend wirkt die über den ϰ-Rezeptor vermittelte Analgesie. Tramadol muß aufgrund seiner geringen analgetischen Wirkung öfters mit einem Benzodiazepin bzw. Spasmolytikum kombiniert werden, um ein ausreichendes Analgesieniveau zu erreichen. Bei i.v.-Gabe wird wiederholt Nausea und Emesis angegeben [9]. Butorphanol ist nicht auf dem deutschen Markt und bringt gegenüber Morphin keine eindeutigen Vorteile [267]. Über Meptazinol liegen momentan noch zu wenig Daten vor, um eine eindeutige Aussage im Vergleich zu den anderen auf dem Markt befindlichen Opioiden zuzulassen. Immerhin soll dieses Präparat

Tabelle 17. Zusammenfassung der möglichen Nebenwirkungen (in %) bei den gemischt-wirkenden Agonisten/Antagonisten in der postoperativen Schmerztherapie (▼ abnehmend, ▲ zunehmend)

	Nalbuphin[a] Nubain	Butorphanol[a] Stadol	Pentazocin[a] Fortral	Buprenorphin[b] Temgesic
Am meisten vorkommend (> 10%)	Sedierung (36%)	Sedierung	Brechreiz Schwindel Erbrechen Euphorie Dermatologische Erscheinungen	Sedierung Gemütsveränderungen▲ Euphorie
Seltener vorkommend (1–10%)	Kalter, klebriger Schweiß (9%) Brechreiz (6%) Schwindel (5%) Mundtrockenheit (4%) Kopfschmerzen (3%)	Brechreiz Kalter, klebriger Schweiß Kopfschmerzen Vertigo Schwebegefühl Schwindelgefühl Lethargie Verwirrung „light headedness"	Atmung▼ Dyspnoe Kreislauf▼ BD▼ oder ▲ Sedierung Stimmungswechsel Alpträume Verstopfung Mundtrockenheit Urinretention Kopfschmerzen Parästhesie	Atmung▼ Brechreiz Erbrechen Schwindelgefühl Schwitzen

[a] Physicians Desk Reference (1982) (Nalbuphin n = 1066 Patienten, Butorphanol n = 1250 Patienten). [b] Temgesic, Verschreibungsinformation.

einen im Vergleich zu Morphin geringeren atemdepressorischen Effekt aufweisen [136], wobei erste klinische Daten auf eine hohe Emesisrate hinweisen. Piritramid dagegen hat eine deutlich geringere Inzidenz, was Nausea und Erbrechen betrifft. Hervorzuheben ist die Stabilität des kardiovaskulären Systems [44, 129]. Ein gesteigerter Tonus der glatten Harnleitermuskulatur, sonst charakteristisch für Opioide mit µ-Rezeptorcharakter, konnte nicht nachgewiesen werden [265]. Da dieses Pharmakon im Vergleich zu den anderen in Frage kommenden Opioiden in der postoperativen Phase nicht nur eine längere Wirkungsdauer hat, sondern auch seine Inzidenz möglicher Nebenwirkungen vergleichsweise niedrig ist, kann es momentan als Analgetikum für eine postoperative Schmerztherapie empfohlen werden. Soll jedoch ein Opioid aus der Reihe der Agonisten/Antagonisten eingesetzt werden, so ist Nalbuphin (Nubain) das Mittel der Wahl. Insbesondere ist bei diesem Präparat, im Vergleich zu Pethidin und Morphin, die Rate an Nausea und Erbrechen deutlich geringer (Abb. 31), wobei jedoch eine Antagonisierung der Analgesie durch vorher verabreichte reine Agonisten in Kauf genommen werden muß.

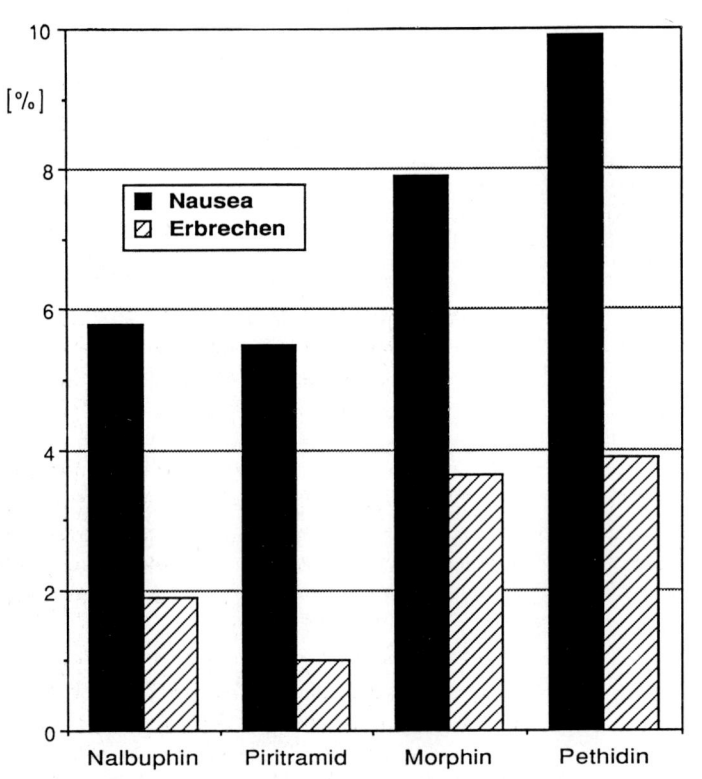

Abb. 31. Häufigkeit von Nausea und postoperativem Erbrechen nach Nalbuphin- (1066 Patienten), Pethidin- (234 Patienten) bzw. Morphin- (486 Patienten) und Piritramidgabe (9756 Patienten). (Nach [210, 216])

6.4.1 Unterschiedliche Wirkmechanismen der Opioide – Konsequenzen für die postoperative Schmerztherapie

Für den praktischen Einsatz ist es wichtig zu wissen, daß die Gruppe der Agonisten (z. B. Morphin, Pethidin, Piritramid) streng von der Gruppe der Agonisten/Antagonisten (z. B. Buprenorphin, Nalbuphin) auseinandergehalten wird.

> **Bei der medikamentösen Therapie mit Opioiden dürfen Substanzen beider Gruppen nicht abwechselnd verabreicht oder sogar gemischt werden!**

Diese apodiktische Forderung findet ihre Erklärung in der Tatsache, daß der schmerzstillende Effekt beider Gruppen über verschiedene Rezeptoruntergruppen vermittelt wird und gemischt-wirkende Agonisten/Antagonisten die analgetische Wirkung der reinen Agonisten aufheben können [269].

Denn beide Opiatgruppen wirken ähnlich wie die Katecholamine, die eine unterschiedliche Präferenz einmal für den β_1-Rezeptor und ein anderes Mal mehr für den β_2-Rezeptor aufweisen, über verschiedene Opioidbindestellen. So interagieren Opioide vom Typ Morphin, aber auch Pethidin (Dolantin), Fentanyl und Piritramid (Dipidolor), vornehmlich mit dem µ-Rezeptor [118]. Diese befinden sich vor allem in der Medulla oblongata, dem limbischen System, dem Thalamus und dem Striatum [48]. Diese Rezeptorgruppe ist maßgeblich auch an der Vermittlung typischer Opioideffekte wie einer tiefen Analgesie, Euphorie, Atemdepression, Konstipation, Abhängigkeitsentwicklung, Bradykardie und einer Hypothermie beteiligt (Abb. 11; [168, 169]). Die sog. ϰ-Rezeptoren, für die Ethylketocyclazin (Ketazocin) einen typischen Liganden darstellt, vermitteln vornehmlich Sedierung, gefolgt von einer Analgesie. Pharmaka, die hauptsächlich mit diesen Rezeptoren interagieren, weisen ein niedriges Abhängigkeitsniveau und einen Ceilingeffekt bezüglich Atemdepression und Analgesie auf. Rezeptoren für diese Gruppe finden sich besonders in den tiefen Schichten des Kortex und im Rückenmark, was die besondere Pharmakodynamik dieser Opioide erklärt [48, 106]. Substanzen, die über diese Rezeptoren ihre Wirkung vermitteln, sind die gemischt-wirkenden Agonisten/Antagonisten (Fortral, Tramal, Nubain u. a.). Da einige dieser Substanzen, insbesondere dann, wenn sie über den therapeutischen Dosisbereich hinaus dosiert werden, auch mit der σ-Rezeptorgruppe interagieren, von der Dysphorie, Hypertonie, Tachykardie und Halluzinationen ausgeht, müssen bei hohen Dosen Nebenwirkungen in Kauf genommen werden [216]. Ein typischer Ligand für den σ-Rezeptor ist auch das Ketamin, was die exzitatorischen und halluzinatorischen Effekte bei alleiniger Applikation ohne ein Benzodiazepin erklärt [230].

Ein Opioid sollte postoperativ möglichst intravenös gegeben werden. Nur die i. v.-Bolusinjektion erlaubt, die Dosis gegen die Wirkung zu titrieren. Ist auf diese Weise erst einmal der individuelle Bedarf des Patienten festgestellt, kann die Erhaltungsbehandlung auch durch repetitive intramuskuläre Gaben in fixen Zeitabständen durchgeführt werden, die dem jeweiligen Wirkungsprofil des Opioids

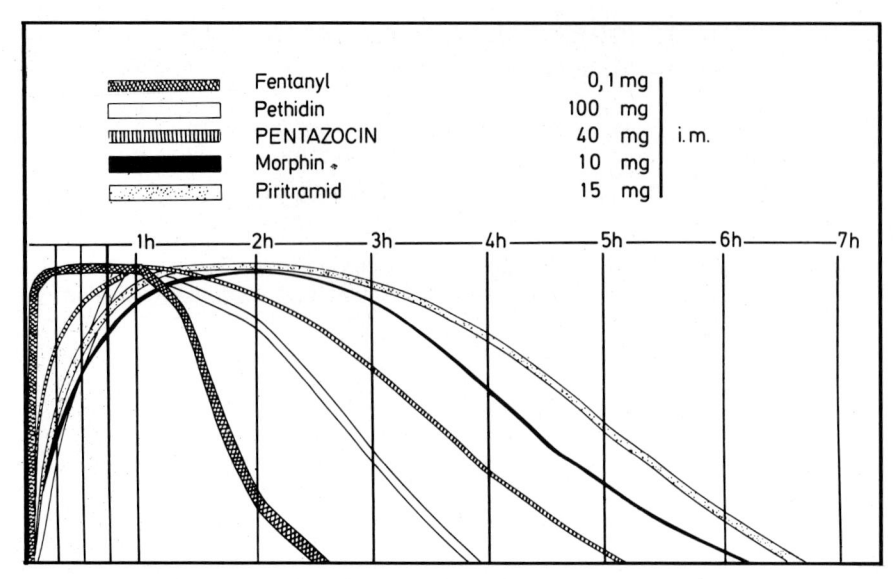

Abb. 32. Vergleichendes Wirkprofil verschiedener Opioide untereinander bei Verabreichung äquianalgetischer Dosen in der postoperativen Schmerztherapie

angepaßt, einen ausreichenden Plasmaspiegel und eine damit einhergehende ausreichende Besetzung der Opiatrezeptoren gefolgt von Analgesie garantiert (Abb. 32). Stets sollte hierbei jedoch die Möglichkeit der Dosisadaptation offen bleiben.

Da jeder Patient ein anderes Schmerzausgangsniveau in der postoperativen Phase und ein unterschiedliches Opioidbedürfnis hat, wäre an sich die patientenkontrollierte Opiatmedikation die beste Methode, um Schmerzen zu vermeiden. Hierbei steuert der Patient per Knopfdruck den Zeitpunkt der Applikation einer bestimmten Opiatmenge; eine höchst individuelle Dosierung wird hierdurch ermöglicht. Voraussetzung für ein solches Vorgehen ist ein On-demand-System (patientengesteuerte Anforderung), welches jedoch zusätzliche Kosten verursacht. Zum anderen ist nicht jeder Patient postoperativ in der Lage, folgerichtig ein solches Gerät zu bedienen, um das Schmerzmittel per Anforderung über die Infusion zu erhalten. Immerhin kann mit Hilfe dieser patientengesteuerten Analgesie (PCA, „patient controlled analgesia") auch die Effektivität verschiedener Opioide in der postoperativen Phase überprüft werden. Hierbei erwies sich in bezug auf die Unterdrückung der Schmerzen (gemessen an einer analogen Schmerzskala) Piritramid nach Fentanyl und Alfentanil am effektivsten (Abb. 33). Daraus ist abzuleiten, daß von diesem Präparat, im Vergleich zu anderen langwirkenden Opioiden, in der postoperativen Schmerztherapie auch eine optimale Schmerzbefreiung zu erwarten ist.

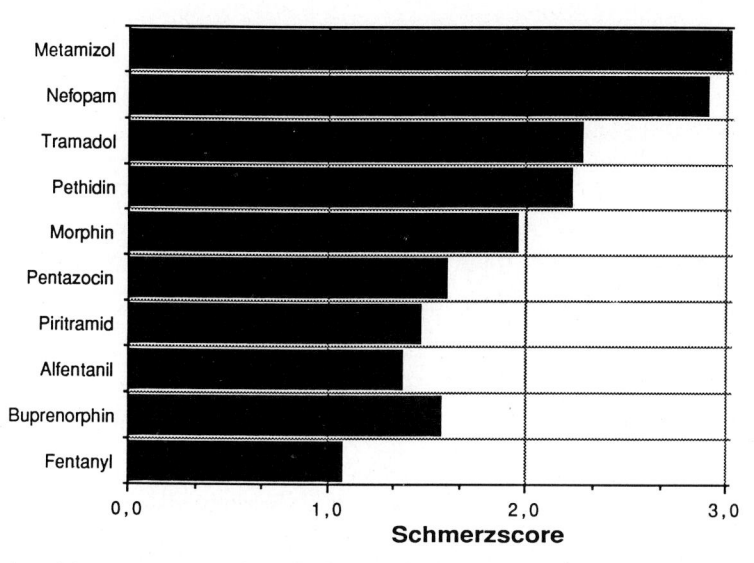

Abb. 33. Mittlere Schmerzscores von je 40 Patienten, die unter den Bedingungen der On-demand-Analgesie individuell ein bestimmtes Opioid anforderten: *0* keine Schmerzen; *1* leichte; *2* mittelstarke; *3* starke Schmerzen. (Nach [134])

6.4.2 Individuelle Dosierung von Opioiden bei postoperativen Schmerzen

Um jedoch auch ohne On-demand-System in der postoperativen Phase eine auf die individuellen Bedürfnisse des Patienten abgestimmte Analgesie zu erreichen, ist es notwendig, nach der Narkose im Aufwachraum so lange zu warten, bis die ersten Schmerzsensationen angegeben werden. Anschließend erfolgt unter Kontrolle die Applikation von z. B. *0,1 mg/kg Piritramid* (7 mg/70 kg KG) i.v. Hierdurch ist schon innerhalb von wenigen Minuten zu beurteilen, ob eine ausreichende Analgesie erreicht wurde, oder ob eine Zweitinjektion von 7 mg erforderlich ist bzw. evtl. Nebenwirkungen, insbesondere eine Atemdepression bei Überdosierung, sofort therapiert werden müssen.

> **Liegen nach Opiatmedikation noch Schmerzen vor, so ist eine Atemdepression nicht zu erwarten. Einer der wirkungsvollsten Antagonisten gegen eine opioidbedingte Atemdepression ist der Schmerz.**

Anschließend werden aufgrund der individuellen Reaktion auf diese erste Injektion
- die Schmerzbefreiung objektiviert und auch
- die vegetativen Parameter für Schmerzfreiheit wie Herzfrequenz, Blutdruck, Atemfrequenz und Schwitzen beurteilt.

Daraufhin wird der Patient mit einer Dosierungsempfehlung, z. B. alle 5 h 15 mg Piritramid i. m., auf die Station entlassen, so daß eine für ihn angepaßte, überlappende Dosierung und damit auch dauerhafte Analgesie gewährleistet wird (s. Abb. 28).

> **Da ein individuelles Opioidbedürfnis für jeden einzelnen Patienten vorliegt, soll eine erste Testdosis im Aufwachraum unter Kontrolle i. v. verabreicht werden. Je nach Wirkung erfolgt für die Station eine Dosisempfehlung in festen Zeitabständen.**

6.4.3 Zusammenfassende Gegenüberstellung der für eine postoperative Opioidanalgesie in Frage kommenden Pharmaka

1. Das Opioid Piritramid weist im Vergleich zu Pethidin und Pentazocin eine ausgesprochene Kreislaufstabilität nach Applikation auf.
2. Im Vergleich zu Pethidin ziehen Piritramid und Nalbuphin keine kardiovaskulären Effekte, insbesondere keine Myokarddepression bzw. Zunahme des myokardialen Sauerstoffbedarfs (V_mO_2), nach sich.
3. Im Vergleich zu Morphin, Pethidin und Pentazocin haben Nalbuphin und besonders Piritramid eine geringere Inzidenz an Nausea und Erbrechen.
4. Piritramid hat eine mittlere Wirkungsdauer bis zu 6 h, ist somit in seiner Wirkungsdauer deutlich länger im Vergleich zu Pentazocin (3 h), Pethidin (2–3 h) und Morphin (4–5 h).
5. Piritramid und Nalbuphin lösen keine dysphorischen Nebenwirkungen wie Pentazocin aus.
6. Selbst über Tage gegeben, ist unter allen postoperativen Opioiden eine Sucht- und Abhängigkeitsentwicklung bei *Schmerzpatienten* nicht zu erwarten [210].
7. Seltene bis fehlende allergische Reaktionen sind für Piritramid [37] und Nalbuphin [216] kennzeichnend.
8. Piritramid stammt aus der gleichen Produktreihe wie Fentanyl bzw. Afentanil, so daß nach einer Neuroleptnarkose die unterschwellig noch vorliegende Analgesie eine sofortige Verstärkung erhält und die Übernahme der Analgesie durch ein Pharmakon gleicher Wirkungsstruktur erfolgt.
9. Piritramid und Morphin sind, im Gegensatz zu den Agonisten/Antagonisten wie Pentazocin und Nalbuphin, reine Agonisten. Nach einer Neuroleptnarkose ist bei einem Opioid mit antagonistischen Wirkungsqualitäten eine unerwünschte Kreislaufstimulierung (Blutdruck- und Herzfrequenzzunahme) möglich.
10. Ein Teil der schwach wirkenden reinen Agonisten und der größte Teil der gemischt-wirkenden Agonisten/Antagonisten unterliegt nicht der Betäubungsmittelverschreibungsverordnung (BtMVV; Codein, Tramal, Nalbuphin, Meptazinol, Tilidin-N und Dextropropoxyphen).
11. Nur eine i. v.-Bolusinjektion erlaubt die Dosis gegen die Wirkung zu titrieren. Auf diese Weise wird der individuelle Bedarf des Patienten erkannt. Je nach Reaktion erfolgt eine Empfehlung für die Erhaltungsbehandlung.

Es hat nicht an Versuchen gefehlt, das schwach wirkende Opioid Tramadol mit Psychopharmaka für eine postoperative Analgesie einzusetzen (Würzburger Schmerzperfusor). Hierbei macht man sich die fast fehlende atemdepressorische Komponente des Opioids zu Nutze, muß dabei jedoch gleichzeitig die öfters zu geringe analgetische Wirkung mit einem zusätzlichen peripheren Analgetikum, z. B. Metamizol, potenzieren. Tramadol wird dabei in einem festen Mischungsverhältnis mit Metamizol verabreicht. Zusätzlich ist der Mischung das Neuroleptikum Dehydrobenzperidol beigefügt, welches die Aufgabe übernimmt, die nach hohen Dosen von Tramadol auftretende Übelkeit und Emesis zu unterdrücken. Zusammensetzung des Würzburger Schmerzperfusors:
- 400 mg Tramadol,
- 5,0 mg Metamizol,
- 2,5 mg Dehydrobenzperidol,
- 25 mg Clomipramin

in 32 ml physiologischer Kochsalzlösung. Nach einer initialen Bolusgabe von 5–10 ml werden kontinuierlich 2 ml/h über einen Perfusor (Laufzeit 16–24 h) gegeben [146]. Interessant erscheint in diesem Zusammenhang, daß von den Autoren immerhin die Möglichkeit einer ungenügenden Analgesie eingeräumt wird, denn alternativ wird bei unzureichender Wirkung zusätzlich Piritramid empfohlen. Es muß bei einer festen Mischung auch an die Kontraindikationen und möglichen Unverträglichkeitserscheinungen der einzelnen Medikamente gedacht werden. Unter Berücksichtigung aller Daten ist z. Z. dem Piritramid eine zentrale Stellung im Rahmen der postoperativen Schmerztherapie zuzuordnen.

7 Langzeittherapie chronischer Schmerzen mit Opioiden

Besonders bei der Therapie chronischer Schmerzen ist eine anhaltende Analgesie durch gleichbleibende Besetzung der Opiatrezeptoren zu fordern, ein Prinzip, das nur durch eine zeitlich konstante Dosierung erreicht wird. Bei der Verabreichung von Opioiden muß besonders hier berücksichtigt werden:
1. Die Gruppe der Agonisten (z. B. Morphin, Pethidin) ist streng von der Gruppe der Agonisten/Antagonisten (z. B. Burprenorphin, Pentazocin) zu trennen!
2. Bei der medikamentösen Therapie mit Opioiden dürfen Substanzen beider Gruppen nicht abwechselnd verabreicht oder sogar gemischt werden!

Die Erklärung liegt in der Tatsache begründet, daß der schmerzstillende Effekt beider Gruppen über verschiedene Rezeptoruntergruppen vermittelt wird und gemischt-wirkende Agonisten/Antagonisten die analgetische Wirkung der reinen Agonisten *aufheben* können [269].

Opioide sollten, wenn sie *nicht* unmittelbar postoperativ verabreicht werden, bei der Langzeittherapie möglichst *oral* gegeben werden (Tabelle 18). Die regelmäßige Gabe in fixen Abständen, der jeweiligen Pharmakokinetik und Wirkdauer des Opioids angepaßt, garantiert einen ausreichenden Plasmaspiegel, eine damit einhergehende gleichbleibende Besetzung der Opiatrezeptoren sowie eine langanhaltende Analgesie.

Tabelle 18. Opioide mit oraler Zubereitungsform, deren Wirkungsstärke, Wirkungsdauer und Tageshöchstmenge nach dem Betäubungsmittelgesetz

Opioid	Präparat	Wirkungsstärke[a]	Wirkungsdauer [h]	Höchstdosis [mg]
Morphin	Morphin	1	4	200
Morphin-Retard	MST 30-Mundipharma	1	8–12	200
Buprenorphin	Temgesic	20	6–8	4
Levomethadon	L-Polamidon	4	6–8	60
Oxycodon	Eukodal	2/3	3–5	200
Dextromoramid	Jetrium	2	1–2	100
Pethidin	Dolantin	1/8	2–3	1000
Pentazocin	Fortral	1/6	2–3	700
Tilidin/Naloxon	Valoron N	1/10	1–2	keine
Tramadol	Tramal	1/10	1–2	keine

[a] Relative Wirkungsstärke im Vergleich zu Morphin = 1.

Inweiweit die transdermale Verabreichung von Opioiden an Bedeutung gewinnen wird, muß die Zukunft zeigen. Erste Ergebnisse mit dem transdermalen Fentanyl scheinen vielversprechend zu sein.

> **Die Dosierung nach Bedarf ist bei der chronischen Schmerztherapie abzulehnen.**

Während Opioide wie Codein, Oxycodon und Morphin einen 4-Stundenrhythmus haben, werden Pharmaka wie Pethidin (Dolantin) im Mittel zwischen 2 und 3 h, Pentazocin (Fortral) alle 4 h und MST 30 (MST 30 Mundipharma) sowie Buprenorphin (Temgesic) alle 8–10 h verabreicht. Speziell im letzten Fall ist die bukkale Darreichungsform von Vorteil, da der First-pass-Effekt durch die Leber, der eine Metabolisierung und Wirkstoffverringerung bedingt, umgangen wird. Methadon hat mit einer Halbwertszeit von bis zu 55 h (!) zwar die längste Wirkdauer [186]; aufgrund der bei regelmäßiger Gabe auftretenden Kumulation ist die Anwendung in der chronischen Schmerztherapie nicht zu empfehlen, da es leicht zu Überdosierungen kommen kann. Der Einsatz von kurzwirkenden Opioiden vom Typ des Fentanyls oder des Alfentanils, ist für eine chronische Schmerztherapie ebenfalls abzulehnen, da die Wirkung einer Einzeldosis nach i. v.-Applikation dieser sehr wirkstarken Opioide schon innerhalb von 15–30 min nachläßt. Auch ist bei diesen Opioiden an eine Atemdepression zu denken, die unmittelbar nach der Injektion einsetzt [245]. Soll über den intramuskulären Weg eine rasche Analgesie erzielt werden, so ist die intradeltoidale Applikation der intraglutäalen vorzuziehen. Im letzten Fall sind, unabhängig vom verabreichten Pharmakon, niedrigere Plasmaspiegel zu beobachten [107]. Hierbei ist auch zu berücksichtigen, daß eine Hypothermie und/oder eine Hypovolämie die Resorptionsgeschwindigkeit deutlich beeinflussen können. Bei Wiedererwärmung und Beseitigung der Hypovolämie können plötzlich unerwartet hohe Mengen der Substanz resorbiert werden, die von Nebenwirkungen gefolgt sind.

In der Kombinationsbehandlung, insbesondere beim Tumorpatienten mit Schmerzen, können Neuroleptika wertvolle Dienste erweisen. Durch ihren Hauptangriffspunkt im nigrostriatalen und im limbischen System wird die somatomotorische und die emotional-affektive Komponente beeinflußt. Es kommt zur Beruhigung und Gleichgültigkeit, obwohl das eigentliche Schmerzgefühl nicht beeinflußt wird. Somit sind die Neuroleptika im Stufenplan einer Schmerztherapie miteingebunden.

7.1 Stufenplan der medikamentösen Schmerztherapie bei tumorbedingten Schmerzen

Dieser Plan sieht folgende 2 Stufen vor:

1. *Paracetamol, Acetylsalicylsäure oder Metamizol bis zu 4 g/Tag*
   – bei ungenügender Schmerzlinderung zusätzlich Neuroleptika (Neurocil/Haldol) und/oder Umsetzen auf Diclofenac 150 mg bzw. Indometacin 200 mg;
   – bei unzureichender Schmerzlinderung zusätzlich Neuroleptika (Neurocil/Haldol) und Codein bzw. Tramadol 30–50 mg alle 4–6 h.

2. *Ist die vorangegangene Therapie ohne wesentliche Wirkung:*
   – Fortsetzung von peripheren Analgetika und einem Neuroleptikum,
   – Ersatz von Codein/Tramadol durch Morphintropfen 5–10 mg alle 4 h (1 Trpf. = 1 mg) Steigerung bis zur wirksamen Dosis,
   – MST Tabletten (30/60/100 mg) in 2 Tagesdosen oder
   – Buprenorphin 1–2 Tabletten sublingual alle 6–8 h.

Die große Anzahl der Opiatrezeptoren sowie die hohen Endorphinkonzentrationen im limbischen System weisen darauf hin, daß der Schmerz eine morphologische Grundlage besitzt. Es ist von nicht unerheblicher Bedeutung, daß diese in dem für die emotionale und affektive Verarbeitung verantwortlichen Gehirnabschnitt zu suchen ist. Abgesehen davon, daß Opioide hier eine euphorisierende Wirkung ausüben, ist dieser Angriffspunkt auch den Antidepressiva, Neuroleptika und Tranquilizern zugänglich. Da chronische Schmerzpatienten eher unruhig, gereizt, affektlabil und schlafgestört als müde und antriebslos sind, werden sedierende Antidepressiva eher eingesetzt als anregende Substanzen [271]. Ausgehend von dem unterschiedlichen Wirkprofil der einzelnen Neuroleptika und Thymoleptika, sind bestimmte Kombinationen bei der Behandlung spezieller psychischer Verhaltensweisen (s. Tabelle 19) angezeigt.

Hierbei ist die Wirkung der Antidepressiva auf eine Aktivierung schmerzhemmender, serotinerger und noradrenerger Bahnen zurückzuführen. Zentrale Dopaminantagonisten vom Typ der Neuroleptika wirken potenzierend. Trizyklische Antidepressiva sollen auch direkt analgetisch über eine Aktivierung der

Tabelle 19. Möglichkeiten der Kombinationstherapie bei chronischen Schmerzen mit Psychopharmaka

Neuroleptika	Thymoleptika
Schmerzen mit gequälter Unruhe	
Levomepromazin	Amitriptylin
Haloperidol	Clomipramin
Promethazin	Doxepin
Chlorprothixen	Trazodon
Thioridazin	Mianserin
Schmerzen mit matt-passivem Verhalten	
Flupentixol	Imipramin
Pimozid	Mianserin
Melpereon	Lofepramin
Perphenazin	Maprotilin
Thioridazin	Melitracen

deszendierenden, hemmenden Bahnen auf das Hinterhorn des Rückenmarks wirken.

Die bei der chronischen Schmerztherapie zum Einsatz gelangenden Opioide zeigen eine unterschiedliche Präferenz der Bindung zu verschiedenen Rezeptorsubpopulationen, was sich in der Dynamik ihrer Wirkung, aber auch in der Häufigkeit möglicher Nebenwirkungen niederschlägt (Tabelle 20).

Tabelle 20. Rezeptorinteraktion verschiedener Opioide in der Therapie chronischer Schmerzen

Opioid	Agonistische Wirkung	Antagonistische Wirkung
Reiner Agonist Typ Morphin	$\mu, \varkappa, \delta$	keine
Reiner Antagonist Typ Naloxon	keine	$\mu, \varkappa, \delta$
Agonist/Antagonist Typ Nalbulphin	$\varkappa$	μ, δ
Partieller Agonist Typ Buprenorphin	μ	μ

Bezüglich der Interaktion am Rezeptor stellt Buprenorphin insofern eine Besonderheit dar, als
1. es im Gegensatz zu den anderen Opioiden eine sehr langsame Bindung mit dem Rezeptor eingeht,
2. die einmal eingegangene Bindung sehr intensiv ist,
3. die Bindung sich sehr schlecht durch einen Antagonisten aufheben läßt,
4. das Pharmakon sich sehr langsam vom Rezeptor löst.

Aufgrund dieser besonderen Rezeptorkinetik ist in der Klinik und in der Praxis Buprenorphin durch folgende Eigenschaften charakterisiert:
1. Buprenorphin hat eine sehr lange Anschlagzeit. Es kann bis zu 60 min nach der i. m.-Injektion bzw. nach sublingualer Gabe dauern, bevor die volle Wirkung erreicht ist. Somit ist nach einer Erstapplikation, bei anscheinend ungenügender Analgesie, mit einer Zweitgabe zu warten, da die Analgesie in der Folgezeit noch zunimmt. Repetitive Gaben, die zu frühzeitig vorgenommen werden, können (insbesondere bei älteren Patienten) dann zu einer Atemdepression führen (μ-Rezeptor Interaktion!).
2. Eine einmal induzierte Atemdepression ist selbst durch hohe Dosen von Naloxon schlecht zu antagonisieren. In solchen Fällen kann versuchsweise mit dem zentralen Atemanaleptikum Doxapram (Dopram) die Atmung angeregt werden. Ansonsten ist bis zur endgültigen Dissoziation des Pharmakons vom Rezeptor zu beatmen (ca. 8–9 h).
3. Die intensive und lange Rezeptorbindung hat den Vorteil, daß der analgetische Effekt, neben dem von MST 30, von allen anderen in der Medizin angewendeten Opioiden am längsten anhält (Abb. 34). Eine Repetitionsdosis muß deswe-

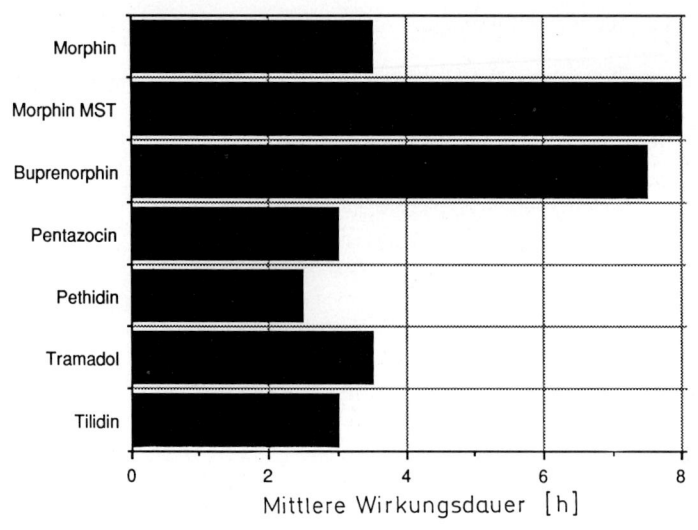

Abb. 34. Gegenüberstellende analgetische Wirkungsdauer verschiedener Opioide in der Therapie chronischer Schmerzen

gen nur in einem Abstand von 8–9 h erfolgen, was besonders bei chronischen Schmerzen von Vorteil ist.
4. Die langsame Lösung (Dissoziation) des Opioids vom Rezeptor bedingt aber auch, daß das Sucht- und Abhängigkeitspotential sehr niedrig ist (s. S. 29) bzw. eine Tachyphylaxie (Gewöhnung an das Pharmakon mit der Notwendigkeit, die Dosis zu steigern, um ähnliche Wirkeffekte zu erhalten) selbst bei langfristiger Gabe über Wochen sich kaum entwickelt. Ursächlich geht die Gewöhnung an ein Opioid mit einer Abnahme der Bindungskapazität des Rezeptors zum Liganden einher, eine Tatsache, die als sog. „Down"regulierung in die Literatur eingegangen ist [246, 247].
5. Aufgrund der hohen intrinsischen Aktivität von Buprenorphin am Rezeptor genügen schon geringe Dosen (0,3–0,6 mg/70 kg KG), um eine ausreichend tiefe Analgesie zu erhalten.
6. Aufgrund der geringen Anzahl von Rezeptoren, die durch Buprenorphin besetzt werden, kann sehr leicht auf orales Morphin und vice versa umgestiegen werden (Abb. 35). Eine Verdrängung mit nachfolgender ungenügender Schmerzkupierung findet nicht statt [252].

Schon eine Besetzung einzelner Rezeptoren führt aufgrund der hohen Affinität und intrinsischen Aktivität von Buprenorphin zu einer Wirkung. Letztlich wirkt sich diese Tatsache auch auf eine große therapeutische Breite (LD_{50}/ED_{50}) aus (Abb. 36). Hohe Dosen, die einen systemischen Effekt auslösen würden, sind

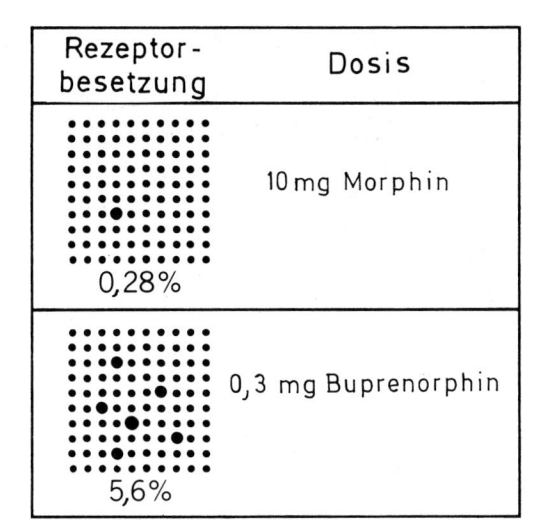

Abb. 35. Prozentualer Anteil der durch Morphin bzw. Buprenorphin besetzten Rezeptoren. Selbst bei einem Wechsel des Opioids ist immer noch eine ausreichende Anzahl von Rezeptoren frei, die der Wirkungsvermittlung dienen.

Rezeptorbesetzung	Dosis
0,28%	10 mg Morphin
5,6%	0,3 mg Buprenorphin

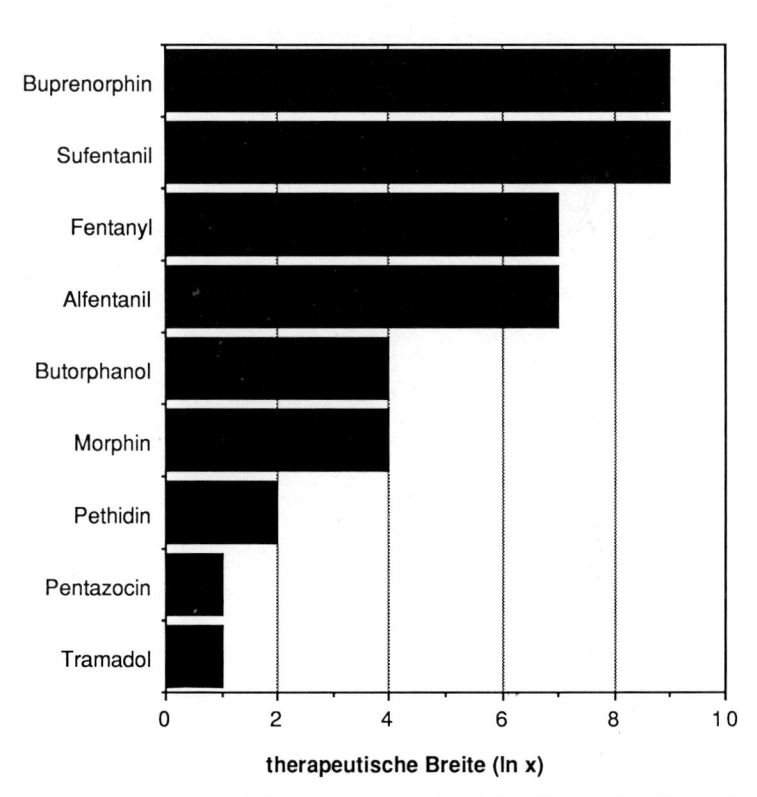

Abb. 36. Gegenüberstellende therapeutische Breite verschiedener Opioide nach i. v.-Gabe bei beatmeten Ratten bzw. Mäusen. (Nach den Angaben folgender Firmen und Autoren: Bristol/Myers 1978, Herrmann 1970, Grünenthal 1970, Niemegeers 1978, Reckitt & Colman 1982)

nicht notwendig. Die große therapeutische Breite bedeutet aber auch, auf Klinik und Praxis übertragen, daß selbst bei versehentlicher Überdosierung keine negativen Auswirkungen von seiten des kardiovaskulären Systems wie Blutdruckabfall und/oder eine Kontraktilitätseinbuße des Myokards zu erwarten sind.

Bei schweren Tumorschmerzen, die mit anderen Methoden nicht zu beherrschen sind, empfehlen einige Autoren einen Morphin-Haloperidol-Cocktail in 4stündlichen Abständen, wobei Einzeldosen von 10–40 mg Morphin mit 0,25 mg Haloperidol in destilliertes Wasser auf 5 ml aufgefüllt werden. Als letzter Schritt in der Therapie bietet sich dann noch die Möglichkeit der periduralen Analgesie mit Opioiden an (s. S. 72). Hierdurch ist eine regionale Schmerzbekämpfung über die im Rückenmark lokalisierten Opiatrezeptoren gegeben, wodurch Nebenwirkungen, wie sie bei systemisch verabreichten Opioiden öfter zu verzeichnen sind, seltener beobachtet werden. Es wird in 12- bis 15stündigen Abständen entweder Morphin 3–5 mg oder Buprenorphin 0,15–0,3 mg, gelöst in 10–20 ml Kochsalz als „single shot" peridural injiziert.

8 Mögliche Nebenwirkungen bei der Langzeittherapie von Tumorschmerzen mit Opioiden

Während bei akuten Schmerzen nach Verletzungen und während der Operation zentral wirksame Analgetika meistens parenteral verabreicht werden, ist bei chronischen Schmerzen, wie z.B. beim Karzinom, die orale Gabe zu empfehlen. Letzteres eliminiert die Notwendigkeit, das Pharmakon applizieren zu lassen, erweitert die Selbständigkeit des Patienten und ist billiger [71]. Galenisch aufgearbeitete Präparate, die eine stete Wirkstofffreisetzung und damit einen langanhaltenden Blutspiegel garantieren (retardiertes Morphin in Form von MST 30), sowie eine langwirkende sublinguale Applikationsform (z.B. Buprenorphin) haben die Bedeutung dieses Applikationsweges bei 2maliger Gabe/Tag deutlich gesteigert. Die mittlere Dosierung bei Buprenorphin ist eine Sublingualtablette alle 8 h, bei MST 30 eine Tablette alle 12 h; dies entspricht der 3maligen, alle 4 h zu verabreichenden Menge einer wäßrigen Morphinlösung.

8.1 Bei langfristiger Opioideinnahme auftretende Nebeneffekte

8.1.1 Atemdepression

Eine auch unter oraler Opioideinnahme eintretende, zentral induzierte Atemdepression wird bei Langzeittherapie als mögliches Hindernis angesehen. Denn der Schmerz ist der physiologische Antagonist für eine sich zentral entwickelnde Atemdepression. Unter der Voraussetzung einer titrierten Opioidmedikation gegen den individuellen Schmerz des Patienten wird sich eine klinisch relevante Atemdepression nicht entwickeln. Eine Atemdepression ist jedoch dann zu erwarten, wenn der Patient zusätzlich durch eine Neurolyse schmerzfrei wird oder wenn hohe Dosen einer nichtopioiden Zusatzmedikation in Form eines Sedativums (Clomethiazol, Triazolam, Phenothiazin) oder eines Anxiolytikums (Diazepam) verabreicht werden. Alle Zusatzmedikationen münden in eine Verstärkung der zentral ausgelösten Analgesie; sie sind jedoch auch mit einer Verstärkung von potentiellen Nebenwirkungen, insbesondere einer Atemdepression, belastet. Deshalb ist eine Nervenblockade und/oder eine zusätzliche medikamentöse Sedierung von einer 25%igen Verringerung der vorher üblichen Opioiddosis begleitet. Obgleich eine relevante Hypoxie bei Patienten nach einer Opioidnarkose möglich ist, bestehen doch zu den Patienten, die Opioide wegen chronischer Schmerzen bekommen, grundlegende Unterschiede:

1. Die Patienten haben schon seit einiger Zeit ein schwaches Opioid eingenommen. Das heißt, sie sind nicht mehr opioidnaiv.
2. Chronische Schmerzpatienten nehmen die Opioide oral auf. Dies mündet, im Vergleich zur i.v.-Injektion, in eine langsamere Resorption mit geringeren Plasmaspitzenkonzentrationen.
3. Die für den Schmerzpatienten individuell ermittelte Dosis wird gewöhnlich gegen den Schmerz titriert, so daß die Möglichkeit einer Überdosierung eher unwahrscheinlich ist.

8.1.2 Sucht- und Abhängigkeitsentwicklung bei chronischer Opioidgabe

Das Risiko, unter chronischer Opioidmedikation abhängig zu werden, ist eine wiederholt geäußerte Befürchtung, die zu einer ungenügenden Schmerzbefreiung führt. Die Häufigkeit, daß Schmerzpatienten unter chronischer Opioidmedikation süchtig werden, ist – wie eine großangelegte Studie nachweisen konnte – extrem niedrig. Von 1200 Fällen wurde nur eine Abhängigkeit beobachtet [200]; auch konnte nachgewiesen werden, daß die Langzeiteinnahme von Opioiden bei Schmerzen nichtmaligner Ursache nicht mit einer psychischen Abhängigkeit einhergeht [199, 248]. Alle aufgeführten Untersuchungen weisen darauf hin, daß bei alleiniger Opioideinnahme das Opioid nicht der einzige Faktor einer relevanten Sucht- und Abhängigkeitsentwicklung darstellt. Andere viel wichtigere Faktoren, wie soziales Umfeld und die zugrundeliegende Persönlichkeitsstruktur, haben eine viel bedeutendere Auswirkung auf eine Abhängigkeitsentwicklung [179]. Auch wurde bei den Untersuchungen deutlich, daß der Mißbrauch von Analgetika mit nichtopioidartiger Struktur oder die Kombination eines schwachen Opioids mit einem peripheren Analgetikum bei Abhängigen häufiger anzutreffen ist als der Mißbrauch stark wirkender Morphinomimetika [171, 249].

8.1.3 Entwicklung einer Toleranz unter Opioidmedikation

Eine Toleranzentwicklung unter Opioidgabe ist dadurch charakterisiert, daß der Organismus sich an das Medikament gewöhnt, und zur Auslösung des gleichen Effekts (Analgesie) immer höhere Dosen verabreicht werden müssen. Diese Erkenntnisse basieren jedoch auf Untersuchungen an Freiwilligen und Tieren und entbehren jeglicher klinischen Bedeutung. Denn es fehlen die physiologischen und psychologischen Vorbedingungen, die bei einem Schmerzpatienten vorliegen. Untersuchungen bei Patienten mit Karzinomschmerzen unter Langzeittherapie mit Opioiden haben offenbart, daß direkt proportional zur Dauer der Therapie die Notwendigkeit der Dosissteigerung entfällt. Vielmehr kann sogar eine Dosisreduktion vorgenommen werden, und in einigen Fällen war eine Opioidgabe überhaupt nicht mehr notwendig [252, 253]. Somit neigen Opioide, wenn sie zum Zwecke der Unterdrückung schwerer Schmerzen eingesetzt werden, weniger zur Toleranzentwicklung. Eine physische Abhängigkeit kann sich innerhalb einer

wochenlangen Therapie entwickeln; dies rechtfertigt jedoch nicht, die Dosis zu reduzieren.
Oftmals steht eine bei Tumorpatienten im Verlauf notwendige Dosiserhöhung auch nicht im Zusammenhang mit einer Toleranzentwicklung, sondern beruht auf einer dem Krankheitsverlauf entsprechenden Erhöhung der Schmerzintensität.
Eine Toleranzentwicklung auf die opioidinduzierte Motilitätshemmung des Darmes ist im Gegensatz zur Toleranzentwicklung auf die opioidbedingte Analgesie häufiger anzutreffen. Sollte sich jedoch eine Toleranz auf die anfänglich gewählte Dosierung entwickeln, so muß eine Dosisadaptation nach oben erfolgen. Der häufigste Grund für eine Dosiserhöhung ist nicht so sehr eine verminderte Ansprechbarkeit auf das Opioid als vielmehr ein Voranschreiten der Grundkrankheit [138].

8.1.4 Überlegungen, von einem Opioid auf das andere zu wechseln

Aufgrund der unterschiedlichen Rezeptorinteraktion der verschiedenen Opioidklassen stellt die Mischung eines µ-Liganden mit einem gemischt-wirkenden Agonisten/Antagonisten auch in der Langzeittherapie einen pharmakologischen Fehler dar. Denn die gleichzeitige Applikation eines gemischt-wirkenden Opioids mit einem reinen Agonisten würde zu einer Verdrängung des µ-Liganden vom Rezeptor führen, was mit einer Verringerung der analgetischen Wirkung einhergeht. Soll ein Patient, der unter der Therapie mit einem Agonisten/Antagonisten steht, ein wirkungsstärkeres Opioid mit µ-Eigenschaften erhalten (z. B. Morphin), muß eine sog. Auswaschphase abgewartet werden. Während dieser Zeit wird die Schmerzfreiheit durch periphere Analgetika vom Typ der Acetylsalicylsäure bzw. nichtsteroidalen Prostaglandinsynthesehemmer aufrecht erhalten. Nach dieser Eliminationsphase, die von der Eliminationshalbwertszeit des jeweiligen Produkts abhängt, erfolgt eine langsame Titrierung mit dem neuen Opioid (Tabelle 21).

Zusammenfassend sollen folgende Punkte bei der Langzeittherapie chronischer Schmerzen mit Opioiden berücksichtigt werden:
1. Es bringt keinen Vorteil, gleichzeitig 2 schwach wirkende oder 2 stark wirkende Opioide zu verabreichen.
2. Es ist jedoch gerechtfertigt, ein schwaches Opioid zusätzlich einem stark wirkenden Opioid hinzuzusetzen, wenn Phasen einer Schmerzzunahme durchlebt werden. Im allgemeinen sollte der Patient dahingehend unterwiesen werden, bei die Schmerzschwelle durchbrechenden Beschwerden eine zusätzliche Dosis der üblichen Medikation einzunehmen.
3. Kurz wirkende Opioide wie Pentazocin, Pethidin oder Dextromoramid sollten vermieden werden, da die Einnahmefrequenz zu kurz ist.
4. Die gleichzeitige Einnahme eines Agonisten/Antagonisten (z. B. Pentazocin, Nalbuphin, Buprenorphin) mit einem reinen Agonisten (z. B. Codein, Morphin) ist zu vermeiden.

Tabelle 21. Hinweise zu äquianalgetischen Dosen verschiedener Opioide im Vergleich zu oralem Morphin

Opioid	Mittlere Wirkungsdauer [h]	Dosis pro Patient [mg]	Dosisäquivalenz zu oralem Morphin
Buprenorpin	6–8	3- bis 4mal 0,2 3- bis 4mal 0,4	40– 60 80–120
Pentazocin	2–4	6- bis 8mal 25 6- bis 8mal 50	25– 35 50– 70
Pethidin	2–4	6- bis 8mal 50 6- bis 8mal 100	40– 50 75–100
Levomethadon	3–5	6mal 2,5 6mal 5	60 120
Morphin	4	6mal 10 6mal 20 6mal 30	60 120 180
Oxycodon	4–5	4- bis 6mal 5 4- bis 6mal 10	15– 20 30– 40
Tramadol	3–5	6- bis 8mal 50 6- bis 8mal 100	30– 40 60– 80
Tilidin/Naloxon	3–4	6- bis 8mal 50 6- bis 8mal 100	30– 40 60– 80

8.1.5 Hauptsächlichste Nebenwirkungen bei langfristiger Opioidmedikation

Mit der Einnahme von Opioiden, besonders wenn sie in großen Mengen benötigt werden, kommt es bei den Patienten gehäuft zu einer **Obstipation**. Um diese Unannehmlichkeit zu beseitigen, ist ein Stuhlregulans wie z. B. Laktulose (Bifiteral) zu empfehlen. Sollte dies nicht ausreichen, so muß eine aggressivere Therapie in Form eines Abführmittels (z. B. Dulcolax) eingesetzt werden. Oft gestaltet sich die Beherrschung der Obstipation schwieriger als die eigentliche Schmerztherapie.

Nausea und Erbrechen sind in etwa 40–60% aller Fälle, die wirkstarke Opioide einnehmen, als Nebeneffekt nachweisbar. Letzteres beruht auf einer Reizung der Chemorezeptoren in der Area postrema der Medulla oblongata oder auf einer verminderten intestinalen Motilität [252]. Sollte die Übelkeit vom ZNS ausgehen, so stellen Neuroleptika, z. B. Haloperidol (Haldol), die allgemein als wirkstarke Antiemetika angesehen werden können, eine wirkungsvolle Therapie dar. Beruht jedoch die Übelkeit auf einer intestinalen Motilitätshemmung, so ist als Gastrokinetikum das Präparat Domperidon oder Propulsin (Cisaprid) von Vorteil. Die Therapie chronischer Schmerzen erfolgt nach dem Stufenprinzip (s. oben) wobei zuerst mit peripheren Analgetika begonnen wird. Sollte diese Medikation die Schmerzen nicht beherrschen, so ist keine Zeit zu vergeuden und ein schwaches Opioid zu verabreichen, welches später durch ein stärkeres ersetzt werden kann.

8.2 Peridurale Analgesie mit Opioiden

Die Opiatrezeptoren, die für die analgetische Wirkvermittlung verantwortlich sind, befinden sich nicht nur im Gehirn, sondern auch im Rückenmark, der ersten Schaltstelle der sensorischen Afferenz. Werden Opioide in der Nähe dieser Rückenmarkrezeptoren (intrathekal oder peridural) appliziert, kommt es zu einer Besetzung der dort liegenden Bindestellen und einer daraus resultierenden Dämpfung bis Blockade der Schmerzafferenz.

Der Vorteil der periduralen Applikation liegt in:
– der langen Wirkungsdauer,
– der starken Wirkung,
– der weitgehend regionalen Begrenzung,
– der geringen Ausprägung an Nebenwirkungen sowie
– der vergleichsweise geringeren Dosierung (Tabelle 22).

Tabelle 22. Die für eine peridurale Opioidapplikation am häufigsten verwendeten Opioide. (Nach [42])

Opioid	Freiname	Mittlere Dosis [mg/70 kg]
Buprenorphin	Temgesic	0,15–0,3
Diamorphin	Heroin	5
Fentanyl	Fentanyl Janssen	0,1–0,35
Hydromorphon	Dilaudid	1
Levo-Methadon	L-Polamidon	2,5
Pethidin	Dolantin	210–100
Phenoperidin	Phenoperidin Janssen	1
Morphin	Morphin	2–5
Sufentanil	Sufenta	0,01–0,05

Eine Indikation für eine peridurale Opiatapplikation ist unter folgenden Bedingungen gegeben:
– im terminalen Krebsstadium,
– bei hohem Analgetikaverbrauch,
– bei Unwirksamkeit oraler Opioide,
– bei zu starken Nebenwirkungen der oralen Opioide,
– zur langfristigen postoperativen Schmerzbefreiung.

Folgende Eigenschaften eines Opioids sind bei periduraler Applikation von Vorteil [42]:

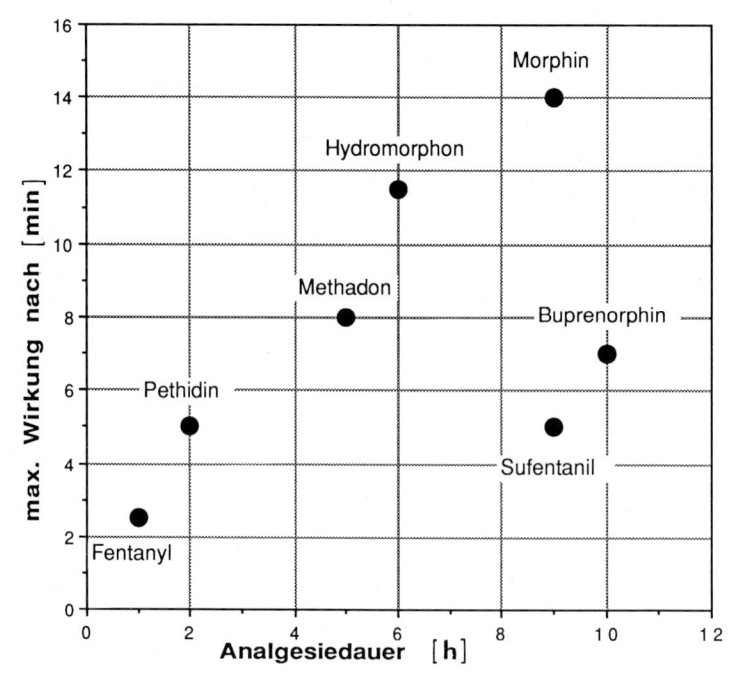

Abb. 37. Vergleichender Wirkmechanismus verschiedener Opioide für eine peridurale Analgesie. (Nach [42])

- hohe Affinität zum Rezeptor und damit hohe analgetische Potenz,
- hohe Lipophilie (Fettlöslichkeit) und damit leichte Passage durch die Dura mater mit Anreicherung im Rückenmark,
- geringe Hydrophilie und damit geringe Verweildauer im Liquor,
- geringes Molekulargewicht und damit gute Absorption in umliegendes Gewebe [181],
- lange Rezeptorbindung und damit eine lange Wirkdauer (Abb. 37).

Die unterschiedlichen Wirkmechanismen beruhen auf den unterschiedlichen physikochemischen Eigenschaften des jeweiligen Opioids. Da die Diffusionsrate vom Epiduralraum in das Rückenmark und in den Blutstrom größtenteils von der jeweiligen Lipophilie abhängt, weist Fentanyl den kürzesten Wirkungsanstieg, aber auch die kürzeste Wirkdauer auf. Morphin dagegen, ein Pharmakon das ausgesprochen hydrophil ist, zeigt eine sehr träge Diffusion in und aus dem Rückenmark. Dies erklärt den sehr langsamen Wirkungsanstieg und die sehr lange Wirkungsdauer. Buprenorphin und Sufentanil weisen aufgrund der intensiven Rezeptorbindung eine lange Wirkungsdauer auf. An Nebenwirkungen sind i. allg. folgende Effekte als typisch zu bewerten, die jedoch nie bedrohliche Ausmaße annehmen:

1. Blutdruckabfall in 11,5% aller Fälle,
2. Bradykardie in 1,6% aller Fälle,
3. Muskelrelaxation in 7% aller Fälle,
4. Juckreiz bis zu 50% aller Fälle,
5. Harnverhaltung in 14% aller Fälle.
   Letzteres ist besonders nach Morphin, nicht jedoch nach periduraler Buprenorphinapplikation zu beobachten und soll auf die der Lösung beigefügten Stabilisatoren und Lösungsvermittler zurückzuführen sein.
6. Eine späte (> 8 h) Atemdepression ist die hauptsächliche und gefährlichste Nebenwirkung nach einer periduralen Opioidapplikation. Sie ist besonders nach Morphingabe zu beobachten, da das Pharmakon vom Applikationsort rostralwärts nach oben steigt und direkt auf das Atemzentrum am Boden des IV. Hirnventrikels einwirkt. Der Liquor benötigt etwa 6–10 h um vom lumbalen intrathekalen Raum bis zum IV. Hirnventrikel aufzusteigen [25, 273]. Aufgrund der größeren Hydrophilie von Morphin ist davon auszugehen, daß relativ mehr Wirksubstanz im Liquor verbleibt und sich intrathekal ausbreiten kann.

Die Zeit, nach der eine morphinbedingte Atemdepression eintreten kann, ist zum größten Teil von dem Applikationsweg abhängig. So ist innerhalb von 5 min nach i.v.-Gabe von Morphin eine Atemdepression zu erwarten; diese Zeitspanne kann nach periduraler oder intrathekaler Gabe im Mittel zwischen 4–12 h betragen (Tabelle 23; [162]).

Tabelle 23. Die Atemdepression nach Morphin in Abhängigkeit vom Injektionsort

Applikationsweg	Beginn der Atemdepression
intravenös	nach 7 min
intramuskulär	nach < 30 min
epidural	nach > 8 h
intrathekal	nach > 8 h

Buprenorphin ist eher lipophil, so daß die Wirksubstanz im Rückenmark und im periduralen Fettgewebe verbleibt. Eine ähnliche Eigenschaft wird auch dem Sufentanil nachgesagt, welches aufgrund der guten Affinität zum Opioidrezeptor unter periduraler Applikation eine tiefe Analgesie vermittelt [32]. Daneben bewirken jedoch viele andere Faktoren eine Atemdepression, von denen die gewählte Dosierung am wichtigsten ist.

Faktoren, die die Nebenwirkungen epiduraler Opioide verringern bzw. verstärken

Zunahme der Nebenwirkungen:	– Dosissteigerung, – wiederholte Injektionen, – zusätzliche parenterale Injektionen, – fortgeschrittenes Alter des Patienten, – geringe Lipophilie des Opioids, – Aortenabklemmung, – liegende Position.
Verringerung der Nebenwirkungen:	– aufrechte Position, – hyperbare Lösung, – hohe Lipophilie des Opioids, – Dosisreduktion, – Volumenreduktion.

Im Falle einer Atemdepression wird Naloxon 0,2 mg i.v. empfohlen. Diese Dosis genügt, um eine ausreichende Spontanatmung wieder herzustellen, ohne dabei den analgetischen Effekt aufzuheben. Gelegentlich sind wiederholte Nachinjektionen von Naloxon notwendig, um eine langanhaltende Umkehr der opioidbedingten Atemdepression zu garantieren.

7. Eine weitere Nebenwirkung ist der Juckreiz, der zwischen 5 und 50% betragen kann und vegetativen Ursprungs ist. Ursächlich handelt es sich um Alteration der sensorischen Modulationen im oberen Zervikalmark. Da der Pruritus relativ verspätet auftritt, ist als Ursache eine Histaminfreisetzung auszuschließen [16]. Wie die Atemdepression, so läßt sich auch der Pruritus mit Naloxon antagonisieren, eine Tatsache, die auf eine Beteiligung von Opiatrezeptoren hinweist.
8. Die Harnretention wurde sowohl nach epiduraler als auch nach intrathekaler Morphingabe beschrieben [177]. Ursächlich wird eine über den Opiatrezeptor vermittelte Hemmung der Acetylcholinfreisetzung von efferenten, postganglionäre Neuronen, die die Blasenmuskulatur innervieren, diskutiert [36]. Auch hier kann Naloxon den Effekt umkehren.
9. Morphin kann auch eine Wirkung auf das Brechzentrum und die Chemorezeptoren in der Medulla oblongata ausüben. Die Zeit des Auftretens stimmt sehr gut mit der rostralen Ausbreitung des Pharmakons im Spinalkanal überein [20]. Auch hier kann Naloxon, i.v. gegeben, die Nebenwirkung aufheben, ohne daß die Analgesie beeinträchtigt wird [203].

Andere Nebenwirkungen, wie sie oft nach Gabe von Lokalanästhetika auftreten, sind jedoch weit weniger zu beobachten.

Zusammenfassend kann es nach der periduralen Opioidapplikation zu folgenden Nebenwirkungen kommen [10, 40, 102, 141, 208]:

1. Sofort nach der Injektion:
   - Atemdepression.
2. Durch „Remorphinisierung":
   - Vertigo,
   - Kopfschmerzen,
   - Pruritus,
   - Dysurie,
   - Harnretention,
   - Euphorie, Desorientiertheit,
   - muskuläre Rigidität,
   - Somnolenz,
   - Nausea, Erbrechen.

Es erscheint gerechtfertigt anzunehmen, daß aufgrund der relativen Dominanz der $\varkappa$-Rezeptoren im Rückenmark, die gemischt-wirkenden Agonisten/Antagonisten wie Nalbuphin, Butorphanol und Pentazocin für die peridurale Applikation von Interesse sein könnten. Erste Untersuchungen mit 10 mg Nalbuphin peridural waren insofern recht günstig, als eine postoperative Schmerzbefreiung über 13 h nachweisbar war und im Vergleich zu Morphin die Inzidenz an Nebenwirkungen deutlich niedriger lag [179]. Da das Opioid jedoch einen Lösungsvermittler enthält, der möglicherweise neurotoxisch ist, wird von der periduralen Applikation vorerst abgeraten. Auch Pentazocin [137] und Butorphanol [180] wurden schon mit wechselndem Erfolg eingesetzt, wobei im letzten Fall die Analgesie 8 h betrug.

8.3 Kontinuierliche, bedarfsgesteuerte peridurale Opiatinfusion

Die kontinuierliche Infusion von Opiaten in den Periduralraum bei Schmerzpatienten weist eine Reihe von Vorteilen auf:
1. Unterdrückung der Schmerzinformation bei erhaltenem Temperatur-, Lage- und Drucksinn.
2. Regional begrenzte Schmerzdämpfung, so daß zentrale Nebenwirkungen wie Sedierung und Atemdepression weniger ausgeprägt sind.
3. Die Analgesie ist stärker ausgeprägt und länger anhaltend als nach systemischer Gabe.
4. Durch die kontinuierliche Zufuhr eines Opioids mit niedrigem Flow wird das Risiko einer Atemdepression stark herabgesetzt.

Die Auswahl der Patienten für eine kontinuierliche Opioidinfusion ist Voraussetzung für den Erfolg. Dabei gelten folgende Kriterien:
- Die Schmerzen können konventionell nicht mehr gelindert werden.
- Die systemisch applizierten Opioide führen zu massiven Nebenwirkungen.
- Die Patienten haben diffuse Schmerzen auf beiden Seiten.

Die Applikation des Opioids erfolgt über externe oder implantierbare Pumpensysteme, die an den liegenden Peridural-(Spinal)katheter angeschlossen werden

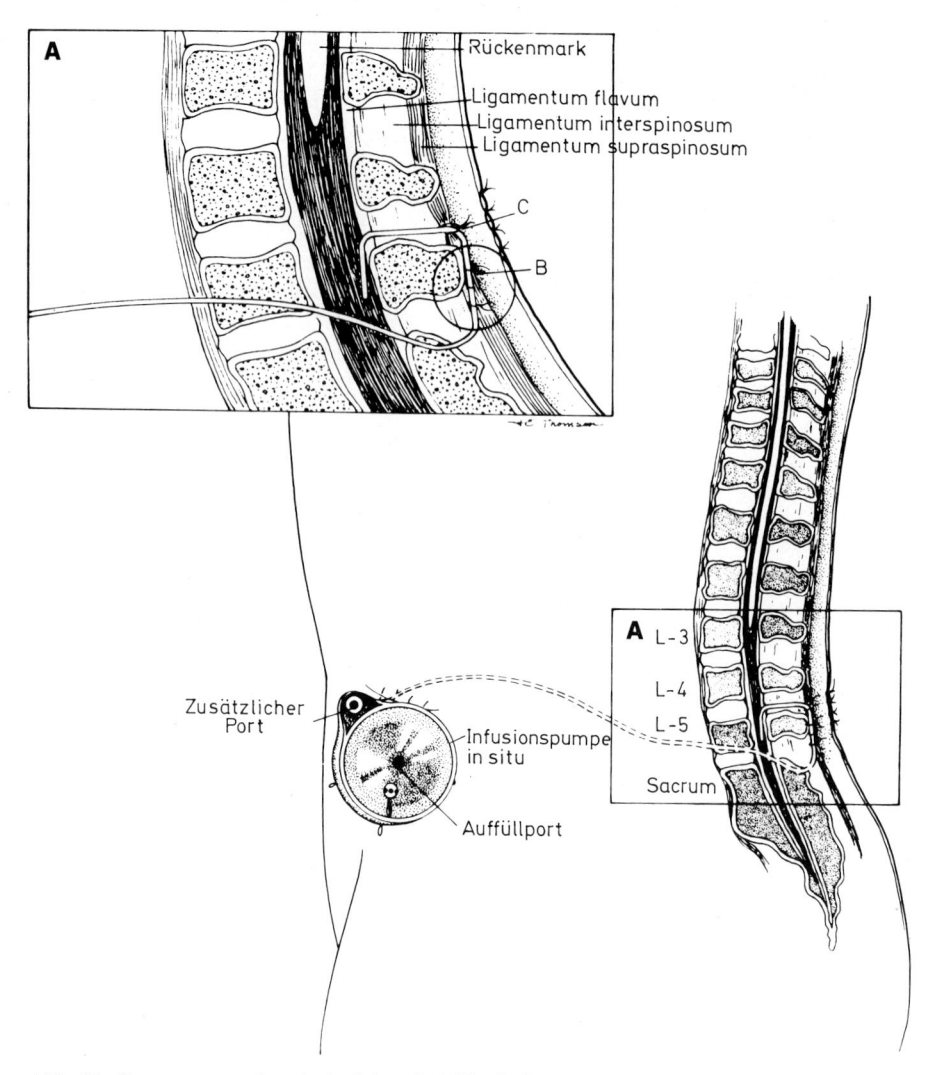

Abb. 38. Portsystem zur kontinuierlichen Opioidaufnahme

[274]. Der Katheter wird hierzu stationär, möglichst nahe an das vom Schmerz betroffene Segment plaziert. Die individuelle Dosierung wird anschließend unter Mitarbeit des Patienten festgelegt. Die Pumpen erhalten ein Reservoir mit einer Lösung des Analgetikums. Aus diesem Reservoir wird kontinuierlich die vorher ermittelte Dosis infundiert. Die Steuerung erfolgt automatisch, wobei eine Korrektur des Bedarfs möglich ist, da das Reservoir innerhalb von 1–4 Wochen, je nach Verbrauch, aufgefüllt werden muß. Bei den externen Pumpen ist eine Überwachung und Hilfestellung durch Familienangehörige bzw. Pflegepersonal notwendig. Im letzten Fall stellt die Implantation eines Portsystems einen Kompromiß dar (Abb. 38). Hierbei wird der Katheter untertunnelt und mit der subkutan

liegenden Kammer verbunden. Die perkutan auffüllbare Pumpe wird in eine subkutane Tasche im Oberbauchbereich plaziert und mit dem vom Rückenmark kommenden subkutan vorgezogenen Periduralkatheter verbunden. Auch ist es möglich, eine extern tragbare Pumpe von außen über eine Spezialnadel (Huberschliff ohne Stanzeffekt) mit dem Port zu verbinden. Die Möglichkeit, den Patienten abzukoppeln, läßt ihn mobiler werden; die Therapie kann ambulant erfolgen, und die Arztbesuche können reduziert werden. Die Auswahl des Pumpensystems hängt von der Lebenserwartung ab. Ist diese länger als 6 Monate bzw. werden vorher bettlägerige Patienten durch die Schmerzbefreiung wieder mobil, wird ein implantierbares System empfohlen. Bei der perkutanen Pumpe besteht nur ein geringes Risiko der Kontamination des Katheters und der Pumpe. Demgegenüber stehen jedoch der relativ hohe Aufwand für die Implantation und die Kosten eines solchen Systems.

Alternativ wird von einigen Autoren die „kontinuierliche subkutane Infusion" (KSKI) über eine Pumpe empfohlen, wobei subklavikulär, in der vorderen Thoraxwand oder im Abdominalbereich das Opioid über eine subkutane Nadel (Typ Butterfly Nr. 25 oder 27) appliziert wird [17, 183]. Vorteil ist die hohe Patientenakzeptanz, der einfache und sichere Applikationsweg bei guter Schmerzbefreiung und die einfache Handhabung der Pumpen (Abb. 39). Ein Wechsel des Applikationsortes erfolgt bei Schmerzen am Ort der Injektion, Rötung, Schwellung oder Leckage (im Mittel nach einer Woche). Der Blutspiegel ist unter dieser Applikationsweise konstant und zeigt keine Schwankungen [264]; auch sollen die bei einer systemischen Gabe auftretenden Nebenwirkungen wie Sedierung, Nausea und Konfusion unter der kontinuierlichen subkutanen Opioidgabe geringer sein als unter parenteraler Applikation [52]. Wie in vielen Fällen, ist auch hier der Erfolg von der gestellten Indikation abhängig. Am meisten profitieren können von dieser Methode Patienten mit

1. opioidinduziertem Erbrechen bei oraler oder i. v.-Gabe,
2. Nausea und Emesis aufgrund anderer Ursachen,

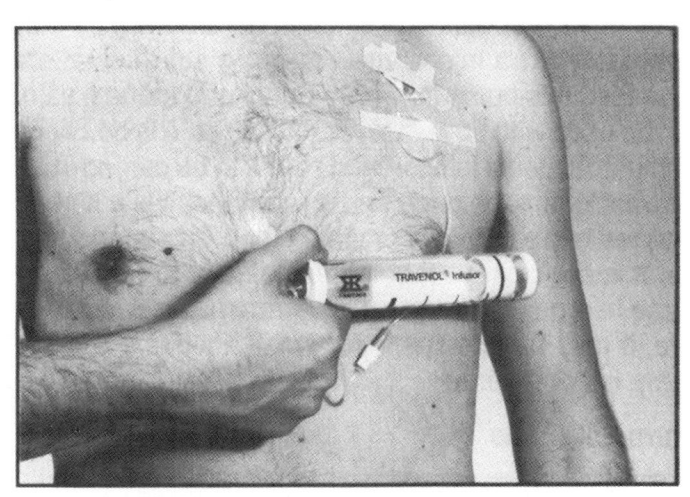

Abb. 39. Kontinuierliche subkutane Opioidmedikation mit Hilfe einer tragbaren Pumpe

3. Darmverschluß,
4. Dysphagie bei Kopf- und Halstumoren,
5. Konfusionen unter anderer Applikation,
6. der Notwendigkeit extrem hoher oraler Dosen,
7. sog. Boluseffekt bei ungleichmäßigen Plasmaspiegeln,
8. Wunsch zur Entlassung nach Hause.

Opioide mit den stabilsten Plasmaspiegeln und einer damit einhergehend gleichbleibenden, hohen Schmerzschwelle sind die Präparate Morphin, Hydromorphon und Heroin. Pharmaka mit längerer Halbwertszeit (Levorphanol und Methadon) zeigen eine zu langsame Sättigung und die Gefahr der Akkumulation. Ein weiterer Vorteil kurzwirkender Opioide liegt in der schnellen Bolusgabe, um durchbrechende Schmerzspitzen zu kupieren.

9 Einsatz der Opioide in der Anästhesiologie

Das Gebiet der Medizin, in dem sich der Einsatz der Opioide in immer größerem Rahmen durchgesetzt hat, ist die Anästhesiologie. Speziell für den intraoperativen Einsatz hat die Verwendung wirkstarker, zentraler Analgetika dazu geführt, daß die Sicherheit der Narkose zugenommen hat und störende Nebenwirkungen von Seiten des kardiovaskulären Systems, wie sie von anderen Narkoseverfahren mit Barbituraten und/oder volatilen Anästhetika (Halothan, Enfluran, Isofluran z. B.) her bekannt sind, kaum nachzuweisen sind (Abb. 40).

Die größere therapeutische Breite der Opioide drückt sich in dem jeweiligen Index (LD_{50}/ED_{50}) aus und besagt, daß das Verhältnis der Dosis für eine Wirkung und die Dosis, bei der es zu Nebenwirkungen kommt, sehr breit ist (Tabelle 24). Die therapeutische Breite ist von klinischer Bedeutung, weil selbst bei einer versehentlichen Überdosierung kaum Nachteile von Seiten des kardiovaskulären Systems zu erwarten sind. So weisen klinische und tierexperimentelle Untersuchungen darauf hin, daß mit steigender analgetischer Wirksamkeit auch die Sicherheit in der Anwendung zunimmt. Diese Überlegung bekommt dann eine Bedeutung, wenn Opioide in hohen Dosen als alleiniges Anästhetikum wie z. B. in der Herzanästhesie eingesetzt werden [17, 47, 219].

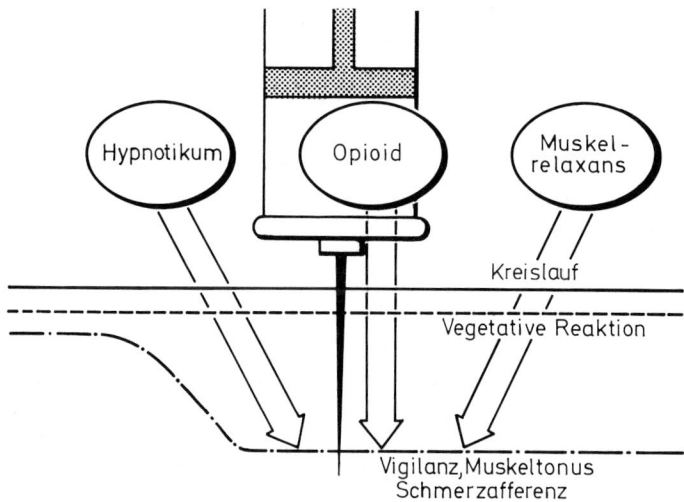

Abb. 40. Die 3 wichtigsten Anteile einer Narkose: das Hypnotikum, das Opioid und das Muskelrelaxans, die zu einem stabilen Kreislauf, einer erhaltenen vegetativen Reaktion bei gedämpfter Vigilanz, einem aufgehobenen Muskeltonus und einer blockierten Schmerzafferenz führen

Tabelle 24. Der therapeutische Index verschiedener Opioide im Vergleich zu anderen Anästhetika. (Nach [45, 46, 187, 188, 263])

Anästhetikum	Therapeutische Breite (LD_{50}/ED_{50})
Tramadol	3
Tilidin	3
Pentazocin	4
Thiopental	6
Pethidin	8
Piritramid	11
Methohexital	11
Ketamin	11
Methadon	12
Etomidate	32
Phenoperidin	39
Butorphanol	45
Morphin	71
Lofentanil	112
Fentanyl	277
Nalbuphin	1034
Alfentanil	1082
Buprenorphin	7933
Sufentanil	26716

Die Begründung, Opioide vermehrt in der Anästhesie einzusetzen, entspringt folgenden Überlegungen:
- Volatile Anästhetika und insbesondere Barbiturate führen bei hoher Dosierung zu einer Beeinträchtigung des kardiovaskulären Systems (schmale therapeutische Breite).
- Neuroleptika wie z. B. Dehydrobenzperidol und auch Sedativa wie z. B. Diazepam können keine Analgesie auslösen.
- Der chirurgische Eingriff ist, für sich betrachtet, sehr schmerzhaft. Es ist deswegen nur logisch, solche Substanzen gezielt einzusetzen, die speziell die sensorische Afferenz blockieren.
- Opioide zeichnen sich durch eine große therapeutische Breite aus.
- Opioide werden i. v. verabreicht. Sie sind der entscheidende Teil der zur totalen i. v.-Narkose eingesetzten Pharmaka.
- Opioide sind ökologisch, da sie nicht zu einer Belastung der Umwelt führen.
- Opioideffekte können mit selektiv wirkenden Antagonisten umgekehrt werden.
- Aufgrund der Kenntnisse über Opioide und ihre spezifischen Rezeptoren im ZNS ist der Wirkungsmechanismus verständlicher.
- Opioide sind bezüglich der Kosten-Nutzen-Relation als günstig einzustufen.
- Opioide führen nicht zu einer Beeinträchtigung der inneren Organe (Nieren, Leber, Myokard).
- Eine maligne Hyperthermie ist nach Opioidapplikation im Gegensatz zu den volatilen Anästhetika nicht beobachtet worden.

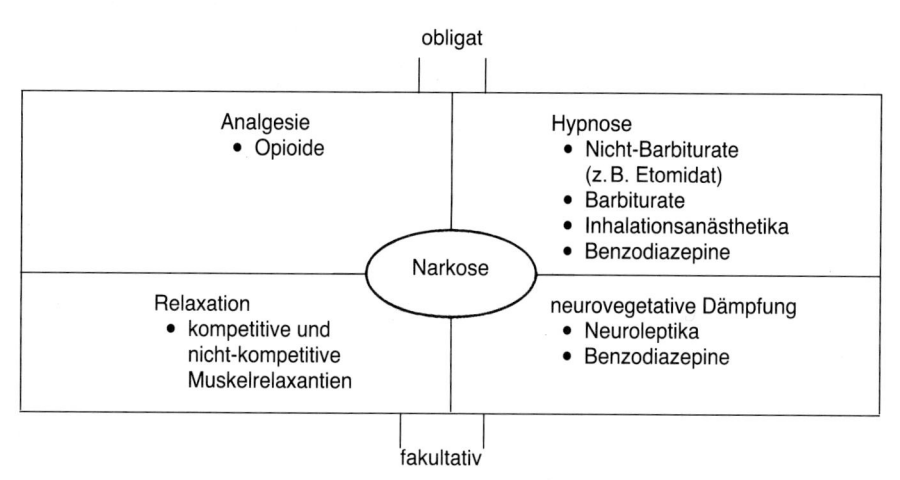

```
                                    obligat
┌───────────────────────────┬───────────────────────────────┐
│   Analgesie               │   Hypnose                     │
│   • Opioide               │   • Nicht-Barbiturate         │
│                           │     (z.B. Etomidat)           │
│                           │   • Barbiturate               │
│                           │   • Inhalationsanästhetika    │
│                  ╭─────╮  │   • Benzodiazepine            │
│                  │Narkose│                                │
│                  ╰─────╯  │                               │
│   Relaxation              │   neurovegetative Dämpfung    │
│   • kompetitive und       │   • Neuroleptika              │
│     nicht-kompetitive     │   • Benzodiazepine            │
│     Muskelrelaxantien     │                               │
└───────────────────────────┴───────────────────────────────┘
                                    fakultativ
```

Abb. 41. Die 4 Narkosekomponenten: Durch Opioide werden Schmerzreaktionen, vegetative, humurale und metabolische Reaktionen blockiert. Der Schlaf dient zur Ausschaltung des Bewußtseins. Von den fakultativen Komponenten dient die Relaxierung zur Erleichterung chirurgischer Manipulationen, und durch die neurovegetative Dämpfung wird die auf Reize ausgelöste Gegenregulation von Seiten des Hypothalamus gedämpft

– Im Gegensatz zu einer Gasnarkose treten nach einer Opioidnarkose postoperative Schmerzen später auf.

So werden die Zielsetzungen der modernen Narkose wie Analgesie, Bewußtlosigkeit und Muskelrelaxation dadurch erreicht, daß Pharmaka mit ganz selektivem Wirkprofil verwendet werden, die die zusätzlichen Forderungen wie Kreislaufstabilität und eine neurovegetative Stabilisierung während des operativen Eingriffs garantieren. Solche Pharmaka sollen neben einer narkotischen Wirkung auch eine große therapeutische Breite aufweisen. Auf die Praxis übertragen bedeutet dies, daß selbst eine versehentliche Überdosierung nicht mit einer Beeinträchtigung der Myokardfunktion und des Kreislaufsystems einhergeht. Diese durch die heutigen Narkosemittel zu erreichenden Ziele können am besten durch den Einsatz von Opioiden allein oder in Kombination mit anderen Anästhetika in Form der sog. „balancierten Narkosetechnik" erreicht werden (Abb. 41).

9.1 Vagale und sympathikotone Effekte nach Opioidgabe

Alle Opioide lösen je nach
1. *Dosis,*
2. *Produkt,*
3. *zusätzlichen Anästhetika und*
4. *vorherrschendem vegetativem Grundtonus*
beim Patienten exzitatorische und/oder inhibitorische Effekte aus (Abb. 42 und Tabelle 25).

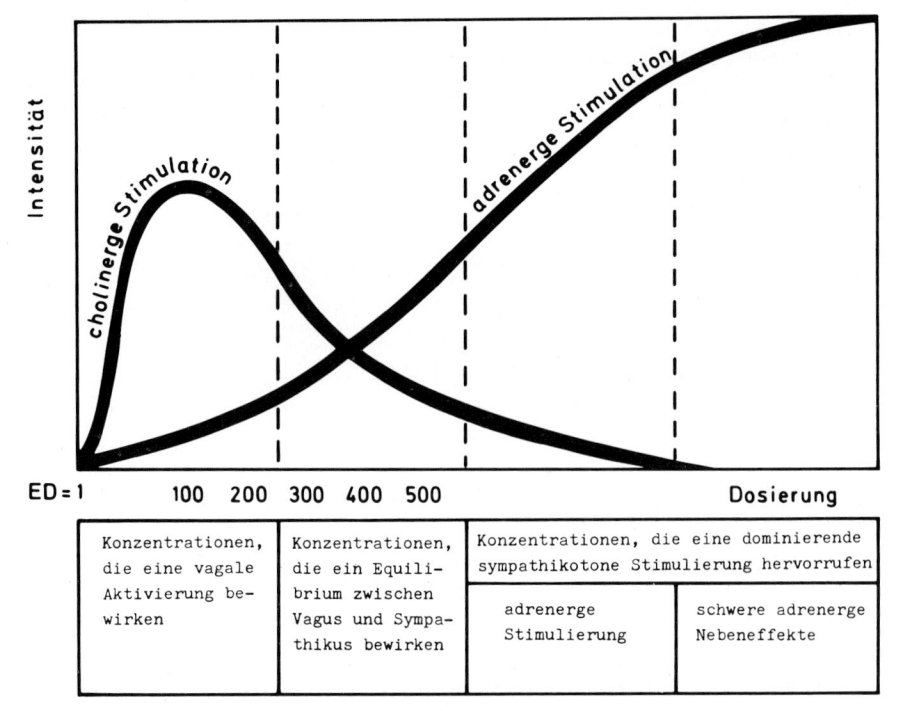

Konzentrationen, die eine vagale Aktivierung bewirken	Konzentrationen, die ein Equilibrium zwischen Vagus und Sympathikus bewirken	Konzentrationen, die eine dominierende sympathikotone Stimulierung hervorrufen	
		adrenerge Stimulierung	schwere adrenerge Nebeneffekte

Abb. 42. Die inhibitorischen (Parasympathikus) und exzitatorischen (Sympathikus) Effekte nach unterschiedlichen Opioiddosen. (Nach [80, 263])

Tabelle 25. Dosisbereiche verschiedener Opioide für eine intraoperative Analgesie, bei denen es zu einer dominanten vagalen bzw. sympathikotonen Stimulierung kommt. Das Ziel einer jeglichen Dosierung ist das Äquilibrium zwischen beiden Teilen des vegetativen Nervensystems

Opioide	Vorherrschender Parasympathikus (mg/kg KG i.v.)	Äquilibrium (mg/kg KG i.v.)	Vorherrschender Sympathikus (mg/kg KG i.v.)
Pethidin	0,45–32	∅	∅
Piritramid	0,22–1,6	1,6–3,2	∅
Morphin	0,15–3,0	3,0–6,0	6,0–10,0
Phenoperidin	0,015–0,3	0,3–6,0	6,0–18,0
Alfentanil	0,005–0,04	0,04–1,2	1,2–5,0
Fentanyl	0,001–0,01	0,01–2,0	2,0–10,0
Sufentanil	0,00025–0,001	0,001–1,0	1,0–2,0

So können Opioide, in niedrigen Dosen verabreicht, zu dem Bild einer vorherrschenden vagalen Symptomatik mit unterschiedlicher Intensität führen:
– Bradykardie,
– Hypotonie bedingt durch Vasodilatation,
– Nausea und Erbrechen,
– Miosis,

- Sphinkterenspasmus,
- Hyperperistaltik ab dem Cannon-Böhm-Punkt,
- Motilitätshemmung von Magen, Ileum und Jejunum,
- Transpiration,
- Salivation,
- Bronchospasmus und
- Laryngospasmus.

Erst höhere Dosen, allein verabreicht, haben ein Äquilibrium im vegetativen System zur Folge. Massive Dosen bedingen eine sympathikotone Hyperaktivität, wobei alle bekannten Symptome, wie sie auch nach der Verabreichung von Katecholaminen auftreten, nachzuweisen sind (Abb. 42):
- Hypertonie,
- Tachykardie,
- Hyperglykämie,
- Erhöhung im peripheren Widerstand,
- Zunahme im Sauerstoffverbrauch,
- Hyperlaktämie,
- Antidiurese und
- Rubiosa des Gesichts.

Vagale und sympathikotone Effekte der Opioide können durch einen Antagonisten (z. B. Naloxon) aufgehoben werden. Dies ist als deutlicher Hinweis für eine Beteiligung der Opioidrezeptoren an der Auslösung der Effekte zu werten. Eine Blockade der parasympathischen Nebenwirkungen durch Atropin führt zu einem Überwiegen der sympathischen Effekte. Eine Blockade der sympathikotonen Effekte durch α- und β-Blocker führt zu einer Verminderung [45]. Sympathikotone und parasympathische Nebenwirkungen können durch folgende Maßnahmen vermindert bzw. eliminiert werden:
1. die vorangehende Verabreichung hoher Dosen von Atropin (bis zu 2 mg) zur Blockade der parasympathischen Nebenwirkungen,
2. eine subkutane bzw. intramuskuläre Injektion des Opioids mit einer daraus resultierenden langsamen Resorption,
3. die gleichzeitige Verabreichung allgemeiner Anästhetika (z. B. Barbiturate, Hypnotika, volatile Anästhetika),
4. die gleichzeitige Verabreichung eines Neuroleptikums wie z. B. Dehydrobenzperidol im Dosisbereich von 5–10 mg/70 kg,
5. die gleichzeitige Verabreichung eines Benzodiazepins,
6. bei alleiniger Gabe, ausreichend hohe Dosen eines sehr wirkstarken Opioids (z. B. Sufentanil), so daß ein vegetatives Äquilibrium erreicht wird (s. Abb. 42 und Tabelle 24).

Ziel aller genannten Techniken ist es, sympathische und parasympathische Nebenwirkungen der Opioide zu verringern und ein neurovegetatives Äquilibrium zu erreichen. Hierbei halten sich Sympathikus und Parasympathikus die Waage.

9.2 Methoden zur Potenzierung einer Opioidnarkose

Eine ausreichende Dämpfung nozizeptiver Afferenzen wird schon bei der Einleitung einer Narkose notwendig, wenn es gilt, die durch eine Intubation ausgelösten sympathikotonen Abwehrreaktionen in ausreichendem Maße zu unterdrücken und eine Stabilisierung des Kreislaufs zu erreichen. So kann abhängig davon, ob zur Einleitung ein Analgetikum (z. B. Fentanyl 0,2–0,5 mg/70 kg KG bzw. Alfentanil 2–3 mg/70 kg KG) zusammen mit dem Hypnotikum (Etomidat, Propofol, oder einem Barbiturat) verabreicht wird, eine ausreichende Stabilisierung vegetativer Abwehrreaktionen bzw. eine Destabilisierung nachgewiesen werden. Je nachdem, ob mit oder ohne Analgetikum intubiert wird, kommt es zu einem Anstieg im systolischen Blutdruck und einer Zunahme im Noradrenalinspiegel (Abb. 43).

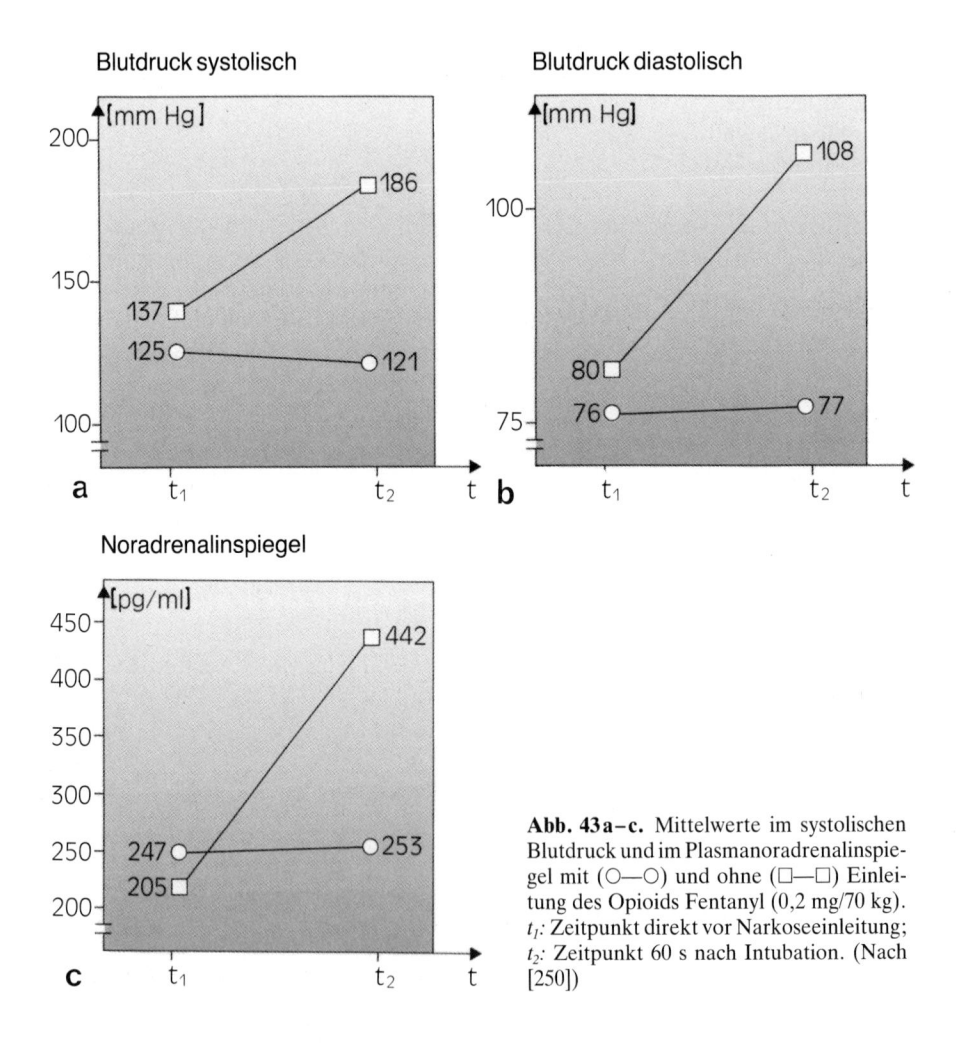

Abb. 43a–c. Mittelwerte im systolischen Blutdruck und im Plasmanoradrenalinspiegel mit (○—○) und ohne (□—□) Einleitung des Opioids Fentanyl (0,2 mg/70 kg). t_1: Zeitpunkt direkt vor Narkoseeinleitung; t_2: Zeitpunkt 60 s nach Intubation. (Nach [250])

Um einen möglichen Überhang nach einer reinen Opioidnarkose zu verhindern, gleichzeitig jedoch die Narkose ausreichend tief zu halten und mögliche Nebenwirkungen des Opioids zu verringern (postoperativ Nausea und Erbrechen), als auch bei Patienten mit relativer Opiattoleranz (Alkoholiker, Analgetika- und/oder Benzodiazepinabusus, starke Raucher) die Narkose zu vertiefen, werden unterschiedliche Pharmaka zur Potenzierung eingesetzt:

1. **Hypnotika** (z. B. Pentobarbital, Thiopental, Methohexital, Etomidat, Chlomethiazol, Propofol) führen, in Verbindung mit einem Opioid appliziert, zu einer Wirkverstärkung und einer Wirkverlängerung. Die Wirkverlängerung ist jedoch schlecht vorhersehbar. Von den neueren Hypnotika scheint das Propofol (Disoprivan), aufgrund der schnellen Metabolisierung durch die Leber recht gut steuerbar zu sein, so daß die gleichzeitige Applikation mit einem Opioid, als totale i. v.-Anästhesie (TIVA) propagiert wird [28, 108, 113, 198, 237].

2. **Neuroleptika,** insbesondere das Dehydrobenzperidol; es wird in niedrigen Dosen (5–10 mg/70 kg) gerne eingesetzt, da es zusätzlich antiarrhythmisch ist, die Durchblutung durch eine α-ähnliche Blockade fördert und ein potentes Antiemetikum darstellt, ein Effekt, der noch bis in die postoperative Phase nachweisbar ist [12]. Die früher empfohlenen hohen Dosierungen (> 20 mg/70 kg) sind zugunsten einer niedrigeren Dosierung aufgegeben worden (5–10 mg/ 70 kg KG).

3. **Benzodiazepine** (z. B. Midazolam, Diazepam, Lorazepam) führen zu einer ausgezeichneten Potenzierung der Opiatanalgesie. Extrapyramidaleffekte sind nicht zu erwarten und es kommt auch nicht zu einer Beeinträchtigung in der Kontraktilität des Herzens. Ihre Wirkdauer ist jedoch recht lang, wovon speziell die opioidbedingte Atemdepression betroffen ist. Midazolam erscheint, was die Halbwertszeit betrifft (1,3–2,3 h), noch die kürzeste Kinetik aufzuweisen [183], zumal der Metabolit, im Gegensatz zu Diazepam, pharmakologisch nicht aktiv ist. Ein weiterer Vorteil ist der jetzt zur Verfügung stehende Antagonist Flumazenil (Anexate), der direkt über den Benzodiazepinrezeptor kompetitiv den Agonisten von seiner Bindung verdrängt und die Wirkung umkehrt [93, 95].

4. **Volatile Anästhetika** (Halothan, Enfluran, Isofluran) sind dafür bekannt, daß sie in einem mehr oder weniger großen Ausmaß die Kontraktilität des Myokards beeinträchtigen. Das einzige Narkosegas, welches in Konzentrationen bis zu 50 Vol% das gesunde Myokard nicht deprimiert, dabei aber eine gute Potenzierung der Opioidwirkung aufweist, ist das Lachgas [176].
Wegen der potentiellen negativ-inotropen Wirkung der volatilen Anästhetika wird die Opioidmenge häufig erhöht, um die für eine tiefe Narkose notwendige Narkosegaskonzentration herabzusetzen. Dabei wird in niedrigen Konzentrationen die Hauptwirkung der Inhalationsanästhetika, nämlich die hypnotische Komponente, gezielt ausgenutzt. Es können sogar Situationen vorliegen (Schock, Herzinsuffiziens z. B.), wo wegen der schlechten Kreislauf-

situation das volatile Anästhetikum vollständig durch ein Opioid ersetzt wird. Da das Opioid die Abwehrreaktionen auf einen nozizeptiven Reiz während des operativen Eingriffs blockiert, kann, wie Untersuchungen von McLesky zeigen [174], eine üblicherweise tiefe Gasnarkose viel oberflächlicher gehalten werden. Andererseits wird, speziell in der Herzanästhesie, ein wirkstarkes Opioid (Sufentanil, Fentanyl) als das Mittel der Wahl für die Narkose angesehen, wenn es gilt, die den Kreislauf belastende, sympathikotone Abwehrreaktionen ausreichend zu unterdrücken [47, 99].

5. **Alpha-2 Agonisten (Clonidin).** Nach neuesten Untersuchungen führt Clonidin aufgrund seiner zentralen Sympathikolyse mit sedativen, anxiolytischen und analgetischen Eigenschaften (3–5 mg/kg i. v.) zu einer ausgezeichneten Kreislaufstabilisierung bei gleichzeitiger Reduktion der Opioide um 40%. Bloor, B. C., Maze M., Segal I.: Interaction between adrenergic and opioid pathways. In: Opioids in Anesthesia. Estafanous F. G. (ed.) Butterworth – Heinemann Boston, Singapore, Sydney, Toronto 1991, pp. 34–49.

Schließlich bedingen Opioide eine Blockade des Hustenzentrums mit einhergehender Unterdrückung der Atemwegsreflexe, so daß ein Endotrachealtubus besser toleriert wird. Diesen Teilaspekt macht man sich besonders bei Intensivpatienten zunutze. Die für eine ausreichende Analgesie zu wählende Dosierung ergibt sich aus folgender Übersicht, wobei, unter Berücksichtigung einer hohen Sättigungsdosis, die endgültige Dosierung von der Länge des geplanten Eingriffs sowie von sekundären Faktoren wie Alter, Gesamteiweiß, Leberfunktion usw. abhängt.

Die übliche Dosierung des Opioids Fentanyl bei der klassischen Neuroleptnarkose (NLA) und der „balanced anesthesia", der balancierten Narkosetechnik, bei der ein volatiles Anästhetikum hinzugefügt wird.

Fentanyl
Dosierung
Bei NLA: *Initial:* 0,3–0,7 mg *Repetitiv:* 0,1 mg bei Zeichen nachlassender Analgesie
Bei der balancierten Anästhesie *Initial:* 0,3–0,5 mg *Repetitiv:* 0,1 mg bei Zeichen nachlassender Analgesie

Während in der klassischen Neuroleptanästhesie (NLA) das Lachgas als volatiles Anästhetikum eine Verstärkung des analgetischen Effektes bewirkt, werden die Abwehrreaktion von Seiten des zentralen Sympathikus und des endokrinen Systems gewöhnlich mit Hilfe eines Neuroleptikums (Dehydrobenzperidol z. B.)

gedämpft. Nachteilig bei dieser Methode ist jedoch die durch das Opioid induzierte Atemdepression. Diese kann nämlich bis in die postoperative Phase reichen, wenn bis kurz vor Operationsende wirkstarke Opioide verabreicht worden sind. So kann eine Antagonisierung der Opioidwirkung mit einem spezifischen Antidot (z. B. Naloxon) oder eine verlängerte postoperative Überwachung notwendig werden (Näheres s. im Kapitel über Opioidantagonisten). Entscheidend bei dieser Technik ist die initial ausreichend hohe Sättigungsdosis des Opioids, so daß im Verlauf der Operation eher Zurückhaltung mit seiner weiteren Verabreichung geübt bzw. bei Bedarf auf ein ultrakurzwirkendes Opioid wie Alfentanil ausgewichen werden kann. Aus diesem Grunde ist man in der klinischen Anästhesiologie dazu übergegangen, gegen Narkoseende das Analgetikum wegzulassen. Die daraus resultierende Verringerung der Analgesie wird durch niedrige Konzentrationen eines volatilen Anästhetikums wie Halothan, Enfluran oder Isofluran kompensiert. Da das volatile Anästhetikum, gegen Ende einer Opioidnarkose verabreicht, jedoch mehrere Minuten (> 5 min) bis zum Erreichen einer wirksamen Hirnkonzentration benötigt, ist hiermit eine bedarfsadaptierte Blockade nozizeptiver Afferenzen nicht immer rechtzeitig möglich. Zum anderen verzögern volatile Anästhetika den metabolischen Abbau des Opioids [159], so daß wiederum ein potentieller Überhang in die postoperative Phase mit ungenügendem Atemantrieb möglich wird. Die zusätzliche Applikation eines volatilen Anästhetikums stellt somit nicht die beste Lösung dar, *kurzfristig* eine Analgesie zu vertiefen.

Andere, das ZNS dämpfende Pharmaka, wie Hypnotika oder Benzodiazepine können ebenfalls dazu verwendet werden, eine nachlassende Analgesie des Opioids während der klassischen Neuroleptnarkose zu vervollständigen. Aufgrund der langen Anschlagzeit und einer langen Wirkdauer sind weniger wünschenswerte Reaktionen zu erwarten, die in eine verlängerte Erholungsphase und sogar in eine verzögert einsetzende Spontanatmung in der postoperativen Phase münden. Eine Technik, die die Verabreichung zusätzlicher Anästhetika mit langem Wirkprofil zu umgehen bestrebt ist, besteht in der absichtlichen Überdosierung mit einem Opioid, um am Ende der Narkose den zu erwartenden Überhang mit einem Antagonisten wie Naloxon (Narcanti; [75]) oder einem gemischten Agonisten/Antagonisten wie Nalbuphin (Nubain; [88, 89]) aufzuheben. Diese Antagonisierung eines zentralen Analgetikums durch einen spezifischen Antagonisten am Ende der Narkose kann jedoch zu Nausea, Erbrechen und postoperativen Schmerzen führen [84]. Außerdem wird Naloxon als die mögliche Ursache dafür angesehen, wenn postoperativ Hypertension, ein Lungenödem und Arrhythmien auftreten [58, 231]. Auch ist die Plasmahalbwertszeit des klinisch sonst sehr wirkungsvollen Antagonisten Naloxon kürzer als die der Agonisten wie Morphin, Fentanyl oder Sufentanil, so daß eine späte Atemdepression eintreten kann [238], die wiederholte Gaben des Antagonisten notwendig machen.

Die Forderung, auch im letzten Stadium der Narkose eine ausreichend tiefe Analgesie zu garantieren, gleichzeitig jedoch einen möglichen Überhang in die postoperative Phase hinein zu vermeiden, hat zu der Entwicklung von Substanzen geführt, die eine bessere Steuerbarkeit zulassen. Aufgrund der pharmakokinetischen und physikochemischen Eigenschaften des Opioids Fentanyl, welches am häufigsten bei der klassischen Neuroleptnarkose eingesetzt wird, ist bei unangepaßter Dosierungsweise ein postoperativer Überhang sowie eine verminderte Vigilanz mit eingeschränkter Spontanatmung möglich. Ursächlich hierfür ist das große Verteilungsvolumen (Vd) von Fentanyl in den peripheren Kompartimenten des Körpers (Haut, Muskulatur und Fettgewebe), so daß es neben einer verzögerten Biotransformation auch zu einer verlängerten Eliminationshalbwertszeit ($t_{1/2}\beta$) kommt (Tabelle 26).

Tabelle 26. Vergleichende pharmakokinetische Daten verschiedener Opioide untereinander. (Nach [113])

Opioide	$t_{1/2}\beta$ [min]	Clearance [ml/min/kg]	Verteilungs- volumen [l/kg] (Vd)	Protein- bindung [%]
Fentanyl	219	11,6	4,0	84
Alfentanil	94	5,1	0,71	92
Sufentanil	164	12,7	1,74	92
Morphin	177	14,7	3,0	30
Pethidin	192	12,0	2,8	?

Um diesem Nachteil erfolgreicher zu begegnen, kann mit einem kurzwirkenden Opioid wie dem Alfentanil (Rapifen), einem Fentanylanalogon aus der Reihe der Piperidine, eine Verbesserung der intraoperativen Analgesie erreicht werden. Im Gegensatz zu den anderen wirkungsstarken, zentralen Analgetika ist Alfentanil durch ein kleineres Verteilungsvolumen charakterisiert. Es hat eine kürzere Eliminationshalbwertszeit ($t_{1/2}\beta$) und weist aufgrund einer größeren metabolischen Abbaurate auch eine kürzere Wirkdauer auf. Da im Gegensatz zu anderen Opioiden der größte Anteil in nichtionisierter Form im Blut vorliegt (Tabelle 27), können nach Applikation auch mehr Moleküle des Pharmakons die Blut-Hirn-Schranke durchdringen und die spezifischen Rezeptoren im ZNS besetzen; ein sofortiger und starker Wirkeffekt ist zu erwarten.

Tabelle 27. Gegenüberstellende pharmakokinetische und physikochemische Eigenschaften verschiedener Opioide. (Nach [130])

	Alfentanil	Fentanyl	Sufentanil	Morphin
Oktanol-Wasser- Verteilungskoeffizient	129	816	1727	1,4
Nichtionisierte Anteile [%]	89	8,5	20	23
Dissoziation Vom Rezeptor [min]	zu schnell zur Messung	1,2	25	5
Eiweißbindung [%]	92,1	84,4	92,5	30

Aufgrund dieses vorteilhaften Wirkprofils wird Alfentanil als Opioid der Wahl dann angesehen, wenn die Analgesie in der letzten Phase einer Operation verstärkt werden soll, ohne gleichzeitig Gefahr zu laufen, eine postoperative Atemdepression in Kauf nehmen zu müssen. Die Gründe, das Opioid Alfentanil bei solchen Gelegenheiten einzusetzen, sind offensichtlicher als diejenigen, die für Fentanyl sprechen, insbesondere dann, wenn nur kurzfristig eine Vertiefung der Analgesie notwendig wird.

Im Gegensatz zu Fentanyl, das seine maximale Wirkung bei i. v.-Gabe erst nach 5–8 min entwickelt, erreicht Alfentanil schon nach 1 min seinen maximalen Wirkeffekt (Tabelle 28). Bei einmaliger Bolusinjektion beträgt der Wirkanschlag fast nur eine Kreislaufzeit [150], so daß zu dem Zeitpunkt, an dem der analgetische Effekt am größten sein sollte, auch eine ausreichende Blockade aller nozizeptiven Afferenzen erreicht wird. Der Schmerzreiz wird somit zum Zeitpunkt seiner größten Intensität blockiert. Im Gegensatz hierzu kann dieses Ziel mit Fentanyl nicht erreicht werden. Das Pharmakon braucht etwa 2 min bis zum Wirkungsbeginn und 5–8 min bevor ein maximaler Effekt erwartet werden kann [191].

Da der Zeitpunkt der durch die chirurgische Manipulation ausgelösten schmerzhaften Stimuli nicht vorherbestimmbar ist, erscheint Alfentanil das Opioid zu sein, welches, kurz vorher gegeben, am effektivsten den Schmerz zum Zeitpunkt seiner Entstehung blockiert. Diese Eigenschaft von Alfentanil ist besonders für die Klinik von Bedeutung, da eine einmalige Bolusgabe zu keinem potentiellen Überhang führt. Wie aus Tabelle 26 zu ersehen ist, hat es, im Vergleich zu Fentanyl, eine kürzere Eliminationshalbwertszeit. Aufgrund seiner hohen Lipophilie und dem hohen Anteil nicht ionisierter Moleküle (Tabelle 27) wird die Blut-Hirn-Schranke von großen Mengen nach der Injektion rasch überwunden. Die Konzentration fällt jedoch auch sehr schnell wieder ab, da das Opioid eine geringe Rezeptorbindung hat und vom ZNS in das Blut rückdiffundiert. Die Umverteilung zu den unspezifischen Bindestellen, insbesondere den proteinreichen Organen, ist geringer als beim Fentanyl. Letztere sind die Anteile des Organismus, wie die Muskulatur, die inneren Organe aber auch das Fettgewebe, die an der Vermittlung narkotischer Effekte nicht teilnehmen und nur Speicherfunktion ausüben (Verteilungsvolumen). Dagegen ist nach der Injektion selbst kleiner Dosen von

Tabelle 28. Wirkprofile verschiedener Opioide. (Nach [217])

	Alfentanil	Fentanyl	Morphin
Maximaler Wirkungseffekt [min][a]	1	5	30
Wirkungsdauer [min][a]	11–15	30–30	115
Relative Potenz zu Alfentanil	1	4	0,025
Sicherheitsindex[a] (LD50/ED50)	1080	277	70
Maximaler Wirkungseffekt im EEG [min][b]	1,1	6,4	–
Spontanatmung nach Infusion [min][b]	5–10	10–15	–

[a] Daten nach i. v.-Gabe [163].
[b] Vergleichende EEG-Effekte nach 5minütiger Infusion mit Alfentanil 1500 µg/min bzw. Fentanyl 150 µg/min. (Nach [217])

Fentanyl oder nach einer Fentanylinfusion der Hirn- und Blutplasmaspiegel oberhalb der Schwelle für Analgesie und Atemdepression [236]. Unter solchen Umständen ist der analgetische Effekt von Fentanyl dauerhafter, da die abfallende Blut- und Hirnkonzentration jetzt von der langsameren Eliminationshalbwertszeit bestimmt wird. Da jedoch die *Beendigung* der pharmakologischen Wirkung eines Opioids neben der Umverteilung zu einem großen Teil auch von der *Elimination durch die Leber* abhängt [236], ist nach einer einmaligen Alfentanilmenge die zu erwartende Wirkungsdauer wegen der sofortigen Metabolisierung besser vorherzusagen. Auch unter Alfentanil kommt es zur Umverteilung. Sie hat jedoch nach einmaliger Gabe des Opioids keinen maßgeblichen Anteil an der Wirkungsdauer. Nur wiederholt verabreichte Alfentanildosen bzw. eine **Alfentanilinfusion führt zu einem** Wirkungsabfall, der von der Eliminationshalbwertszeit abhängt; die Möglichkeit einer lang andauernden Wirkung mit verzögerter Erholung ist dann ebenfalls gegeben.

Der Nachweis, daß Alfentanil alleine eine nur kurze atemdepressorische Wirkung offenbart, konnte durch Untersuchungen über den Einfluß auf die CO_2-Rückatmung nach Read erbracht werden [242]. 7,5 bzw. 17 µg/kg Alfentanil wurden in ihren Wirkungen äquipotenten Dosen von 1,5 bzw. 3,0 µg/kg Fentanyl gegenübergestellt. Fentanyl verursachte eine deutlich längere und intensivere Atemdepression als Alfentanil; der atemdepressorische Effekt von Fentanyl war etwa 13mal stärker als der des kurz wirkenden Opioids Alfentanil. So weisen die an freiwilligen Probanden mit Hilfe der CO_2-Rückatmung gewonnenen Daten darauf hin, daß in den ersten 10–20 min nach 10 µg/kg Alfentanil eine Empfindlichkeitsverringerung des Atemzentrums auf Kohlendioxid auftritt (Abb. 44a).

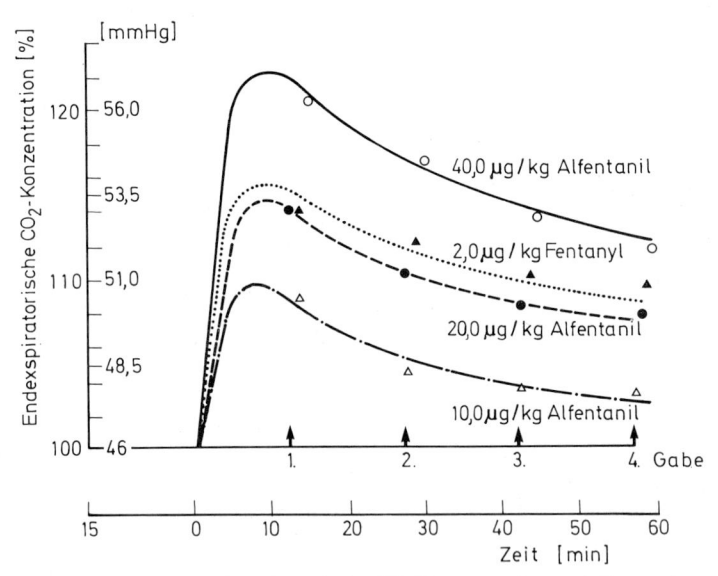

Abb. 44a. Mittlere endexspiratorische CO_2-Konzentration nach Fentanyl respektive Alfentanil unter Atmung von 4% CO_2 bei 30 Probanden. (Nach [242]) **b** Praktisches Vorgehen bei der Intubationsnarkose mit dem kurzwirkenden Opioid Alfentanil (Rapifen). (Nach [215])

Dieser Verlust des Atemzentrums, adäquat auf CO_2 zu reagieren, ist von der applizierten Menge des Opioids abhängig [242]. Somit scheint die einmalige Dosis von 10 µg/kg sinnvoll zu sein, wenn eine rasche Vertiefung der Analgesie, aber auch eine schnelle Rückkehr zur Spontanatmung gefordert wird. Denn schon eine Verdoppelung auf 20 µg/kg Alfentanil bedingt noch in der 60. min nach Opioidgabe eine Beeinträchtigung der Atemregulation [210]. Die einmalige Dosis von 10 µg/kg ist deshalb sinnvoll, eine rasche Vertiefung der Analgesie, aber auch eine schnelle Rückkehr zur Spontanatmung zu erreichen.

9.3 Einsatz von Alfentanil und Fentanyl in der Neuroleptanästhesie

Aufgrund seines schnellen Wirkungseintritts, seiner kurzen Wirkungsdauer und einer Stärke, die etwa 40- bis 70mal der von Morphin entspricht (Tabelle 28), ist Alfentanil nicht nur als Analgetikum für kurzfristige und sehr schmerzhafte Eingriffe geeignet (praktische Vorgehensweise s. Abb. 44b).

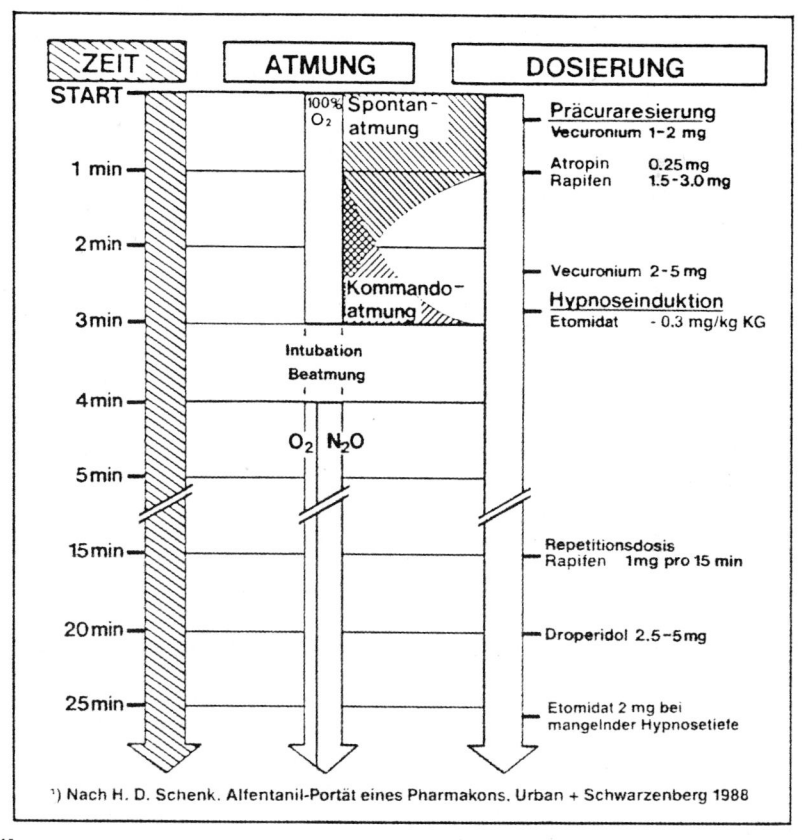

Abb. 44b.

Dagegen ist der Einsatz von dem länger wirkenden Fentanyl bei allen Narkosen indiziert, die über 60 min und länger andauern (praktische Vorgehensweise s. Übersicht). Alfentanil kann jedoch auch in der klassischen Neuroleptnarkose mit Fentanyl (on-top) eingesetzt werden. Hierbei ist der Zeitpunkt der Applikation während der Operation von Bedeutung. Die Berücksichtigung der üblichen Kriterien für den Einsatz eines Opioids ist hilfreich, wenn in den letzten 30–50 min einer Neuroleptnarkose eine Optimierung der Analgesie mit Alfentanil angestrebt wird:

1. Im Gegensatz zur Applikation des Opioids in festen Zeitintervallen ist bei einem Anstieg des systolischen Blutdrucks 15% über den präoperativen Ausgangswert die Indikation zur Opioidgabe gegeben.
2. Eine intraoperative Herzfrequenzzunahme, die einen Wert von 90/min übersteigt, vorausgesetzt, daß keine Hypovolämie vorliegt.
3. Abwehrbewegungen des Patienten inklusive Schlucken, Husten, Mimik oder Öffnen der Augen.
4. Vegetative Zeichen für eine inadäquate Narkosetiefe wie Tränenfluß, Rubiosa oder Schwitzen.

Technik der NLA

Prämedikation
(30–60 min vor Anästhesie)
- 1–3 ml Thalamonal und 0,25 mg Atropin als Mischspritze i.m.; soll auf eine analgetische Prämedikation verzichtet werden, Gabe eines Benzodiazepins in üblicher Dosierung
- Infusion anlegen

Einleitung
- Vorgabe eines kompetitiven Muskelrelaxans (z.B. 2 mg Alcuronium oder 0,75 mg Vecuronium)
- 2–3 ml ≙ 5–7,5 mg Droperidol
- 4–8 ml ≙ 0,2–0,4 mg Fentanyl
- 7,5–10 ml ≙ 15–20 mg Etomidat
- Sauerstoffmaskenbeatmung
- 50–100 mg Succinylcholin
- Intubation

Aufrechterhaltung
- N_2O-/O_2-Beatmung, in der Regel 3:1
- 2–3 ml ≙ 5–7,5 mg Droperidol und 4–8 ml ≙ 0,2–0,4 mg Fentanyl bis zum Operationsbeginn
- Relaxierung nach Bedarf
- 1–4 ml ≙ 0,05–0,2 mg Fentanyl etwa alle 45 min bzw. bei nachlassender Analgesie
- 1–4 ml ≙ 0,5–2 mg Alfentanil „on-top" bei nachlassender Analgesie weniger als 45 min vor Anästhesieende

Ausleitung
- Beatmung reduzieren kurz vor Operationsende
- N_2O-Zufuhr beenden mit dem Operationsende
- Aufforderung zur Spontanatmung
- Muskelrelaxans- bzw. Opiatantagonisierung bei Bedarf
- Extubation bei suffizienter Eigenatmung

Postoperative Schmerzbehandlung
- 2 ml ≙ 15 mg Piritramid

9.3.1 Klinische Erfahrungen mit dem „on-top-Einsatz" von Alfentanil bei der Neuroleptnarkose

Theoretisch kann eine zusätzliche Alfentanildosis, „on-top" einer Neuroleptnarkose mit Fentanyl verabreicht, einen Einfluß auf die Atmung ausüben. Denn beide Opioide interagieren mit den gleichen Rezeptoren, so daß die Möglichkeit einer Wirkverlängerung gegeben ist.

In einer kontrollierten Untersuchung konnte die Wirkung von On-top-Alfentanil im Vergleich zu Fentanyl als letzte Opiatdosis während der klassischen Neuroleptnarkose dahingehend untersucht werden, wie lang und inwieweit sich zentrale Wirkeffekte im EEG niederschlagen [90]. Diese Form des Nachweises zentraler Wirkungen von Opioiden erscheint insofern von Bedeutung, als Fentanyl und auch Alfentanil eine Verlangsamung der EEG-Aktivitäten zur Folge haben [217, 219], wobei die verschiedenen EEG-Leistungsspektren ($\alpha, \beta, \vartheta, \delta$) ein An- bzw. Abfluten der zentralen Wirkungseffekte offenbaren.

Zwei vergleichbare Gruppen von Patienten, die sich abdominellen, orthopädischen oder urologischen Eingriffen unterziehen mußten, erhielten entweder Alfentanil (10 µg/kg) oder Fentanyl (1,5 µg/kg) als Opioid in den letzten 50 min vor Operationsende, wenn nozizeptive Reize unterdrückt werden mußten. Da sich eine Vigilanzänderung in den schnellen Leistungsanteilen des EEGs α (8–13 Hz) und β (13–30 Hz) niederschlägt, ließen sich sowohl die intra- als auch die postoperativen zentralen Effekte kontinuierlich ableiten und in Form von sog. EEG-Leistungsspektren darstellen (Neurotrac, Fa. Interspec Medical/Wl., USA). Alle Patienten hatten bei gleicher Prämedikation (Atropin, Pethidin und Promethazin)

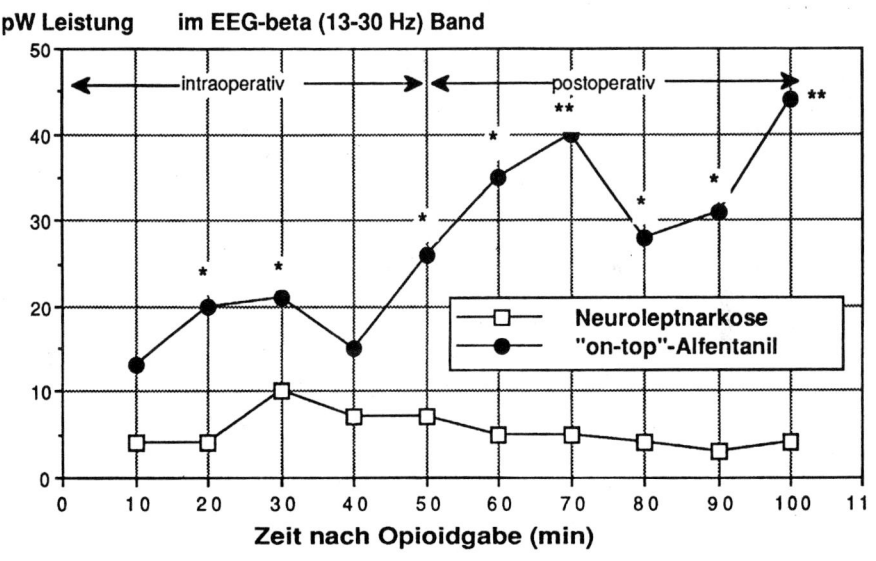

Abb. 45. Gegenüberstellende mittlere Leistung (pW) im Frequenzbereich beta des EEGs (13–30 Hz) nach On-top-Alfentanil bzw. Fentanyl während und nach einer Neuroleptnarkose (Signifikanzniveau zwischen beiden Gruppen *p < 0,05, **p < 0,01). (Nach [91])

und gleicher Einleitung (Etomidat 0,3 mg/kg gefolgt von Droperidol 140 µg/kg) eine initiale Fentanyldosis von 5 µg/kg erhalten. Alle Patienten wurden mit Lachgas/Sauerstoff (2:1) normoventiliert und zusätzliche Fentanyldosen wurden bei Bedarf verabreicht.

Postoperativ wiesen die Patienten, bei denen Alfentanil als letzte Opioiddosis eingesetzt wurde, ein signifikant höheres Vigilanzniveau auf. Dies wird in Abb. 45 deutlich, wo die mittleren Leistungsveränderungen (pW) im Frequenzbereich β des EEGs sowohl 50 min vor als auch nach Beendigung der Narkose dargestellt sind.

Eine schnellere Zunahme der Leistung im β-Band ist, im Gegensatz zur klassischen Neuroleptnarkose, postoperativ bei der On-top-Gruppe vorhanden. Der Anstieg der Leistung im β-Band des EEGs weist auf ein höheres Vigilanzniveau hin. Neben diesem im EEG sichtbaren Unterschied zwischen beiden Gruppen war die On-top-Alfentanilgruppe auch durch eine schnellere Erholung der Atmung charakterisiert, ein Effekt, der sich im Vergleich zur Neuroleptgruppe in einem höheren Atemminutenvolumen niederschlug (Tabelle 29).

Tabelle 29. Die postoperativen Atemminutenvolumina *(l/min ± SEM)* bei der On-top-Alfentanil- und bei der Neurolept-Gruppe von je 10 Patienten

Postoperative Zeit (t)	On-top-Alfentanil [l/min ± SEM]	Neuroleptnarkose [l/min ± SEM]
10	5,1 ± 0,5	5,4 ± 0,8
20	6,4 ± 0,6	6,3 ± 8
30	5,9 ± 0,5	5,5 ± 1,1
40	5,4 ± 0,5	4,6 ± 1,5
50	5,9 ± 0,6	5,0 ± 1,5

Obgleich die therapeutische Dosis von Alfentanil, die üblicherweise notwendig ist, um einen nozizeptiven Reiz ausreichend zu blockieren, bei unprämedizierten Erwachsenen im Bereich von 40 ± 20 µg/kg liegt [173, 183], ist doch die On-top-Dosierung von nur 10–15 µg/kg als ausreichend anzusehen. Denn im Organismus liegen noch Restkonzentrationen von Fentanyl vor, und die Analgesie wird mit Lachgas komplettiert (Abb. 46).

Dieser Umstand wird auch in den jeweiligen Plasmafentanylspiegeln deutlich, die in beiden Gruppen einen ähnlichen Konzentrationsabfall aufwiesen (Abb. 47).

Neben den Effekten von Alfentanil auf das EEG, ist im somatosensorisch-evozierten Potential (SEP) die kurze „dynamische Halbwertszeit" des Opioids Alfentanil demonstrierbar. Da der Stimulus beim SEP wie der Schmerz ähnliche afferente Nervenbahnen bis hin zu den schmerzverarbeitenden Zentren durchläuft, läßt sich hiermit das Ausmaß der afferenten, opioid-bedingten sensorischen Dämpfung nachempfinden [91]. Das SEP stellt somit einen zuverlässigen Maßstab für die individuelle Schmerzverarbeitung eines Patienten dar [26]. Ein repräsentatives Beispiel (Abb. 48) zeigt die Veränderung der Amplitudenhöhe im Peak 5, ca. 100 ms nach dem Reiz. Nach der Narkoseeinleitung mit Etomidat, gefolgt von Droperidol und Fentanyl ist die Amplitudenhöhe (µV) zum Ausgangswert deutlich abgefallen. Gegen Ende der Narkose steigt die Amplitudenhöhe als Zeichen einer ungenügenden Blockade afferenter Impulse wieder an. Dieser Anstieg wird

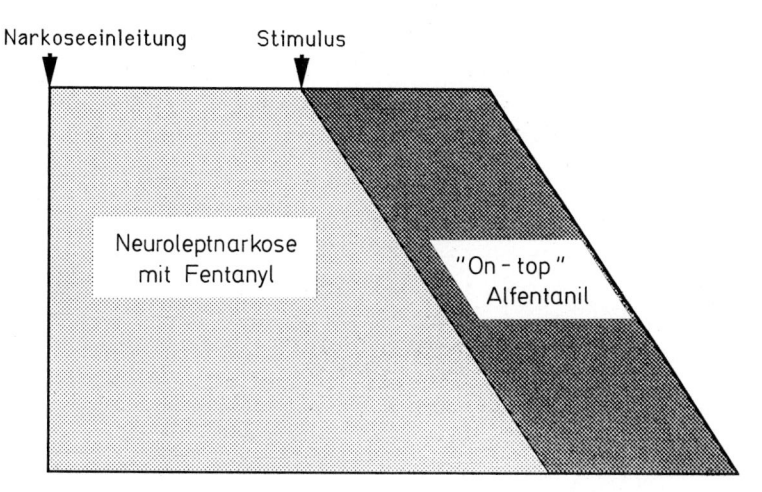

Abb. 46. Schematische Illustration zur Komplettierung der Analgesie im letzten Drittel einer Neuroleptnarkose mit Hilfe der On-top-Gabe von Alfentanil

durch die On-top-Gabe von 10 µg/kg Alfentanil unterbrochen. Die Amplitude hat 40 min nach der On-top-Injektion fast wieder ihren alten Ausgangswert erreicht. Der Patient weist jetzt ein Atemminutenvolumen von 9,5 l/min auf und kann extubiert werden.

So spiegelt sich sowohl in den EEG-Powerspektren als auch im ereigniskorrelierten evozierten Potential (Abb. 48) die wechselnde In-vivo-Rezeptorbesetzung im ZNS wider. Speziell das SEP demonstriert hierbei die momentane Blockade der sensorischen Afferenzen, die von der jeweiligen Besetzung der Opiatrezeptoren abhängt.

9.4 Intraoperativer Einsatz von Opioiden während der Narkose mit volatilen Anästhetika

Der Versuch, die 4 Grundkomponenten der Anästhesie (Analgesie, Hypnose, vegetative Dämpfung, Muskelrelaxation) mit einem einzigen Anästhetikum zu gewährleisten, führt zwangsläufig zu einer erheblichen Überdosierung. So müssen die volatilen Anästhetika bei einer reinen Inhalationsnarkose sehr hoch dosiert werden, da sie nur geringe analgetische Eigenschaften aufweisen; der Patient wird eher „betäubt".

Ziel der Kombinationsnarkose war es deshalb von jeher, die einzelnen Komponenten der Anästhesie mit spezifischen, hochwirksamen Substanzen auszulösen und von jedem Medikament nur seine Hauptwirkung auszunutzen. Dadurch können vergleichsweise niedrige Dosierungen gewählt werden, die eine für den Patienten schonende Anästhesie bei gleichzeitig guten Arbeitsbedingungen für den Operateur gewährleisten. So zeigen verschiedene Untersuchungen, daß sich der MAC-Wert der Inhalationsanästhetika bei Verwendung potenter Analgetika erheblich reduzieren läßt (Abb. 49) [56, 182, 235].

**Plasmaspiegel
(ng/ml)**

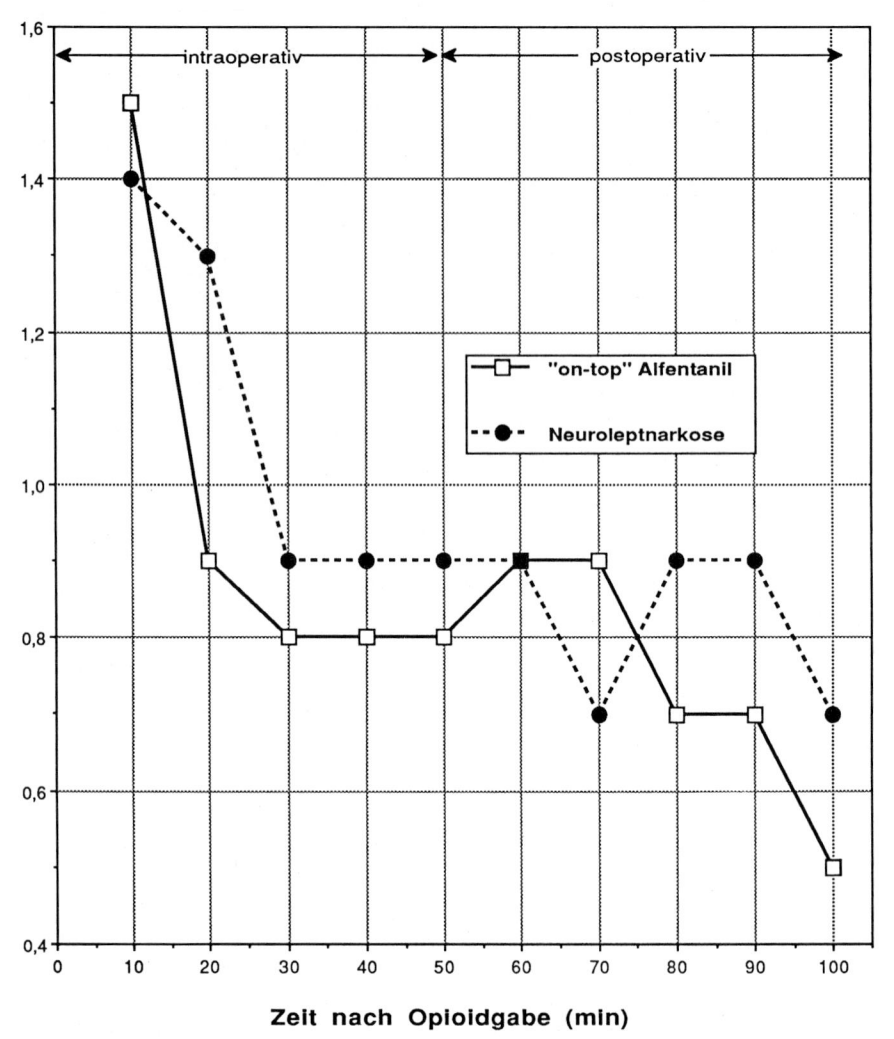

Abb. 47. Plasmakonzentrationsverlauf von Fentanyl bei der On-top-Alfentanil- und der Neuroleptgruppe. (Nach [91])

Heute wird bei der Kombinationsanästhesie oder „balanced anaesthesia" die Analgesie durch potente Analgetika wie Fentanyl und Alfentanil, die Hypnose durch Inhalationsanästhetika in niedriger Konzentration, die Muskelrelaxation durch kompetetive bzw. nichtkompetitive Muskelrelaxanzien und die vegetative Dämpfung durch Neuroleptika wie Droperidol oder Benzodiazepine erzielt [113, 132, 229]. Eine praktikable Vorgehensweise zeigt die folgende Übersicht (s. S. 100).

Intraoperativer Einsatz von Opioiden während der Narkose mit volatilen Anästhetik 97

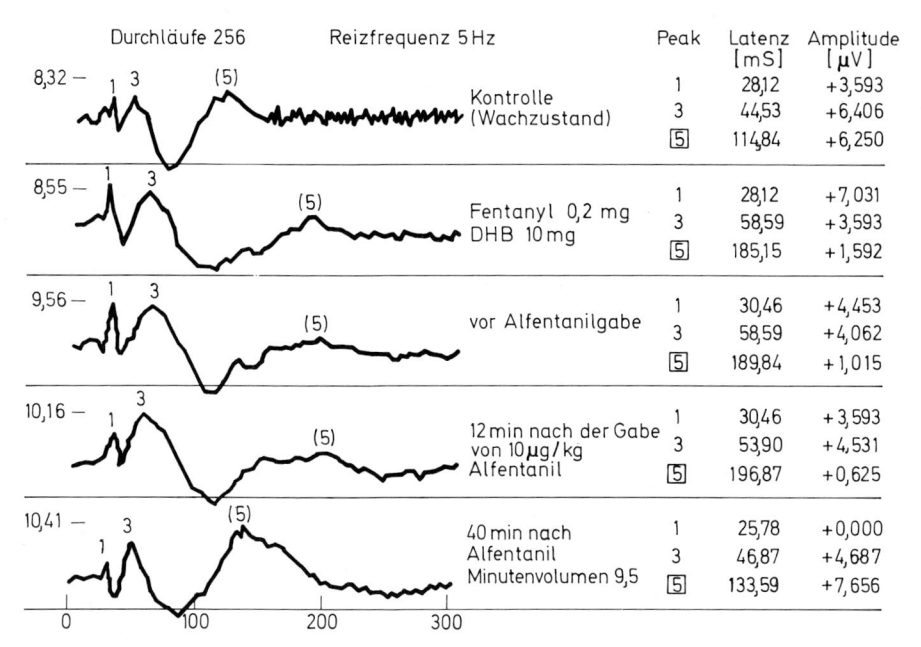

Durchläufe 256	Reizfrequenz 5 Hz		Peak	Latenz [mS]	Amplitude [µV]
8,32		Kontrolle (Wachzustand)	1	28,12	+3,593
			3	44,53	+6,406
			5	114,84	+6,250
8,55		Fentanyl 0,2 mg DHB 10 mg	1	28,12	+7,031
			3	58,59	+3,593
			5	185,15	+1,592
9,56		vor Alfentanilgabe	1	30,46	+4,453
			3	58,59	+4,062
			5	189,84	+1,015
10,16		12 min nach der Gabe von 10 µg/kg Alfentanil	1	30,46	+3,593
			3	53,90	+4,531
			5	196,87	+0,625
10,41		40 min nach Alfentanil Minutenvolumen 9,5	1	25,78	+0,000
			3	46,87	+4,687
			5	133,59	+7,656

Abb. 48. Die somatosensorisch-evozierten Potentiale *(SEP)* bei einer Neuroleptnarkose vor und nach der On-top-Gabe von Alfentanil. (Nach [77])

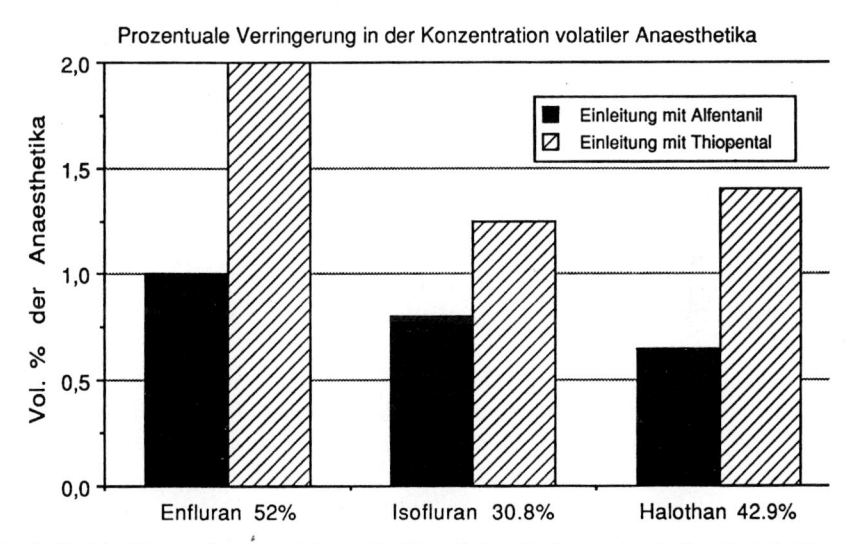

Abb. 49. Bei der Verwendung von Alfentanil während einer Narkose mit volatilen Anästhetika kommt es zu einer deutlichen MAC-Reduktion. Ähnliche Effekte lassen sich auch bei wiederholter intraoperativer On-top-Alfentanilgabe nachweisen. (Nach [231, 235])

Durchschnittliche Dosierung von Anästhetika in der Kombinationsnarkose bei einem 70 kg schweren Patienten

Prämedikation:	1–3 ml Thalamonal bzw. ein Benzodiazepin in üblicher Dosierung.
Einleitung:	5,0–7,5 mg Dehydrobenzperidol, 0,3–0,4 mg Fentanyl, Präkurarisierung mit z.B. 0,75 mg Vecuronium, 0,2–0,3 mg/kg Etomidat, Beatmung mit Sauerstoff über Maske 1 mg/kg Succinylcholin, Intubation.
Aufrechterhaltung:	maschinelle Beatmung mit N_2O/O_2 im Verhältnis 2:1 und 0,3–0,8 Vol.-% Enfluran; Nachinjektion von Fentanyl bzw. einem Muskelrelans nach Bedarf.

Bei dieser Vorgehensweise werden Nebenwirkungen hoher Dosierungen von Inhalationsanästhetika wie z.B. Blutdruckabfälle und Arrhythmien vermieden. Dabei gewährleistet die niedrige Konzentration des Inhalationsanästhetikums jedoch eine adäquate Schlaftiefe.

Die initial hohe Dosierung des Analgetikums Fentanyl schützt den Patienten vor kardiovaskulären und hormonellen Auswirkungen des Intubationsreizes und erzeugt eine für die chirurgische Intervention notwendige Basisanalgesie. Droperidol wirkt vegetativ stabilisierend, und seine potente antiemetische Eigenschaft wirkt der postoperativen Übelkeit und dem Erbrechen entgegen. Postoperativ ist noch eine Restanalgesie zu verzeichnen, so daß die Patienten nicht sofort Schmerzen empfinden müssen. Auch das nach einer Inhalationsnarkose öfter zu beobachtende Kältezittern („shivering") wird durch eine Kombinationsnarkose deutlich reduziert.

Bei den relativ geringen Dosen der einzelnen, gezielt eingesetzen Anästhetika werden die kardiovaskulären Parameter nur gering beeinflußt; die Methode zeichnet sich somit durch eine ausgeprägte Kreislaufstabilität aus.

9.5 Sufentanil, ein neueres hochpotentes Opioid zum Einsatz in der Anästhesie

Sufentanil weist im Vergleich zu Fentanyl eine ähnliche antitussive, atemdepressorische und bradykarde Wirkung auf. Es hat jedoch aufgrund der höheren Selektivität und Affinität zum µ-Rezeptor, eine 5–7 größere analgetische Wirkstärke (siehe Tabelle 12). Die ebenfalls größere therapeutische Breite (L50/ED50) weist darauf hin, daß Nebeneffekte von Seiten des Kreislaufs im Sinne einer Kontraktilitätseinbuße, selbst bei der Verabreichung hoher Dosen von z.B. 5–10 µg/kg wie sie in der Herzanästhesie empfohlen werden, nicht zu erwarten sind. Aufgrund der hohen Lipohilie (die Lipoidlöslichkeit ist etwa doppelt so hoch wie die von Fenta-

Tabelle 30. Die vergleichenden physikochemischen Daten verschiedener Opioide, die sowohl die Anschlagzeit, die Verteilung, als auch die Elimination des jeweiligen Pharmakons beeinflussen (nach Hug, Cookson, Rosow)

Opoid	Wirkstärke Morphin = 1	Lipoidlöslichkeit Oktanol/Wasser Verteilungskoef.	$t\,^1/_2\,\beta$ (min)	nicht- ionisierte Anteile in %
Pethidin	0.1	39	?	7.9
Morphin	1	1,4	224	23
Alfentanil	50	129	94	89
Fentanyl	300	816	219	8.5
Sufentanil	1000	1727	164	20
Lofentanil	> 1000	4571	2880	28

nyl, siehe auch Tabelle 27) penetriert es entsprechend schnell durch die Blut-Liquorschranke in das Gehirn, so daß die Wirkung rascher eintritt. Auch ist aufgrund des geringeren Verteilungsvolumens von 1.74 L/kg gegenüber Fentanyl mit 4.0 L/kg, eine raschere Biotransformation durch die Leber zu erwarten. Dies wird sich letztlich in einer kürzeren Eliminationshalbwertszeit ($t^1/_2\,\beta$) von 164 min gegenüber 219 min nach Fentanyl (s. auch Tabelle 26) niederschlagen.

Sufentanil weist somit gegenüber dem Fentanyl folgende hervorstechende Eigenschaften auf (Kugler et al.; Smith et al.; van de Walle, Lauwers and Adriansen; Mummaneni, Tao and Montoya; Monk, Beresford and Ward):

1. Es hat einen größeren hypnotischen Effekt, so daß das Pharmakon auch für die Einleitung einer Narkose geeignet erscheint.
2. Es induziert eine tiefere Analgesie, so daß eine ausgeprägtere Blockade nozizeptiver Afferenzen mit einem stabileren Kreislaufverhalten während des chirurgischen Eingriffs vorliegt (z. B. bessere Streßabschirmung während der Sternotomie).
3. Das Dosis-Wirkverhältnis von Sufentanil zu Fentanyl beträgt etwa 1 zu 7.
4. Das Verhältnis von Analgesie zu Atemdepression ist günstiger, so daß bei Spontanatmung in der postoperativen Phase mit einer noch bestehenden ausreichenden Analgesie zu rechnen ist.
5. Es weist eine kürzere Eliminationshalbwertszeit, eine geringere Tendenz zur Akkumulation und somit eine kürzere Wirkdauer auf, wodurch das Risiko eines postoperativen Überhangs deutlich gemindert wird.
6. Die große therapeutische Breite weist auf ein stabiles Kreislaufverhalten nach der Applikation hin.
7. Die größere analgetische Tiefe läßt es insbesondere für ausgedehnte und aggressive operative Eingriffe (z. B. Herz- und Gefäßchirurgie, Neurochirurgie, große abdominelle Eingriffe) geeignet erscheinen.
8. Die Anschlagzeit ist kürzer (Fentanyl 5–7 min; Sufentanil 2–4 min), so daß nach intravenöser Gabe innerhalb kürzester Zeit mit der vollen Wirkung zu rechnen ist.
9. „Awarenesses" und „recall" wie sie nach Fentanyl/Sauerstoffnarkosen beobachtet wurden (Mummaneni, Tao and Montoya), kommen aufgrund der größeren hypnotischen Wirkung nicht vor.

10. Die hohe Lipophilie macht Sufentanil für die peridurale Applikation geeignet. Das Opioid verbleibt, im Gegensatz zu Morphin, länger in den fettähnlichen Strukturen des Rückenmarks, wo es die eigentliche Wirkung am Rezeptor entfalten kann.
11. Aufgrund seiner, gegenüber dem Fentanyl größeren hypnotischen Wirkung und Streßabschirmung ist sein Einsatz zur Analgosedierung auch als Monosubstanz auf der Intensivstation vorteilhaft (Kröll and List; Luger, et al.).

Folgende Dosierungsempfehlungen werden in Abhängigkeit von der Art und der Dauer des chirurgischen Eingriffs gegeben (nach de Lange, et al.; Rosow; Bovill, et al.; Flacke, et al.; Monk, Beresford and Ward; Helmers, Van Leuwen and Zuurmond; Stephan, et al.; Stephan, et al.):

Operationsdauer Stunden	Operationstyp z. B.	Einleitungsdosis µg/kg	Erhaltungsdosis µg/Gesamtgewicht
1–2	Hysterektomie Gallenblasenop. Osteosynthese	1–1.5	abhängig von den klinischen Zeichen 10–25
2–8	Endarterektomie Kolektomie Nephrektomie Gastrektomie	1– 5.0	abhängig von den klinischen Zeichen 10–25
4–8	AC By-pass Klappenersatz	4–10.0	vor Sternotomie 5–10 µg/kg; abhängig von den klinischen Zeichen 25–50

Auch im Rahmen einer Analgosedierung auf der Intensivstation hat Sufentanil gegenüber anderen Opioiden, mit oder ohne Benzodiazepin, mehr Vorteile aufzuweisen. Als Monosubstanz mit einer Sättigungsdosis von 1 µg/kg gefolgt von im Mittel 0,75 µg/kg/h kann die Eigenatmung unterstützt werden; es kommt **nicht** zu einer totalen Suppression der Respiration (Kröll and List). Neben der bei allen Opioiden allgemein bekannten Kreislaufstabilität ist unter intensivmedizinischen Bedingungen die
- durch individuelle Titrierung geförderte Eigenatmung
- größere analgetische Stärke,
- ausgeprägte sedative Komponente und
- anxiolytische Eigenschaft hervorzuheben.

Bemerkenswert ist in diesem Zusammenhang auch eine
- schnellere Elimination nach Absetzen der Medikation und ein damit einhergehender
- größerer „Wachheitsgrad" in der „Weaning"-Phase.

Literatur

Bovill JG et al. (1982) "Electroencephalographic effects of sufentanil anaesthesia in man". Br J Anaesth 54:45–52
Cookson RF (1983) "Carfentanil and Lofentanil." Clin & Anaesthesiol 1:156–158
de Lange S et al. (1982) "Comparison of sufentanil-02 and fentanyl-02 for coronary artery surgery." Anesthesiology 56:112–118
Flacke JW et al. (1985) "Comparison of meperidine, fentanyl and sufentanil in balanced anaesthesia." Anesth Analg 64:897–910
Helmers JHJH, van Leuwen L und Zuurmond W (1989) „Sufentanil-Dosierungsstudie bei allgemeinen chirurgischen Eingriffen." Anaesthesist 38:397–400
Hug CC Jr (1984) "Pharmacokinetics of new synthetic narcotic analgesics." Opioids in Anaesthesia. Ed. FG Estafanous. Boston: Butterworth, 50–60
Kröll W, und List WF (1990) „Erfahrungen mit Sufentanil in der Langzeitsedierung des Intensivpatienten." Langzeitsedierung in der Aufwach- und Intensivstation. Ed. WF List und Kröll W. Beiträge zur Anästhesiologie, Intensiv- und Notfallmedizin. Wien, München, Bern: Wilhelm Maudrich, 32:125–132
Kugler J et al. (1977) „Die hypnotische Wirkung von Fentanyl and Sufentanil." Anaesthesist 26:343–348.
Luger ThJ et al. (1990) „Die kontinuierliche Sedierung mit Sufentanil: Erste Erfahrungen." Langzeitsedierung in der Aufwach- und Intensivstation. Ed.WF List und Kröll W. Beiträge zur Anästhesiologie, Intensiv- und Notfallmedizin. Wien, München, Bern: Wilhelm Maudrich, 32:146–151
Monk JP, Beresford R und Ward A (1988) "Sufentanil. A review of its pharmacological properties and therapeutic use." Drugs 36:286–313
Mummaneni NB, Tao TLK und Montoya A (1980) "Awareness and recall during high-dose fentanyl-oxygen anesthesia." Anesth Analg 59:948–949
Rosow CE (1984) "Sufentanil citrate: A new opioid analgesic for use in anesthesia." Pharmacotherapy 4:111–119
Smith NT et al. (1982) "A comparison among morphine, fentanyl and sufentanil anesthesia for open-heart surgery: Induction, emergence and extubation." Anesthesiology 57 (3S) A-291
Stephan H et al. (1991) „Einfluß von Sufentanil auf Hirndurchblutung, Hirnstoffwechsel und die CO_2-Reaktivität der menschlichen Hirngefäße." Anaesthesist 40:153–160
Stephan H et al. (1989) „Die Wirkungen von Sufentanil in hohen Dosen auf die Hämodynamik und die elektroenzephalographische Aktivität von Koronarkranken." Anaesthesist 38:510–518
van de Walle J, Lauwers P und Adriansen H (1976) "Double-blind comparison of fentanyl and sufentanil in anaesthesia." Acta Anaesthesiol Belg 27:129–138

9.6 Praktisch relevante Interaktion der Opioide mit anderen Pharmaka

Eine Interaktion bei gleichzeitiger Verabreichung anderer Medikamente kann zu einer unerwarteten Wirkungsverstärkung und -verlängerung der Opioide führen. So ist grundsätzlich eine gleichzeitige Medikation mit MAO-Hemmern, trizyklischen Antidepressiva, Antihypertonika und Antihistaminika mit einer Wirkungsverlängerung kombiniert [79, 225, 263]. Demgegenüber können aber auch verschiedene Arzneimittel das Opioid aus seiner Proteinbindung verdrängen (z. B. Phenylbutazon und alle Cumarinderivate [60, 100, 163, 190], so daß relativ mehr freie Wirksubstanz zur Verfügung steht.

Da der Abbau der Opioide durch eine oxidative Dealkylierung und Konjugation an Glucuronide in der Leber stattfindet, kann jegliche Hemmung in der

Biotransformation (z. B. durch Kontrazeptiva, Zytostatika, Antiarrhythmika, Psychopharmaka, systemisch applizierte Antimykotika und volatile Anästhetika) mit einer Zunahme in der Wirksubstanz und einer sekundären Wirkungsverlängerung einhergehen (vgl. Übersicht auf S. 101). Andererseits führen auch eine Hypoproteinämie und Azidose zu einer höheren Konzentration an freiem, ungebundenem Opioid bzw. bedingt ein chronischer Leberschaden einen verlangsamten Abbau des Pharmakons.

Synergismus und Potenzierung zentraler Opioideffekte mit unterschiedlichen zentral angreifenden Pharmaka

Zentral angreifende Medikamente:	Benzodiazepine, Neuroleptika, Hypnotika, Barbiturate, Antidepressiva, Antiepileptika, Antihypertensiva, Antiparkinsonmittel, Ketamin, Lithiumsalze.
Pharmaka, die das autonome Nervensystem beeinflussen:	Parasympathikomimetika, Sympathikolytika, Ganglienblocker.
Pharmaka, die am Neurotransmittersystem angreifen:	Serotoninantagonisten, Dopaminantagonisten, Antihistaminika, ACh-Agonisten, GABA-Agonisten.
Varia:	Aprotinin (Trasylol), Zytostatika, Magnesiumsulfat.

10 Opiatantagonisten

Neben dem klassischen Opiatantagonisten Naloxon gibt es eine Reihe weiterer Antagonisten, die klinisch und im Notfall einsetzbar sind (Tabelle 31; Abb. 50).

Tabelle 31. Vergleichende Gegenüberstellung der analgetischen und antagonistischen Wirkstärke verschiedener Agonisten/Antagonisten und reiner Antagonisten beim Menschen. (Nach [80, 98, 129, 167, 169, 263])

Opioid	Agonistische Stärke (zu Morphin = 1)	Antagonistische Stärke (zu Naloxon = 1)
Tilidin	0,03	0,005
Levallorphan	0,1	0,02
Pentazocin	0,3	0,03
Nalbuphin	0,5–0,8	0,3
Butorphanol	3,5–5	0,1
Nalorphin	1,0	0,15
Buprenorphin	30	0,5
Naloxon	0	1,0
Naltrexon	0	2,5
Nalmefene	0	2,5
Diprenorphin	0	2,5

So hat neben dem Naloxon der doppelt so starke Antagonist Naltrexon (Nemexin) Eingang in die Medizin gefunden. Beide Pharmaka stammen von dem Analgetikum Oxymorphon (Numorphan) ab, bei dem durch Substitution der N-ständigen Methylgruppe durch eine Allyl-respektive Cyclopropylmethylgruppe Naloxon bzw. Naltrexon entsteht (Abb. 50).

10.1 Praktischer Einsatz von Opiatantagonisten

10.1.1 Opiatantagonisten in der Anästhesie

Alle spezifischen Antagonisten vermitteln ihre Wirkung durch kompetetive Verdrängung des am Rezeptor sitzenden Agonisten, wodurch die Opioideffekte umgekehrt werden. Insbesondere wird Naloxon für die Umkehr der durch wirk-

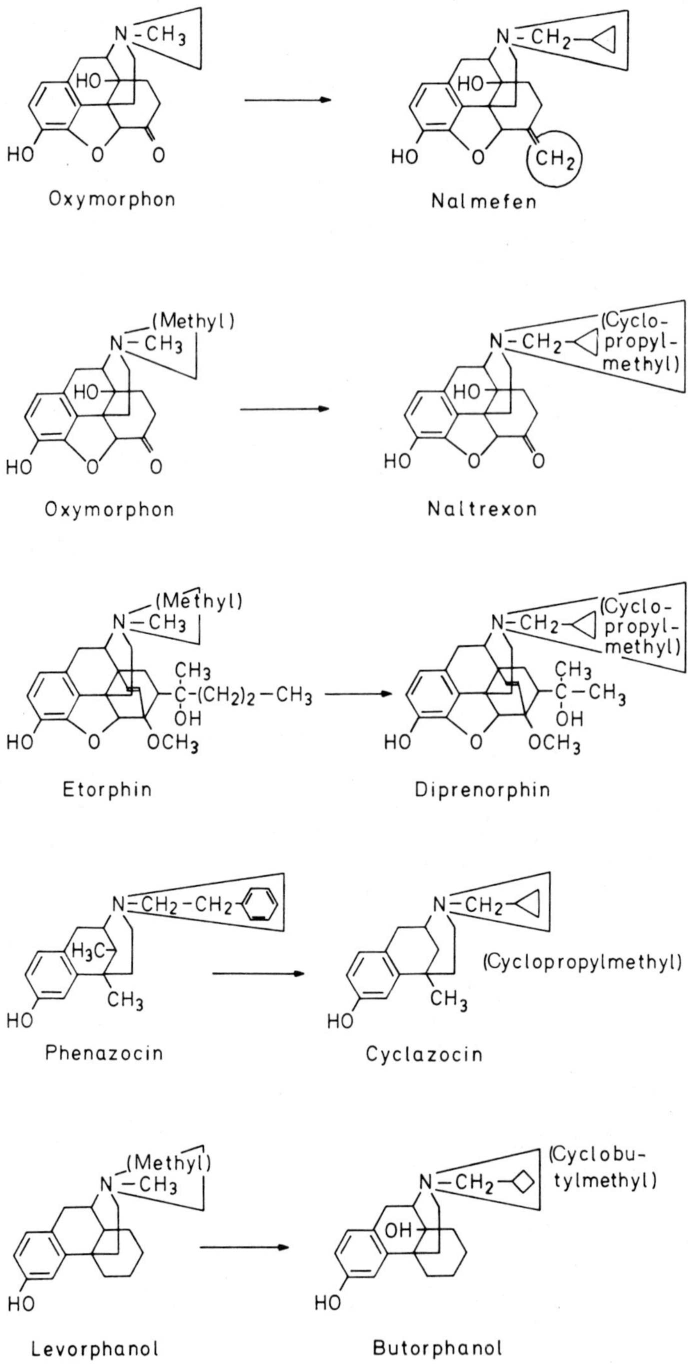

104 Opiatantagonisten

Abb. 50. Durch Einführung einer Cyclopropylmethylgruppe am endständigen Stickstoffatom, mit oder ohne Methylgruppe in der Sechserposition, wird aus einem Agonisten ein reiner Antagonist

starke Opioide ausgelösten Atemdepression nach einer Opioidnarkose eingesetzt. Die Antagonisierung sollte jedoch schrittweise erfolgen (s. Abb. 15), damit ein „akutes Abstinenzsyndrom" mit erhöhtem Sympathikotonus und evtl. Lungenödem [58] vermieden wird.

Aufgrund der relativ kurzen Wirkungsdauer des Antagonisten Naloxon (ca. 20–30 min [232]) ist jedoch nach erfolgreicher Antagonisierung in der Klinik mit der Möglichkeit einer späteren Remorphinisierung und erneut einsetzender Atemdepression zu rechnen. Aus diesem Grunde wird neben der i. v.-Titrierung eine zusätzliche intramuskuläre Gabe von Naloxon bzw. eine langsam laufende i. v.-Tropfinfusion empfohlen.

10.1.2 Opiatantagonisten in der Notfallmedizin

Eine weitere wichtige Indikation für den Einsatz von Naloxon ist die Notfallmedizin nach Opiatüberdosierung. Eine Intoxikation mit Opioiden sollte immer dann vermutet werden, wenn ein Patient bei der Aufnahme eine Atemdepression (Bradypnoe, $P_aO_2 < 10$ kP), ein Koma und stecknadelkopfgroße Pupillen (sog. Opiattrias) aufweist. Neben der initial einsetzenden Sicherung der Atemwege durch einen Guedel- oder durch einen Endotrachealtubus, mit oder ohne assistierte bzw. kontrollierte Beatmung, wird über eine liegende i. v.-Infusion (5% Dextrose) versuchsweise 0,4–2 mg Naloxon verabreicht. Diese Menge des Antidots kann auch bei einer nur vermuteten Opiatüberdosierung gegeben werden, da selbst bei Vergiftungen aus anderen Ursachen (Benzodiazepine, Barbiturate z. B.) Nebenwirkungen nicht zu befürchten sind (Abb. 51). Der i. v.-Bolus wird alle 3 min bis zu einer Änderung in der Pupillenweite, Zunahme der Atemfrequenz, der Bewußtseinslage oder einer Gesamtdosis bis zu 10 mg wiederholt. Diese wiederholte Injektion des Antagonisten ist insofern von Bedeutung, weil einige Opioidliganden wie z. B. Pentazocin, Propoxyphen oder Methadon (!) höhere Konzentrationen des Antagonisten erfordern, um eine Verdrängung am Rezeptor zu erreichen. Ein Abstinenzsyndrom ist bei Opioidintoxikation und deren Antagonisierung mit fraktionierten Naloxongaben nicht zu erwarten, da bei ausreichender Stabilisierung der Atmung von einer weiteren Bolusgabe Abstand genommen wird. Reagiert der Patient jedoch auf eine Gesamtmenge von 10 mg Naloxon nicht, muß eine andere Ursache für das Koma angenommen werden. Bei erfolgreicher Antagonisierung muß jedoch eine Naloxoninfusion über die folgenden 12 h verabreicht werden, da die Halbwertszeit einiger Agonisten (insbesondere Methadon) sehr lang ist. Hierbei können Dosen bis zu 5 mg/24 h notwendig werden [104].

10.1.3 Opiatantagonisten zur Umkehr einer durch Endorphine ausgelösten Pathologie

Neben einer experimentell nachgewiesenen unspezifischen, nicht über Rezeptoren vermittelten, positiv inotropen Wirkung von Naloxon auf das Myokard [211], kann Naloxon versuchsweise klinisch beim Autismus des Kindes [212] und der

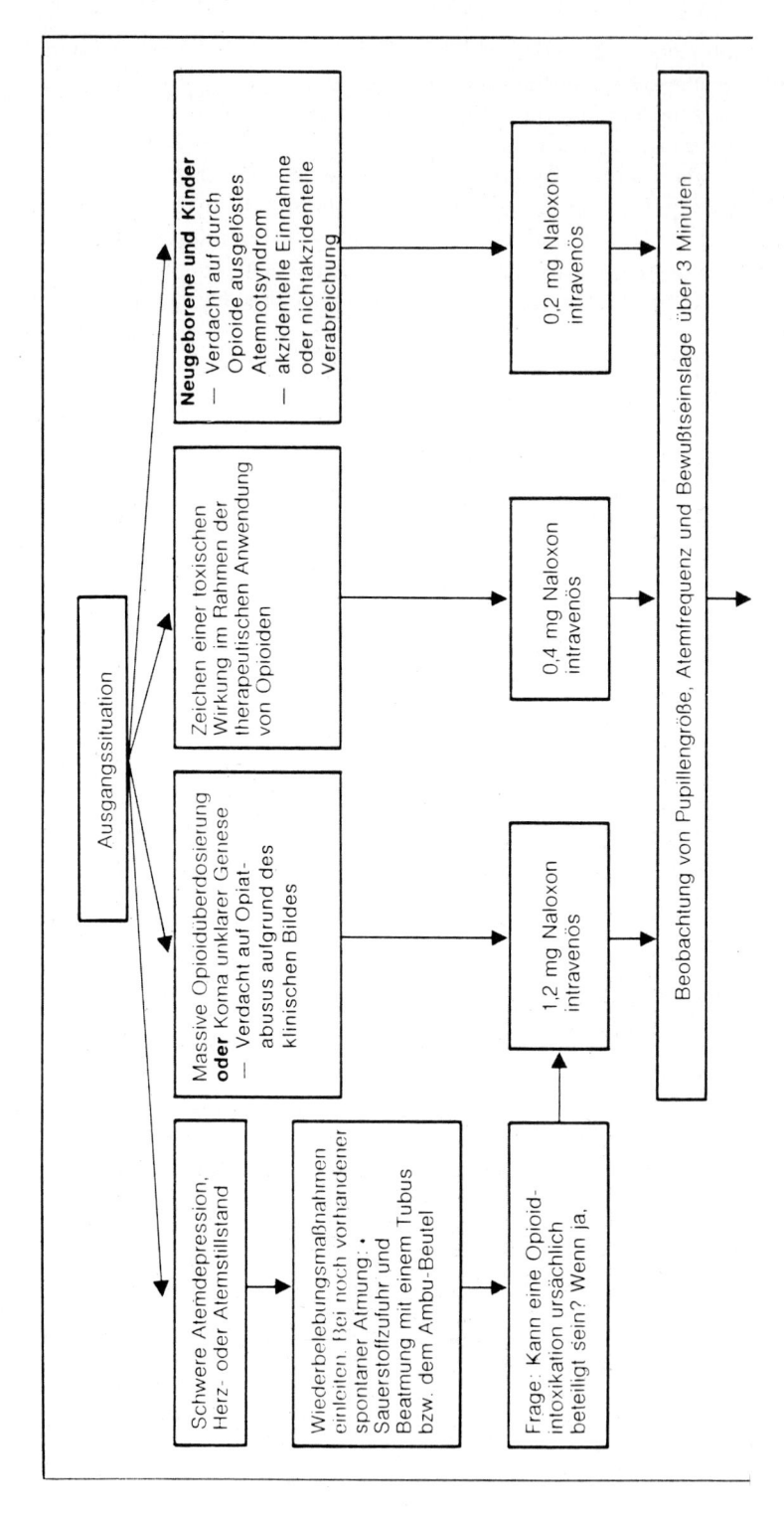

Opiatantagonisten

Ausgangssituation

- **Neugeborene und Kinder**
  - Verdacht auf durch Opioide ausgelöstes Atemnotsyndrom
  - akzidentelle Einnahme oder nichtakzidentelle Verabreichung

  → 0,2 mg Naloxon intravenös

- Zeichen einer toxischen Wirkung im Rahmen der therapeutischen Anwendung von Opioiden

  → 0,4 mg Naloxon intravenös

- Massive Opioidüberdosierung **oder** Koma unklarer Genese
  - Verdacht auf Opiatabusus aufgrund des klinischen Bildes

  → 1,2 mg Naloxon intravenös

- Schwere Atemdepression, Herz- oder Atemstillstand
  → Wiederbelebungsmaßnahmen einleiten. Bei noch vorhandener spontaner Atmung: Sauerstoffzufuhr und Beatmung mit einem Tubus bzw. dem Ambu-Beutel
  → Frage: Kann eine Opioidintoxikation ursächlich beteiligt sein? Wenn ja, → 1,2 mg Naloxon intravenös

Beobachtung von Pupillengröße, Atemfrequenz und Bewußtseinslage über 3 Minuten

Praktischer Einsatz von Opiatantagonisten 107

Bei Reaktion Dosis wiederholen, bis eine vollständige Aufhebung der Symptome erzielt ist

Bestimmung der Paracetamol- und Salicylatspiegel. Bei Indikation Behandlung einleiten

Bei vollständiger Aufhebung der Symptome

Frage: Ist eine Naloxoninfusion notwendig?

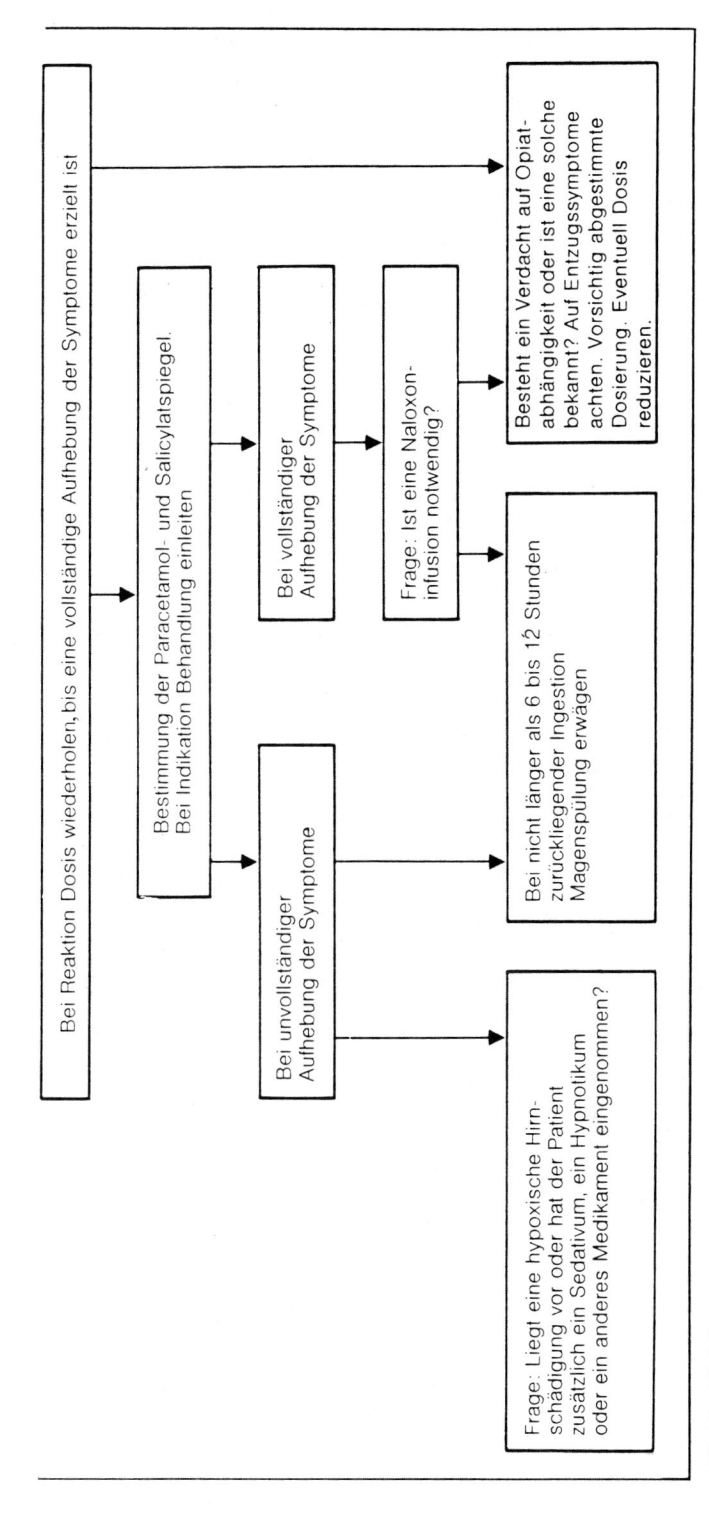

Besteht ein Verdacht auf Opiatabhängigkeit oder ist eine solche bekannt? Auf Entzugssymptome achten. Vorsichtig abgestimmte Dosierung. Eventuell Dosis reduzieren.

Bei nicht länger als 6 bis 12 Stunden zurückliegender Ingestion Magenspülung erwägen

Bei unvollständiger Aufhebung der Symptome

Frage: Liegt eine hypoxische Hirnschädigung vor oder hat der Patient zusätzlich ein Sedativum, ein Hypnotikum oder ein anderes Medikament eingenommen?

Abb. 51. Flußdiagramm zur Anwendung von Naloxon bei der Opioidintoxikation. (Nach [260])

Hyperlaktinämie der Frau [59] eingesetzt werden. In beiden Fällen soll direkt oder indirekt der nachgewiesene erhöhte β-Endorphinspiegel für die autistische Reaktion, respektive gesteigerte Prolaktinsezernierung mitverantwortlich sein, wodurch der Angriffspunkt des Opioidantagonisten Naloxon verständlich wird.

Ob Naloxon einen therapeutischen Nutzen beim Schlaganfall und seinen Folgen hat [62], kann bis heute nicht eindeutig beantwortet werden. Experimentell sind hohe Dosen des Antagonisten (2–5 mg/kg) notwendig, bis ein therapeutischer Nutzen nachweisbar wird, wobei solche hohen Dosierungen auch einen unspezifischen Effekt der Substanz (Beeinflussung des Calziumtransfers und „Abfangen" sog. toxischer freier Sauerstoffradikale [239]) vermuten lassen. Klinisch sind als häufigste Nebenwirkungen Nausea und Erbrechen beobachtet worden, wobei i. allg. eine relativ gute Toleranz auf die hohen Naloxondosen (4 mg/kg initial gefolgt von 2 mg/kg/h) beim vorzugsweise älteren Schlaganfallpatienten hervorgehoben wird [11].

10.1.4 Opiatantagonisten als Langzeittherapie beim ehemaligen Opiatsüchtigen

Naltrexon ist im Gegensatz zu Naloxon ein länger wirkender Antagonist mit einer etwa 2,5mal größeren Wirkstärke [90, 232]. Dieser Antagonist hat seinen Indikationsbereich in der Langzeittherapie ehemaliger Opiatabhängiger nach erfolgreicher Entgiftung. Nach einer Entgiftung, die im Mittel 7 Tage nach Heroin- und 10 Tage nach Methadonabusus [259, 261] dauert, wird anschließend zur Unterstützung der Reintegration und Resozialisierung mit Naltrexon therapiert. Der Antagonist hat hierbei die Aufgabe einer Langzeitblockade der Opiatrezeptoren.

Der ehemalige Opiatabhängige soll einer erneuten Versuchung hiermit besser widerstehen können. Indiziert ist Naltrexon beim ehemaligen Abhängigen, der zum Rückfall neigt und der für eine Methadonerhaltungstherapie nicht in Frage kommt. Ein Rückfall in die Drogenszene soll durch eine regelmäßige Einnahme verhindert werden. Voraussetzung ist die Absicherung eines opioidfreien Organismus, was durch Urinproben und einer provokativen Naloxongabe (0,2 mg) nachgewiesen werden kann. Eine Tablette von 50 mg/Tag garantiert anschließend die Besetzung aller Opiatrezeptoren. Da das Pharmakon nur als Tablette zur Verfügung steht, ist der Einsatz von Naltrexon in der Anästhesiologie noch nicht möglich.

Nalmefene, ein weiterer „reiner" Opiatantagonist, zeigt ebenfalls interessante Wirkungsqualitäten, sowohl in der verdrängenden Wirkungspotenz (2,5mal Naloxon), als auch in der Wirkungsdauer, die über mehrere Stunden andauern soll [96]. Von der Herstellerfirma ist eine Vermarktung zum gegenwärtigen Zeitpunkt nicht geplant.

Der Antagonist Diprenorphin dagegen wird schon seit mehreren Jahren erfolgreich in der Veterinärmedizin unter dem Namen Revivon zur Umkehr einer durch den Agonisten Etorphin (Immobilon) ausgelösten Katalepsie in der Großwildjagd verwendet. Ein Einsatz beim Menschen ist nicht geplant.

11 Unterschiedliche Pharmakokinetik der Opioide und ihre Bedeutung für den praktischen Einsatz

Um an den spezifischen Opiatrezeptor im ZNS zu gelangen, muß das Opioid nach einer i.v.-, intramuskulären oder subkutanen Injektion die Blut-Hirn-Schranke durchdringen. Diese Schranke stellt eine physiologische Barriere für alle zentral

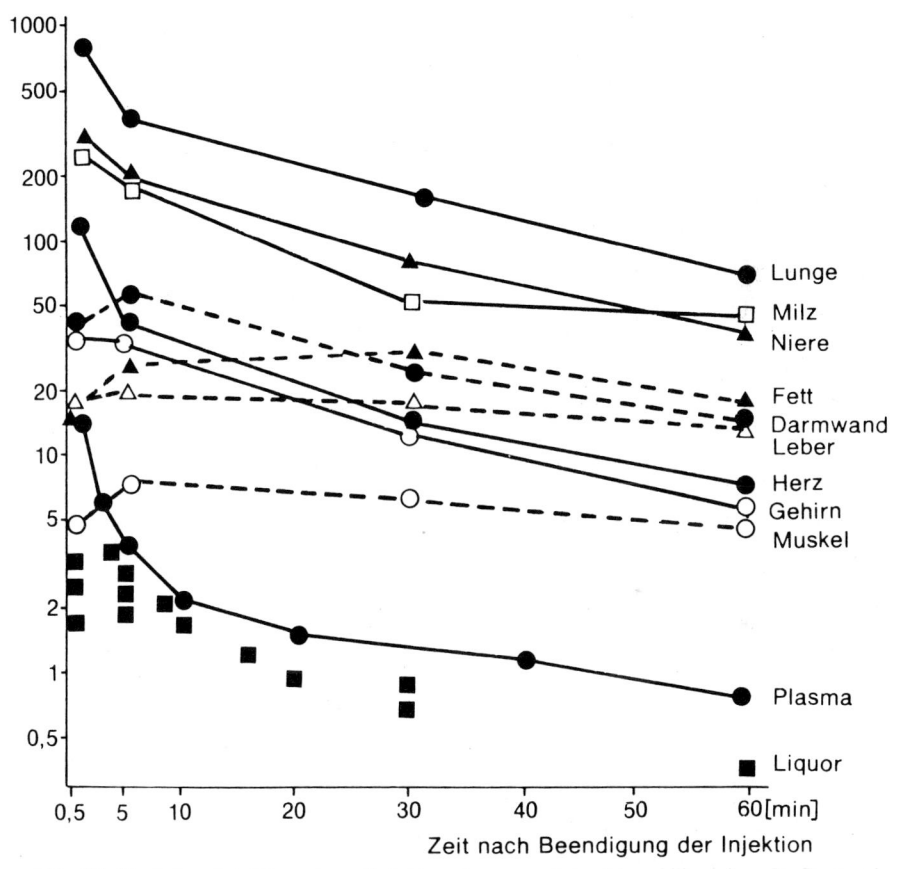

Abb. 52. Nach i.v.-Injektion eines Opioids mit ausgeprägter Lipophilie, wie z.B. Fentanyl, erfolgt zuerst eine Umverteilung in die gut durchbluteten Organe. Die entsprechende Liquorkonzentration, der Anteil, der einer Konzentration am Rezeptor am nächsten kommt, liegt im Vergleich zum Gewebe um mehrere Zehnerpotenzen niedriger. (Nach [262])

wirkenden Substanzen dar, und nur die jeweilige Lipophilie, d. h. die Fähigkeit sich in fettähnlichen Substanzen zu lösen, garantiert einen mehr oder weniger schnellen Transfer durch diese Schranke. Nach i. v.-Gabe des Opioids Fentanyl z. B. werden etwa 85 % an Plasma- und Organeiweiß gebunden. Von den restlichen 15 % liegen 90 % im sog. zentralen Blutkompartiment in ionisierter Form vor. Da jedoch nur die nichtionisierte Form die Blut-Hirn-Schranke durchdringen kann, erreichen letztendlich 1 % der initial applizierten Menge die spezifischen Bindestellen im ZNS (Abb. 52).

Der größte Anteil des Opioids wird in den proteinreichen Organen wie Muskulatur, Lunge, Niere, Leber, Haut, aber auch im Fettgewebe abgelagert (sog. peripheres Gewebekompartiment), das an der eigentlichen Wirkvermittlung nicht teilnimmt (Abb. 53).

Aufgrund der jeweiligen physikochemischen Eigenschaft ist die Lipophilie eines jeden Opioids recht unterschiedlich (Tabelle 32). Da das ZNS zum größten Teil aus Lipoiden besteht, haben lipophile Substanzen eine verstärkte Tendenz dorthin zu wandern. Hieraus resultiert ein schnellerer Anstieg der Wirkstoffkonzentration am Rezeptor mit einem sich daraus entwickelnden schnellen Wirkungseintritt.

Fentanyl und Heroin sind im Gegensatz zu Morphin durch eine starke Lipophilie gekennzeichnet. Beide können somit sehr schnell die physiologische Barriere überqueren und ein Wirkungseffekt tritt schnell ein. Das hydrophile Morphin dagegen braucht viel mehr Zeit, bis eine ausreichende Besetzung von Rezeptoren erreicht ist, was sich in einem längeren Wirkungseintritt niederschlägt.

Fentanyl entwickelt seine maximale Wirkung bei i. v.-Gabe nach 5–8 min, Alfentanil zeigt schon nach 1 min seinen maximalen Wirkungseffekt (s. Tabelle

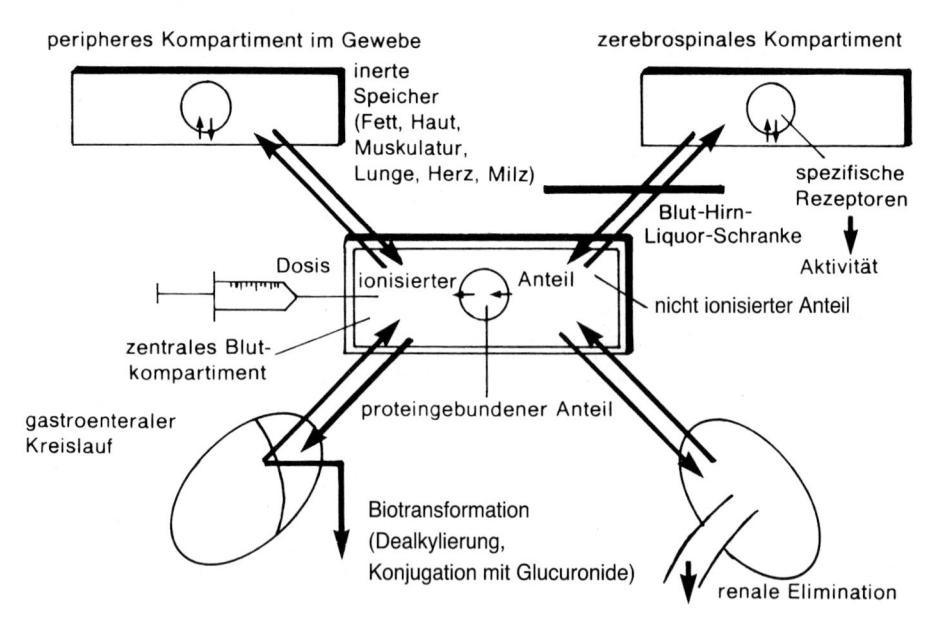

Abb. 53. Wirkstoffumverteilung der Opioide nach i. v.-Applikation und ihr Transfer durch die Blut-Hirn-Schranke

Tabelle 32. Die unterschiedliche Lipophilie verschiedener Opioide dargestellt am Heptan-Wasser- bzw. Heptan-Phosphatpuffer-Verteilungskoeffizienten. (Nach [262])

Opioid	Heptan-Wasser-Verteilungskoeffizient
Methylmorphin	0,00001
Normoprophin	0,00001
Dihydromorphin	0,00001
Morphin	0,00001
Levorphanol	0,0092
Etorphin	1,42
Pethidin	3,40
Fentanyl	19,35
Methadon	44,9
	Heptan-Phosphatpuffer-Verteilungskoeffizient
Naltrexon	0,008
Naloxon	0,02
Diprenorphin	0,24

28). Bei der Injektion beträgt der Wirkungsanschlag fast nur eine Kreislaufzeit [173], wobei zentraler analgetischer Effekt und Plasmaspiegel eine enge Korrelation aufweisen (Abb. 54).

Diese enge Korrelation weist auf die gute Steuerbarkeit in der An- und Abflutung des Medikaments hin [217]. Fentanyl zeigt trotz seiner größeren Lipophilie und damit Liquorgängigkeit einen gegenüber Alfentanil langsameren Wirkungseintritt. Dies resultiert daraus, daß Fentanyl speziell wegen der großen Lipophilie bei der ersten Passage durch die Lunge dort festgehalten wird und verzögert in ausreichenden Konzentrationen zum eigentlichen Wirkort im Gehirn gelangt. Demgegenüber wird das Alfentanil wegen seiner geringeren Lipophilie nicht in dem gleichen Ausmaß in der Lunge festgehalten; andererseits reicht die Lipophilie aber auch aus, um die Blut-Hirn-Schranke zu überwinden. Das mehr hydrophile Morphin passiert zwar ebenfalls die Lunge, aufgrund seiner geringen Lipophilie erweist sich hierbei jedoch die Blut-Hirn-Schranke als der limitierende Faktor für den Wirkeintritt, der gegenüber Fentanyl und Alfentanil wesentlich langsamer ist.

Wie auch aus Tabelle 26 zu ersehen ist, hat Fentanyl im Vergleich zu Alfentanil eine relativ lange Eliminationshalbwertszeit (= die Zeit, in der die Konzentration des Pharmakons im Blut um die Hälfte abgefallen ist). Zwar wird aufgrund seiner hohen Lipophilie, die in dem großen Heptan-Wasser-Verteilungsquotienten zum Ausdruck kommt (Tabelle 32), nach i. v.-Injektion die Blut-Hirn-Schranke relativ rasch überwunden. Die Konzentration fällt jedoch auch sehr schnell wieder ab, da das Opioid vom ZNS in das Blut rückdiffundiert und zu den unspezifischen Bindestellen, insbesondere den proteinreichen Organen, umverteilt wird. Letztere sind die Anteile des Organismus, wie die Muskulatur, die inneren Organe, aber auch das Fettgewebe, die an der Vermittlung narkotischer Effekte nicht teilnehmen. Somit findet nach wiederholter Injektion von Fentanyl bzw. nach einer Fentanylinfusion eine Aufsättigung der peripheren Speicher statt. Der analgetische Effekt von Fentanyl ist somit dauerhafter, da die abfallende Blut- und

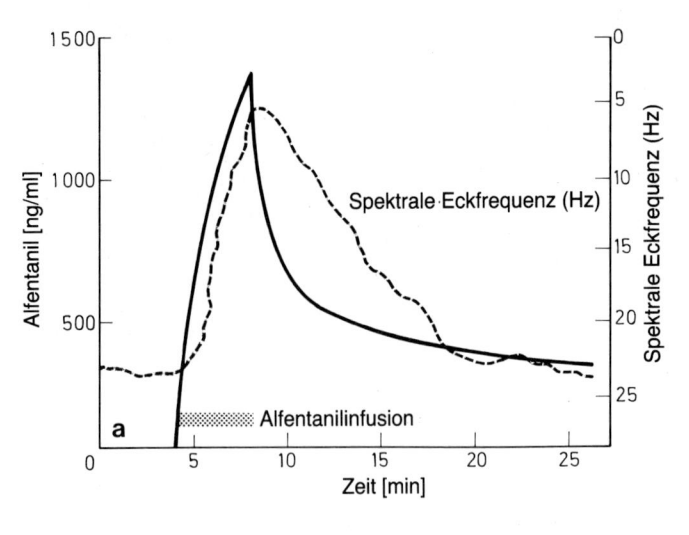

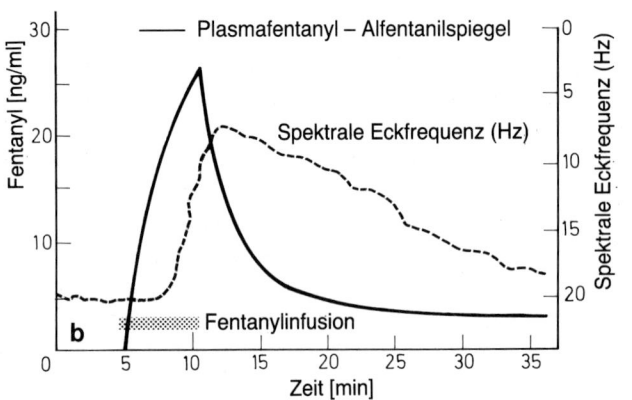

Abb. 54a, b. Plasmaspiegel von Alfentanil (**a**) bzw. Fentanyl (**b**) und die dazugehörigen vergleichenden EEG-Effekte nach 5minütiger Infusion mit Alfentanil 1500 µg/min bzw. Fentanyl 150 µg/min; Nach Alfentanil folgt die sog. spektrale Eckfrequenz des EEG fast parallel dem Plasmaspiegel. Nach Fentanyl hinkt der EEG-Effekt zeitlich hinter dem Plasmaspiegel hinterher. (Nach [217])

Hirnkonzentration dann von der langsameren Eliminationshalbwertszeit bestimmt werden. Da die Beendigung der pharmakologischen Wirkung eines Opioids neben Umverteilung auch von der Elimination durch die Leber abhängt [236] und nur die Wirkstoffmenge, die sich im Blut befindet, abgebaut wird, können verlängerte Wirkeffekte möglich sein. Nach Alfentanil z. B. ist wegen der sofortigen Metabolisierung die Wirkdauer besser vorherzusagen, da weniger Substanz in den stillen Speichern verbleibt. Besonders ausgeprägt ist die Speicherung von Methadon im Gewebekompartiment, eine Tatsache, die sich in einer langen Wirkdauer, aber – bei wiederholten Dosen – auch in einer Kumulation dieser Substanz niederschlägt (Tabelle 33).

Tabelle 33. Der Wirkungseintritt und die Wirkungsdauer verschiedener Opioide wird von der unterschiedlichen Kinetik bestimmt. (Nach [82, 263])

Opioid (Generikum)	Wirkungseintritt [min]	Maximale Wirkung [min]	Minimale Wirkungsdauer [min]	Relative Wirkungsdauer [min]
Sufentanil	1	2–4	30	100–150
Fentanyl	1	5–8	20–30	60–120
Phenoperidin	1,5	10	30	80–150
Dextromoramid	2	10	40	100–150
Pethidin	2	15	50	120–180
Piritramid	2–5	10	240–360	400–500
Morphin	15	30	100	200–250
Methadon	20	40	180	300–500
Alfentanil	1	1	15	30–60
Nalorphin	1	5	20	60–120
Pentazocin	2	10	60	150–180
Nalbuphin	2	5	120	180–240
Buprenorphin	5	60	480	480–540

Im Gegensatz zum „Normalzustand" ist beim Leberzirrhotiker mit einer Reduktion des hepatischen Plasmaflusses zu rechnen, der die Biotransformation vermindert, so daß letztendlich eine verlangsamte Clearance (Elimination) und eine Wirkungsverlängerung möglich sind (Abb. 55). Beim Kleinkind dagegen, wird im Vergleich zum Erwachsenen vermehrt das Opioid im zentralen Blutkompartiment gehalten. Dies liegt daran, daß der relative Anteil der gut durchbluteten Organe in dieser Altersgruppe größer ist, und Kinder im peripheren Kompartiment weniger opioidspeicherndes Fettgewebe besitzen. Eine höhere Plasmakonzentration, die sich nicht dem Abbau durch die Leber entzieht, bedingt bei gleichzeitiger größerer Leberstoffwechselaktivität eine schnellere Elimination (Abb. 55).

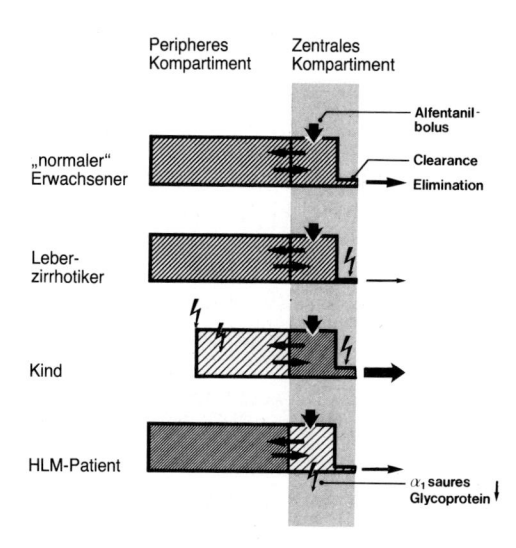

Abb. 55. Verschiedene Varianten der Kinetik von Opioiden in der Klinik. (Mod. nach [215])

12 Opioide bei Kindern und Neugeborenen

Zwar können Neugeborene und Kleinkinder ihr subjektives Schmerzempfinden nur vage ausdrücken, die objektive, nozizeptive Komponente kann aber sehr wohl als Nervenimpulse und humorale Reaktionen quantifiziert werden. Schon in der 22. Gestationswoche sind die für die Empfindung von Schmerzen notwendigen Nervenbahnen und Organen entwickelt und funktionstüchtig. Der unvollständige Myelinmantel verzögert allenfalls die Leitungsgeschwindigkeit, dafür sind jedoch beim Neugeborenen die Nervenbahnen zum Gehirn viel kürzer. Fehlende oder inadäquate Analgesie wird sich in Form von definierten kardiorespiratorischen, hormonellen und metabolischen Veränderungen niederschlagen. Wenn Neonaten überhaupt etwas wahrnehmen, dann am stärksten den Schmerz, der zur Freisetzung von Streßhormonen (Katecholaminen, Corticosteroide, Wachstumshormone, Glukagon) mit einer daraus resultierenden vermehrten Mobilisierung von Glukose aus Glykogen, Proteinen und Fettreserven niederschlagen. Der Organismus gerät in einen hyperglykämischen Hypermetabolismus, der an der Körpersubstanz zehrt und die Infektionsabwehr schwächt. Nicht ausreichend anästhesierte Säuglinge befinden sich noch drei Tage nach einem operativen Eingriff in einem katabolen Zustand. Folgende Besonderheiten müssen bei der Anwendung von Opioiden in der Neonatologie berücksichtigt werden:

1. Die längerer Eliminationshalbwertszeit; sie ist beim Neonaten im Vergleich zum Erwachsenen erheblich verlängert. So beträgt z. B. die Halbwertszeit nach Morphin beim reifen Neugeborenen 14 Stunden, nach Fentanyl 5 Stunden. Letztere kann beim Frühgeborenen auf fast 18 Stunden ansteigen. Es besteht also die Gefahr, daß bei repetitiven Gaben es zur Kumulation kommt und die Wirkdauer der Opioide, aber auch die potentiellen Nebeneffekte, länger anhalten.

2. Eine geringere Konjugation an Glucoronsäure durch die Leber, was letztlich mit einer verminderten Clearancerate einhergeht. Letztere nimmt jedoch mit zunehmendem Gestationsalter sehr rasch zu. D. h, wenn Kinder über längere Zeit Opioide bekommen und plötzlich höhere Dosen benötigen, weist dies nicht auf einen Gewöhnungseffekt hin. Vielmehr werden die Opioide schneller eliminiert.

3. Das nicht ausdifferenzierte endorphinerge System. Eine Enddifferenzierung der Opiatrezeptoren in die verschiedenen Subpopulationen ist noch nicht abgeschlossen. Obgleich die Effekte der Opioide generell denen der Erwachsenen ähneln, muß daran gedacht werden, daß vor dem Eintreten einer Analgesie eine Atemdepression zu erwarten ist. Richtungsweisend hierfür sind tierexperimentelle Untersuchungen bei Ratten und Mäusen, wo sich in den ersten 14 Tagen der Gestation keine Opiatrezeptorbindung nachweisen ließ (Coyle and Pert). Demgegenüber ist die letzte Woche der Gestation durch eine rapide Zunahme an Opioidbindestellen charakterisiert. Bei der Geburt beträgt die Gesamtzahl der Opiatrezeptoren etwa 40% denen eines erwachsenen Tieres. D. h. auch nach der Geburt kommt es noch zu einer Zunahme von Opioidbindestellen um das 16fache, eine Entwicklung, die erst mit dem Erwachsenenalter abgeschlossen ist. Besonders ist jedoch die regionale Zunahme der Opioidbindestellen im ZNS von Bedeutung, was auf mögliche klinische Auswirkungen hindeutet. So weist die Pons/Medulla-Region im Vergleich zu den mehr rostralwärts gelegenen Arealen, schon während der Geburt einen relativ höheren Anteil an Bindestellen auf (Tabelle 34).

Tabelle 34. Die regionale Verteilungsdichte von Opiatbindestellen bei Neugeborenen und Erwachsenen Ratten (fmol/mg Feuchtgewicht)

Region	Neugeborenen	Erwachsenen	Zunahme Erwachsen/Neugeboren
Kortex	1,0	7,12	7,1
Hippocampus	1,3	10,73	8,3
Striatum	7,4	22,4	3,0
Thalamus	3,7	23,3	6,3
Hypothalamus	5,4	20,7	3,8
Pons/Medulla	3,9	10,5	2,7

Die unterschiedliche Zunahme an Opiatbindestellen steht in engem Zusammenhang zwischen neuroanatomischen, neurophysiologischen und neurochemischen Daten, die alle belegen, daß kaudale Anteile des ZNS eine frühzeitigere Differenzierung erfahren als rostrale Hirnareale (Jacobsen). Letzteres läßt auf eine höhere Empfindlichkeit für die in der kaudalen Ponsregion lokalisierbaren Strukturen nach Opiatapplikation schließen, so daß sich die ausgeprägtere Atemdepression und Bradykardie erklären läßt. So ist eine unterschiedliche Ausdifferenzierung der Opiatsubpopulationen µ und δ bei Ratten erst nach dem 14. Lebenstag erreicht. Während die Anzahl der µ-Bindestellen von Geburt aus, im weiteren Verlauf der Entwicklung, relativ konstant bleibt, erfahren die δ-Bindestellen erst mit dem Erwachsenenalter eine stetige Differenzierung (Wohltmann, Roth und Coscia). Diese Tatsache hat insofern eine praktische Bedeutung, als Morphin bei 2 Tage alten Tieren eine Atemdepression, jedoch keine genügende Analgesie (überprüft mit Hilfe des tail-withdrawal Reflexes) auslöst. 14 Tage alte, d. h. erwachsene Tiere, weisen eine durch die gleiche Dosis Morphin induzierte vollständige Analgesie und eine zu den Jungtieren um 30% verminderte Atemdepression auf (Pasternak, Zhang und Tecott). Diese Ergebnisse lassen die Folgerung zu, daß auch beim Menschen das Neugeborene, stärker als der Erwachsene, nach Opiatgabe mit einer Atemdepression reagiert (Tabelle 35).

Tabelle 35. Atemfrequenz und Analgesie bei 2 respektive 14 Tage alten Ratten vor und nach der Gabe von 5 mg/kg Morphin s.c. (nach Zhang und Pasternak)

Alter	Atemfrequenz/min		Abnahme in (%)	Analgesie in (%)
	vorher	nachher		
2 Tage	140	37	74	0
14 Tage	135	91	33	100

Zur Erlangung einer tiefen Analgesie sind somit beim Neonaten mehr als üblicherweise höhere Opiatdosen notwendig. Das Kleinkind würde ein dem Erwachsenen angenähertes pharmakodynamisches Verhalten nach einem Opioid aufweisen. Daß der Neonat Streßreaktionen bei unzureichender Analgesie mit pathologischen Erhöhungen des pulmonalarteriellen Druckes aufweist, hierauf verweisen mehrere Untersucher (Hickey, et al.; Anand, Sippe und Aynsley-Green). So war bei Ductusligatur einer Gruppe ohne Fentanyl der Plasmaspiegel von Adrenalin, Noradrenalin, Glukagon und Kortikoiden zur Vergleichsgruppe deutlich erhöht. Insbesondere war die Streßreaktion postoperativ sowohl in einer Hyperglykämnie als auch in den erhöhten Serum-Laktat- und Pyruvat-Werten, verbunden mit einer metabolischen Azidose, abzulesen. Demnach ist der klinische Verlauf von Neonaten die mit Fentanyl behandelt werden, gerade hinsichtlich der Komplikationen, eindeutig besser. Als besonderer Hinweis wurde die Tatsache gewertet, daß trotz Fentanylgabe der atemdepressive Effekt dieses Opioids weniger Respiratortherapie erforderte.

Literatur

Anand KJS, Sippe WG und Aynsley-Green A (1987) "Randomisled trial of fentanyl anaesthesia in preterm babies undergoing surgery: effects on the stress response." Lancet 1:243–248
Coyle JT, Pert CB (1976) "Ontogenetic development of (3H)-naloxone binding in rat brain." Neuropharmacology 15:555–560
Hickey PR et al. (1985) "Pulmonary and systemic hemodynamic responses to fentanyl in infants." Anesth Analg 64:483–486
Jacobsen M (1970) Developmental neurobiology. New York: Holt, Rinehard & Winston
Pasternak GW, Zhang A, und Tecott L (1980) "Developmental differences between high and low affinity opiate binding sites: their relationship to analgesia and respiratory depression." Life Sci 27:1185–1190
Wohltmann M, Roth BL, und Coscia CJ (1982) "Differential postnatal development of mu and delta opiate receptors." Dev Brain Res 3:679–684
Zhang AZ, Pasternak GW (1981) "Ontogeny of opioid pharmacology and receptors: high and low affinity site differences." Eur J Pharmacol 73:2940

12.1 Mögliche Indikationen und Dosierungsvorschläge für den Einsatz von Opiaten bei Frühgeborenen und Säuglingen

Kinder und besonders Neugeborene werden wesentlich weniger mit Analgetika und Opiaten behandelt, als dies bei Erwachsenen mit vergleichbaren Grunderkrankungen geschieht. Wegen fehlender Fähigkeiten, ihr Schmerzempfinden zu artikulieren, wird oft der Fehlschluß gezogen, daß Neugeborene und Kleinkinder weniger als ältere Kinder und Erwachsene einer analgetischen Therapie bedürfen.

Neuere Untersuchungen zeigen, daß Neugeborene trotz der Unreife des Nervensystems fähig sind, Schmerzen wahrzunehmen und darauf in eindeutiger Weise zu reagieren. Dies führt zu der Frage, ob Schmerzempfinden und Streßreaktionen von Neugeborenen pharmakologisch zu beeinflussen sind. Über den Einsatz von

Morphin und Fentanyl zur Anästhesie und postoperativen Schmerzbehandlung von Neu- und Frühgeborenen liegen eine Reihe neuerer Publikationen vor (Hikkey et al.; Anand et al.).

Da es schwierig ist, die Schmerzen eines Kindes im präverbalen Alter zu objektivieren, sind unterschiedliche Punkteskalen entwickelt worden, anhand derer man die Intensität der Beschwerden, unter denen z. B. ein Neugeborenes nach einem operativen Eingriff leidet, abschätzen kann (McGrath, Johnson et al. 1985; Epstein 1987).

Eine „objektive Schmerzskalierung" beruht auf fünf Beobachtungen, die in bestimmten Intervallen registriert, einen Anhalt über den Schmerzzustand zu geben. Jeder Faktor wird mit 0, 1 oder 2 bewertet:
- **Der Kreislauf;** der Blutdruckanstieg liegt 10%, 20% bzw. 30% über dem präoperativen Wert.
- **Die verbale Äußerung;** das Kind ist still, es schreit und läßt sich beruhigen oder es schreit und läßt sich nicht beruhigen.
- **Das Bewegungsmuster;** das Kind ist ruhig, es ist agitiert, es schlägt um sich.
- **Der Gemütszustand;** das Kind schläft, es weist Unruhe auf oder es gerät in Panik.
- **Die Körpersprache;** das Kind schlummert und scheint schmerzfrei, es hat leichte Beschwerden und zeigt auf die befallene Stelle, bzw. hat es starke Schmerzen und zieht den betroffenen Körperteil bei Berührung zurück.

Im schlimmsten Fall kann ein Schmerzzustand die Punktezahl 10 erreichen. Mögliche Indikationen für den Einsatz von Opiaten bei Neugeborenen sind:
- peri- und postoperative Analgesie,
- invasive Eingriffe auf der neonatologischen Intensivstation (Drainagen, zentralvenöse Katheter),
- Beatmungssituationen, die einer suffizienten Sedierung und Abschirmung gegen streßauslösende Faktoren bedürfen,
- supportive und prophylaktische Therapie bei Patienten mit persistierender pulmonaler Hypertension.

Die nachfolgende Tabelle gibt Dosierungsempfehlungen von Opiaten bei Neugeborenen.

Tabelle 36

	Einzeldosis	Dauerinfusion
Fentanyl	4–10 µg/kg	2–3 µg/kg · h (anstelle repetitiver Gaben)
Pethidin	500–1000 µg/kg (6stündlich)	Nicht zu empfehlen
Morphin	50–100 µg/kg (4- bis 8stündlich)	5–15 µg/kg · h

Die mit der Gabe von Opiaten verbundene verlängerte Atemdepression muß beim Einsatz wirkstarker Opioide Berücksichtigung finden.

Für die postoperative Phase ist die einfachste und auch am häufigsten praktizierte Methode der Schmerztherapie bei Kindern die systemische Aplikation eines Analgetikums. Eine subcutane oder intramuskuläre Injektion wird aufgrund von dem individuell unterschiedlichen Resorptionsverhalten und den daraus zeitlich und quantitativ nicht vorhersehbaren Plasmaspiegeln nicht empfohlen.
Die intravenöse Injektion bietet eine Reihe von Vorteilen:
– die Wirkung tritt sehr schnell ein,
– ein Maximaleffekt tritt früher auf,
– der Plasmaspiegel nimmt progressiv ab.

Während nach größeren Operationen (Ductusligatur, Zwerchfellhernie, Omphalozele, nekrotisierende Enterokolitis z. B.), wo sich automatisch eine postoperative Überwachung mit evtl. Nachbeatmung auf der Intensivstation anschließt, die intravenöse Gabe von Opioiden (Piritramid, Morphin) zu empfehlen ist, kann bei der Erwartung nicht allzu starker Schmerzen mit einem peripher wirkenden Analgetikum begonnen werden. Hierbei stellen Acetylsalicylsäure und Paracetamol bzw. Metamizol (10–20 mg/kg), intravenös oder als Tropfen bzw. Suppositorium verabreicht, die Mittel der Wahl dar.

Literatur

Coyle JT, Pert CB (1976) "Ontogenitic development of (3H)-naloxone binding in rat brain". Neuropharmacology 15:555–560
Epstein BS (1987) "Comparison of caudal and ilioinguinal/iliohypogastric nerve block for control of post-perchiopexy pain". Anesthesiology 66:832
Jacobsen M (1970) Developmental Neurobiology. New York, Holt, Rinehard & Winston
McGrath PJ, Johnson G et al. (1985) "CHEOPS: A behavioral scale for rating postoperative pain in children". Adv Pain Res Ther: 395
Pasternak GW, Zhang A et al. (1980) "Developmential differences between higt and low affinity opiate binding sites: their relationship to analgesia and respiratory depression". Life Sci 27: 1185–1190
Schäffer J, Piepenbrock S et al. (1986) „Nalbuphin und Tramadol zur postoperativen Schmerzbekämpfung bei Kindern". Anaesthesist 35:408–413
Wohltmann M, Roth BL et al. (1982) "Differential postnatal development of mu and delta opiate receptores". Dev Brain Res 3:679–684
Zhang AZ, Pasternak GW (1981) "Ontogeny of opioid pharmacology and receptors: high and low affinity site differences". Eur J Pharmacol 73:2940

13 Opioide mit vorwiegend peripherem Angriffspunkt

Die Nebenwirkungen der Opioide auf den Darm, die mit einer Hemmung der Propulsion und des Ionentransportes einhergehen und in eine Obstipation münden, können therapeutisch bei der Diarrhö genutzt werden (Abb. 56). Da periphere Opiatrezeptoren im Bereich des Plexus myentericus Auerbachii nachzuweisen sind, wird verständlich, warum Opioide in einer mehr oder weniger stark ausgeprägten Intensität die Darmmotilität hemmen. Hierbei ist ursächlich die über Opiatrezeptoren gesteuerte Acetylcholinfreisetzung aus dem intramuralen Nervenplexus heranzuziehen.

Während früher zur Bekämpfung einer Diarrhö die Opiumtinktur Tinctura opii, gerne eingesetzt wurde, wobei jedoch neben dem wünschenswerten peripheren Effekt auch zentrale Nebenwirkungen zu erwarten waren, gibt es heute Liganden mit vorwiegend peripherem Angriffspunkt. Zwei Vertreter dieser Klasse, das Diphenoxylat (Reasec) und das Loperamid (Imodium) weisen, im therapeuti-

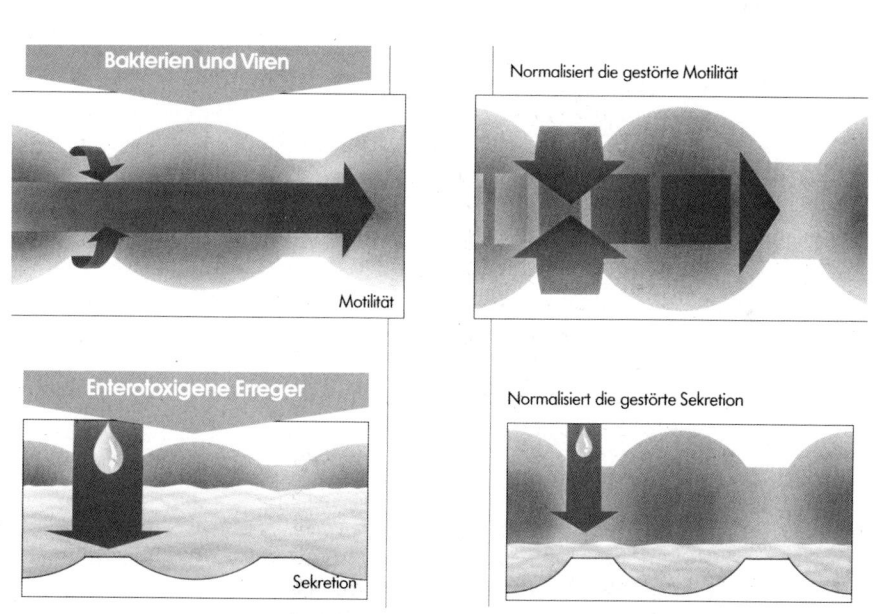

Abb. 56. Schematische Darstellung der Wirkung von peripher einsetzbaren Opioiden zur Therapie des Durchfalls

schen Dosisbereich eingesetzt, eine ausgesprochen schlechte Blut-Hirn-Passage auf. Somit sind zentrale Wirkungseffekte, wie sie sonst allen anderen Opioiden eigen sind, nicht nachzuweisen, und die Wirkung erstreckt sich nur auf eine Hemmung der intestinalen Motilität und Sekretion.

14 Analgesie mit Opioiden bei Unfallverletzten

Bis vor kurzem bestand noch die Forderung, nach einem Bauchtrauma z. B. keine Analgetika zu geben, um eine akute Symptomatik nicht zu verschleiern und eine erweiterte Diagnostik nicht zu erschweren. Diese Forderung hat heute nicht mehr die gleiche Gültigkeit, da invasive (Peritoneallavage) und nichtinvasive Verfahren zur erweiterten Diagnostik (Röntgen, Sonographie, CT) zur Verfügung stehen, ohne daß eine aktive Mitarbeit von Patienten notwendig ist. Weiterhin ist die Furcht vor potentiellen Nebenwirkungen die Ursache, daß in vielen Fällen bei Verletzten mit starken Schmerzen öfters keine oder nur schwach wirksame Analgetika verabreicht werden. Akute Schmerzzustände, speziell im Bereich der Notfallmedizin, sind dadurch gekennzeichnet, daß die sie begleitende vegetative Dysregulation (sympathoadrenerge Gegenregulation) zusätzliche Folgen am kardiovaskulären System bedingen, so daß z. B. bei einem Myokardinfarkt ein gesteigerter Sympathikustonus ein Kammerflimmern auslösen kann. Weiterhin muß ein neurohumural bedingter Verlust der alveolokapillären Integrität mit Stauung und Flüssigkeitsansammlung und einer daraus resultierenden Complianceabnahme der Lunge bedacht werden, wenn Verletzungen des Thorax und seiner Organe bereits zu einer respiratorischen Insuffizienz führen bzw. Frakturen, das stumpfe Thorax- und/oder Bauchtrauma, Verbrennungen und Weichteilquetschungen vorliegen [133, 220]. Im Notfall ist eine Analgesie besonders dann von Bedeutung, wenn ein drohender oder manifester Schock durch schwere Schmerzen verstärkt oder unterhalten wird, bzw. Schmerzen eine ausreichende Atmung verhindern. Da Unruhe und Dysregulation alleine nicht durch ein Analgetikum aufgehoben werden können und das folgende „Transporttrauma" eine wesentliche Rolle bei der Verschlechterung des Notfallpatienten ist, werden zusätzlich Sedativa zur Streßprotektion empfohlen [50]. Das ideale Analgetikum im Notfalleinsatz
– muß eine hohe analgetische Potenz besitzen,
– muß einen schnellen Wirkungseintritt haben,
– darf keine zu lange Wirkdauer aufweisen,
– sollte nicht kumulieren und gut steuerbar sein,
– sollte keine Nebenwirkungen auf Herz, Kreislauf und Atmung zeigen.

Da es momentan noch kein Medikament gibt, das alle Forderungen erfüllt, muß je nach vorliegendem Notfall das Opioid mit dem günstigsten Wirkungsspektrum herausgesucht werden (Tabelle 36).

Tabelle 36. Dosierung von Opioiden bei der Schmerzbehandlung im Notfall; pulmonal-arterieller Druck *(PAD)*. (Mod. nach [24, 221])

Opioid	Dosierung [mg/70 kg KG]	Wirkungseintritt	rel. Wirkdauer	Nebenwirkungen
Morphin	2,5–5,0	5–10 min	2–4 h	Atemdepression Histaminfreisetzung Emesis
Fentanyl	0,05–0,1	2–3 min	20–30 min	Atemdepression
Alfentanil	0,7–1,5	1–2 min	5–10 min	Atemdepression
Ketamin	10–30	1–3 min	5–10 min	Dysphorie kardiovaskuläre Stimulierung
Nalbuphin	10–20	5–10 min	2–3 h	Sedierung
Tramadol	50–100	5–8 min	3–4 h	schwache Wirkung, Übelkeit, Emesis
Pethidin	25–50	1–2 min	2–3 h	Kreislaufdepression Tachykardie
Pentazocin	15–30	2–6 min	3–4 h	Tachykardie PAD-Erhöhung
Piritramid	7,5–15	2–5 min	4–6 h	Sedierung

Für die Wahl der Dosierung müssen Faktoren wie Volumenmangel, Schweregrad der Verletzung, Alter und Grad der Alteration des Patienten beachtet werden.

Grundsätzlich wird immer mit 50% der üblichen Einzeldosis begonnen, um anschließend nach Wirkung zu titrieren.

Die Methode der Wahl ist die *intravenöse Applikation,* da eine subkutane oder intramuskuläre Analgetikagabe aufgrund des verminderten Resorptionsverhaltens, besonders im Schock, zu zeitlich und quantitativ nicht vorhersehbaren Effekten führt.

Peripher wirkende Analgetika, die i. v. applizierbar sind, wären z. B. Metamizol (Novalgin 1,25 mg) bzw. Lysinacetylsalicylat (Aspisol 0,5–1,0 g); sie haben beim Notfallpatienten eine eingeschränkte Bedeutung. Ihr Indikationsgebiet ist vorwiegend der Wundschmerz. Die Applikation sollte langsam über 2–3 min erfolgen, um Blutdruckabfälle zu vermeiden. Die Thrombozytenaggregationshemmung von Aspisol begrenzt den Einsatz bei Patienten mit Schädel-Hirn-Trauma wegen einer verstärkten Blutungsneigung. Eine Kombination von einem schwachen Opioid wie Tramal und Metamizol kann die Vorteile beider Substanzen (Blockade von Schmerzübertragung und Schmerzempfindung ohne Atemdepression) im Sinne einer Potenzierung nutzen.

Unter den stark wirkenden Analgetika vom Opioidtyp sind aufgrund des Wirkungsspektrums und der möglichen Nebenwirkungen letztlich Piritramid und Morphin als echte Konkurrenten zur Behandlung schwerer Schmerzzustände beim Notfallpatienten anzusehen, während bei leichteren Schmerzen Nalbuphin zu empfehlen ist [50, 221].

15 Bedeutung der endogenen Opioide (Endorphine, Enkephaline)

Opioidpeptide sind als die natürlichen Liganden der Opiatrezeptoren anzusehen. Hierbei können die fünfkettigen Enkephaline als eine Art von Neurotransmitter eingestuft werden, die neben der Verhaltensregulation und der Sezernierung der Hypophysenhormone eine wichtige Rolle bei der Verarbeitung von Schmerzimpulsen spielen. Ähnlich wie die klassischen Opioide, setzen sie sich an die ihnen zugedachten Rezeptoren, wodurch es zu einer Blockade in der Weiterleitung der sensorischen Afferenz kommt. Trotz der scheinbar so differenten chemischen Struktur der Opioidpeptide wird bei entsprechender räumlicher Faltung erkennbar, daß z. B. das Metenkephalin mit der Aminosäurensequenz Tyrosin-Glycin-Glycin-Phenylalanin-Methionin Ähnlichkeiten mit Morphin und dem Antagonisten Naloxon aufweist. So ist der endständige Parahydroxyphenylrest vom Tyrosin dem aromatischen Ring des Morphins recht ähnlich. Der freie Stickstoff des Tyrosins liegt dem Ring ebenfalls gegenüber, wie dies beim basischen Stickstoff der Morphinomimetika, eine Vorbedingung für die Opioidwirkung, zutrifft. Auch ist der freie Ring des Phenylalanins (Abb. 57) dem zusätzlichen Phenylring stark wirkender Analgetika wie Fentanyl und Buprenorphin recht ähnlich. Hieraus kann gefolgert werden, daß Aminosäuresequenzen, wie sie bei den Opioidpeptiden anzutreffen sind, mit der gleichen Rezeptorgruppe wie die Alkaloide inter-

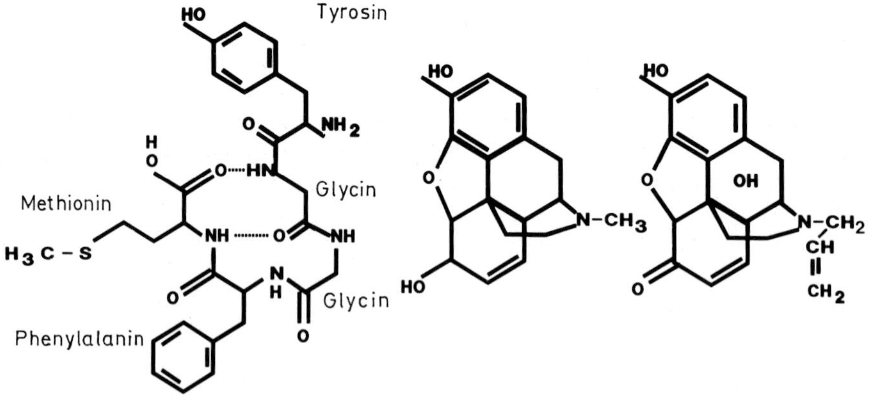

Abb. 57. Die chemische Struktur des endogenen Opioids Metenkephalin, das bei entsprechender Faltung Ähnlichkeiten mit der Struktur von Morphin und Naloxon aufweist

Met-Enkephalin   Morphin   Naloxon

agieren. Die Peptide weisen nur den großen Unterschied auf, daß sie sofort nach ihrer Entstehung durch Aminopeptidasen abgebaut werden, wodurch eine Tachyphylaxie und Abhängigkeitsentwicklung unmöglich wird.

Ein weiteres endogenes Opioid, das aus 31 Aminosäuren bestehende β-Endorphin, ist Teilstück des in der Hypophyse nachweisbaren, aus 91 Aminosäuren bestehendem β-Lipotropins, welches eine Rolle beim Fettmetabolismus spielt. Interessant ist hierbei, daß β-Lipotropin in seiner Sequenz 61–91 das β-Endorphin repräsentiert (Abb. 58).

β-Endorphin hat im Vergleich zu den Enkephalinen einen ausgeprägteren analgetischen Effekt beim Tier. Die Aminosäuresequenz 61–76 ist das α-Endorphin, welches ebenfalls analgetische Wirkqualitäten besitzt, während die Sequenz 61–65 mit dem Metenkephalin identisch ist. Letzteres findet sich in nachweisbarer Konzentration im Gehirn, dem Rückenmark und im Intestinum. Schließlich ist noch die Sequenz 41–58 zu erwähnen, die als β-Melanotropin in der Hautpigmentierung eine Rolle spielt.

15.1 Endorphine in der Regulation der Hypophysenhormone

Da sowohl die β-lipotropinproduzierenden Zentren im Hypothalamus als auch die Hypophyse durch eine dichte Anreicherung von Opiatbindestellen charakterisiert sind [120], ist es nicht verwunderlich, daß sowohl Endorphine als auch die synthetischen Opioide die Sezernierung einer Reihe von Hormonen beeinflussen. Alle diese Hormone haben ihren Ausgangsort in der Hypophyse: FSH, LH, STH, und TSH [22, 58, 223]. Ein gemeinsamer Vorläufer aller Opioidpeptide scheint das Proopiomelanocortin (POMC) zu sein, das aus 256 Aminosäuren besteht und aus dem sich, mit Hilfe von Peptidasen, der Organismus nach Bedarf unterschiedliche Peptidketten herausbricht (z.B. ACTH, β-Endorphin, Kortikotropin, α-Lipotropin, β-Lipotropin, α-/β-melanozytenstimulierendes Hormon), von denen einige eine Rolle im normalen Schlaf-Wach-Rhythmus spielen (Abb. 59).

Die langkettige Ausgangssubstanz, das POMC, die in speziellen Zellen des Hypothalamus und der Hypophyse gespeichert wird, ist der Pool, aus dem Untergruppen von Opioidpeptiden entnommen werden. Die Verteilung der verschiedenen Opioidpeptide ist sowohl im ZNS als auch in den sympathischen Ganglienzellen, dem Gastrointestinaltrakt und in den Nebennieren recht unterschiedlich. Hierdurch werden die verschiedensten physiologischen Funktionen reguliert, wobei die Forschung noch nicht an den Punkt gelangt ist, wo den einzelnen Peptiden definitiv gewisse physiologische Funktionen zugeordnet werden können.

15.2 Endorphine in der Schmerztherapie

Es ist jedoch bewiesen, daß die physiologische Bedeutung der Opioidpeptide die Streßsituation und der Schmerz ist, bei der die Achse Kortex-Hypothalamus-Nebenniere aktiviert wird und es zu einer Freisetzung von ACTH und β-Endorphin

126 Bedeutung der endogenen Opioide (Endorphine, Enkephaline)

Ala Alanin	**Leu** Leucin
Arg Arginin	**Lys** Lysin
Asn Asparagin	**Met** Methionin
Asp Asparaginsäure	**Phe** Phenylalanin
Cys Cystein	**Pro** Prolin
Gln Glutamin	**Ser** Serin
Glu Glutaminsäure	**Thr** Threonin
Gly Glycin	**Trp** Tryptophan
His Histidin	**Tyr** Tyrosin
Ile Isoleucin	**Val** Valin

Methionin-Enkephalin

(Tyr)(Gly)(Gly)(Phe)(Met)

Leucin-Enkephalin

(Tyr)(Gly)(Gly)(Phe)(Leu)

Substanz P

(Arg)(Pro)(Lys)(Pro)(Gln)(Gln)(Phe)(Phe)(Gly)(Leu)(Met)

Neurotensin

(Glu)(Leu)(Tyr)(Glu)(Asn)(Lys)(Pro)(Arg)(Arg)(Pro)(Tyr)(Ile)(Leu)

β-Endorphin

(Tyr)(Gly)(Gly)(Phe)(Met)(Thr)(Ser)(Glu)(Lys)(Ser)(Gln)(Thr)(Pro)(Leu)(Val)(Thr)(Leu)(Phe)(Lys)(Asn)(Ala)(Ile)(Val)(Lys)(Asn)(Ala)(His)(Lys)(Gly)(Gln)

adrenocorticotropes Hormon (ACTH)

(Ser)(Tyr)(Ser)(Met)(Glu)(His)(Phe)(Arg)(Trp)(Gly)(Lys)(Pro)(Val)(Gly)(Lys)(Lys)(Arg)(Arg)(Pro)(Val)(Lys)(Val)(Tyr)(Pro)(Asp)(Gly)(Ala)(Glu)(Asp)(Gln)(Leu)(Ala)(Phe)(Pro)(Leu)(Glu)(Phe)

Abb. 58. Die Aminosäuresequenzen verschiedener endogener Opioide im Vergleich zu ACTH (adrenocorticotropes Hormon), welches ebenfalls aus einer gemeinsamen Vorstufe, dem POMC (Proopiomelanocortin), stammt

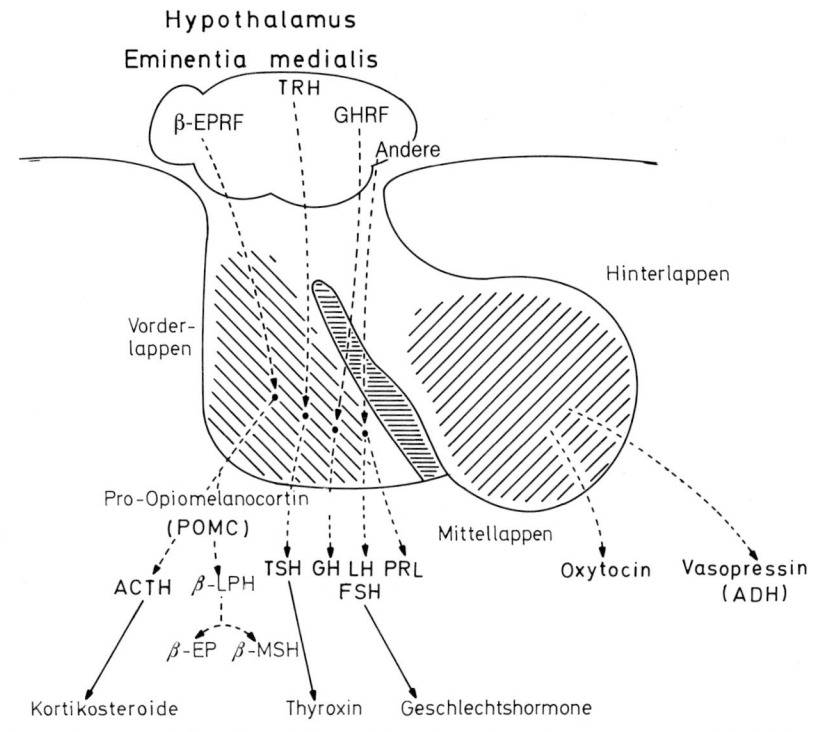

Abb. 59. Beziehung zwischen Hypothalamus, Hypophyse, Hypophysenhormonen und Opioidpeptiden (*ACTH* adrenocorticotropes Hormon; *LPH* lipotropes Hormon; *EP* β-Endorphin; *MSH* melanozytenstimulierendes Hormon; *STH* somatotropes Hormon; *GH* gonadotropes Hormon; *LH* luteotropes Hormon; *FSH* follikelstimulierendes Hormon; *TRH* Thyreotropin-releasing-Hormon; *GHRF* Gonadotropes-Hormon-releasing-Faktor; β-*EPRF* β-Endorphin-releasing-Faktor; *PRL* Prolaktin

kommt [34]. Die zentrale Bedeutung von β-Endorphin in der zentralen Schmerzverarbeitung wird durch den erhöhten β-Endorphinspiegel mit einhergehender Schmerzbefreiung unter elektrischer Reizung des zentralen Höhlengraus bei chronischen Schmerzen am Patienten unterstrichen [3, 128], während eine intrathekale β-Endorphinapplikation (3 mg) zu einer im Mittel von 33 h lang anhaltenden Analgesie führt [192]. Den analgetischen Effekt der endogenen Opioide macht sich der Körper besonders in Zeiten ausgedehnter Verletzungen zu Nutze, damit der Schmerz die nach einer Verletzung einsetzende Flucht- oder Kampfreaktion nicht lähmt. Dieser Streß- und Schutzmechanismus kann jedoch in einigen seltenen Fällen so überreagieren, daß, ähnlich den synthetischen Opioiden, eine Atemdepression eintritt, die mit Naloxon umkehrbar ist [244]. Aus diesem Grunde wird das Opioidpeptid im Plasma auch gerne zum Nachweis von Streßreaktionen und deren medikamentöser Beeinflussung herangezogen [31, 153, 177] bzw. dient sein Plasmaspiegel dazu, eine ausreichende vegetative Stabilisierung und Analgesie während der Narkose nachzuweisen [131, 139].

Auch für die Migräne sind Zusammenhänge mit dem endogenen Opioidsystem nachgewiesen worden. So konnten im Anfall, im Vergleich zum anfallfreien Intervall, erniedrigte β-Endorphinspiegel in der Spinalflüssigkeit nachgewiesen werden. Der Abfall wies eine Korrelation zu der Schwere des Zustandsbildes auf, und es wurde vermutet, daß mit zunehmender Dysfunktion endorphinerger Neurone eine Häufung und Intensitätssteigerung von Migräneattacken zu erwarten sind [98].

Möglicherweise ist der Neurotransmitter mit besonderen Aufgaben in der Schmerzverarbeitung die Substanz P, ein Opioidpeptid aus 11 Aminosäuresequenzen (Abb. 58). Es befindet sich in zahlreichen Neuronenverbänden des ZNS und in den sensorischen Fasern peripherer Nerven. Einige dieser Neurone liegen in den sensorischen Ganglien beidseits der Wirbelsäule, wobei Substanz P an ihren Endigungen im Hinterhorn des Rückenmarks bei Reizung freigesetzt wird. Obgleich Enkephalin und auch die synthetischen Opioide in der Lage sind, die Freisetzung von Substanz P an dieser ersten Schaltstation der sensorischen Nervenleitung zu hemmen, so sind andere mögliche Transmitter (Angiotensin, Somatostatin, Cholecystokinin und Glutaminsäure) auch in sensorischen Neuronen nachgewiesen worden. Neuropeptide und Peptide mit Opioidcharakter, die Analgesie induzieren, sind möglicherweise auch die Boten des Gehirns, die besondere Funktionen wie den Wasserhaushalt, das Sexualverhalten, das Schmerzempfinden, die Stimmung und sogar das Gedächtnis kodieren [124].

15.3 Endorphine als Mediatoren individueller Verhaltensweisen

Darüber hinaus soll jedoch ein Fehlen oder das Vorhandensein erhöhter β-Endorphinspiegel auch mit einer Reihe manisch-depressiver Zustände und Verhaltensweisen gekoppelt sein [110, 142, 214]. β-Endorphin ist kein Endprodukt, sondern nur eine aktive Zwischenstufe der POMC-Zerfallsreihe. Es entstehen daraus weiter α- und γ-Endorphin, von denen α-Endorphin dem β-Endorphin ähnlich ist. Das γ-Endorphin dagegen, das nicht an den Opioidrezeptor bindet, ist in seiner Wirkungsweise eher den Neuroleptika zuzuordnen [256]. Hieraus lassen sich zwanglos Übergänge zu bestehenden Theorien über Formen der Schizophrenie herstellen, da diese Krankheit seit einiger Zeit mit dem dopaminabhängigen System in Verbindung gebracht wird. Auch ist ein Zusammenhang zwischen der Parkinson-Erkrankung nicht auszuschließen, die als pathophysiologisches Substrat einen funktionellen Dopaminmangel im nigrostriatalen System zugrunde liegen hat. Darüber hinaus ist ein verminderter β-Endorphinspiegel als Reaktion auf einen Stressor mit einer Reihe von emotionalen Zuständen und Verhaltensweisen in Zusammenhang gebracht worden, die von depressiver Verstimmung über Euphorie bis hin zur Ekstase reichen [255].

Endogene Opioide und Peptidtransmitter dienen nicht nur zur Freisetzung lokaler Hormone oder Transmitter im Gehirn, sondern auch im Gastrointestinalsystem. So wird diskutiert, ob Adipositas und Bulimie nicht die Folge einer Abhängigkeit von körpereigenen Opioiden sind, wobei ein zuviel an Enkephalinen und/oder zuwenig an Enkephalinase, welches das Opioid inaktiviert, disku-

tiert wird. Der Rezeptor-Ligand-Komplex, der im Normalzustand nicht aktiv ist, unterliegt in solchen Fällen, ähnlich wie beim Süchtigen, einer dauernden Besetzung. Nahrung, die Antrum und Pylorus passiert, führt zur lokalen Freisetzung von endogenen Opioiden, um anschließend über enkephalinerge Bahnen direkt zum Rückenmark oder über den N. vagus zum „Sättigungszentrum" im limbischen System das Hungergefühl zu stillen. Folgen sind postoprandiale Völle und Schläfrigkeit. Damit keine Abstinenzsymptome auftreten, muß der Eßsüchtige, um eine stetige Enkephalinproduktion zu garantieren, wiederholt über den Magen-Darm-Kanal seine endorphinerge Aktivität stimulieren. Forschungsergebnisse, die diese Hypothese stützen, weisen auf darauf folgende Zusammenhänge hin:
1. Enkephaline und/oder Endorphine besetzen die gleichen Rezeptoren wie Morphin im Darm und im ZNS.
2. Besonders im limbischen System, wo Hunger- und Sättigungsgefühl signalisiert werden, finden sich hohe Konzentrationen endogener Opioide [4].
3. Im Gastrointestinaltrakt können hohe Konzentrationen von Enkephalinen nachgewiesen werden.
4. Endorphine machen bei chronischer Applikation ebenso süchtig wie Morphin und seine Abkömmlinge.
5. Fettsüchtige sind besonders schmerzempfindlich, weil sie nach ihren eigenen Opioiden süchtig sind; ein normal funktionierendes endorphinerges System reicht nicht mehr aus.
6. Der Opiatantagonist Naloxon ist in der Lage, beim Tier vorübergehend den Appetit zu reduzieren.

15.4 Endorphine und Suchtentwicklung

Des weiteren scheint das endorphinerge System, das eng mit dem schmerzleitenden Nervensystem gekoppelt ist, auch bei der Entstehung der Sucht eine entscheidende Rolle zu spielen. Trotz jahrzehntelangen Bemühens ist es bis jetzt nicht gelungen, Opioide ohne ein nennenswertes Suchtpotential zu synthetisieren. Auch Endorphine können, wie im Tier nachgewiesen wurde, bei wiederholter Verabreichung, zu Toleranz und körperlicher Abhängigkeit führen [251, 266]. Das limbische System scheint hierbei nicht nur bei der emotionellen Verarbeitung des Schmerzes, sondern auch bei Ausbildung süchtigen Verhalten eine wesentliche Rolle zu spielen (Abb. 60).

So konnten unter sog. Selbstreizversuchen am Tier hohe Reizfrequenzen bei Elektrodenpositionierung in den zum limbischen System gehörenden Strukturen nachgewiesen werden. Kleine Morphindosen erhöhen die Reizfrequenz, während Naloxon sie abschwächte [13]. Auch konnte nach mehrmonatiger Morphinbehandlung bei der Ratte eine zum Teil starke Verminderung des Enkephalin- bzw. Endorphingehaltes im limbischen System beobachtet werden [126]. Dies läßt vermuten, daß es über Rückkopplungsmechanismen, ähnlich wie bei anderen Transmittersystemen, zu einer Verminderung der Endorphinsynthese kommt. Der folgende Endorphinmangel könnte somit der wesentliche Faktor für den Opiathunger beim Heroinsüchtigen sein und die Ursache für eine über den akuten

Bedeutung der endogenen Opioide (Endorphine, Enkephaline)

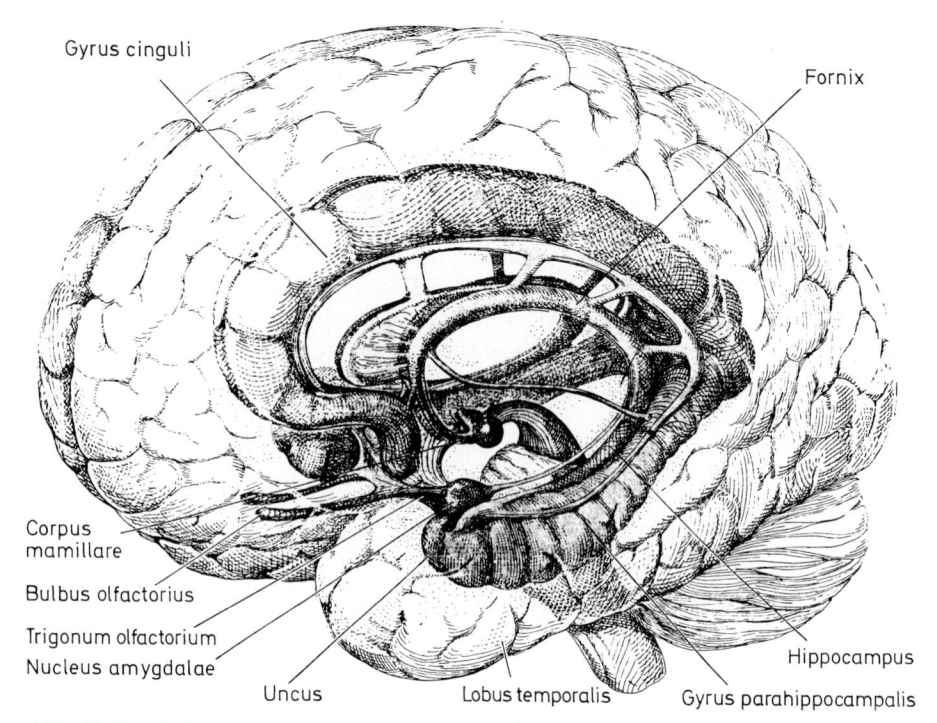

Abb. 60. Das limbische System, ein entwicklungsgeschichtlich alter Teil des ZNS, in dem die Gefühlswelt des Individuums, seine Ängste und Freuden lokalisiert sind und der Schmerz seine negative Färbung erhält. Letzteres wird dadurch unterstrichen, daß das limbische System, insbesondere der Nucleus amygdalae eine dichte Anreicherung von Opiatbindestellen aufweist

Entzug hinaus nachweisbare protrahierte Abstinenzsymptomatik [53]. Eine Insuffizienz des endorphinergen Systems wäre dann ein prädisponierender Faktor für suchtgefährdete Personen.

15.5 Opiatrezeptoren und die mit ihnen interagierenden natürlichen Liganden

Ähnlich den synthetischen Opioiden, können den unterschiedlichen Rezeptorpopulationen auch gesondert endogene Liganden zugewiesen werden, die sich in ihrer Funktionalität voneinander unterscheiden (Tabelle 37).

15.6 Bedeutung der Endorphine im Schock

Ein weiterer Bereich, in dem Endorphine eine klinische Bedeutung haben, ist der septische Schock. Hierbei soll es zu einer vermehrten Freisetzung von Endorphinen mit folgender Verschlechterung der Kreislaufsituation kommen. Das durch

Tabelle 37. Die Opiatrezeptorpopulationen, ihre endogenen Liganden und die dazugehörigen synthetischen Agonisten und Antagonisten (? = unbekannt). (Mod. nach [125, 168])

Opioidrezeptor	Endogener Ligand	Agonist	Antagonist
μ	β-Endorphin Metenkephalin	Morphin Fentanyl	Naloxon Naltrexon
ϰ	Dynorphin A (1–17)	U-50, 488H Bremazocin U-69, 593	Mr 2266 Naloxon Win 44, 441-3 Norbinaltorphimin
δ	Leuenkephalin	?	ICI 174,864 Naltrindol Naloxon
σ	Sigmaphin	SKF 10,047 Phencyclidin	?

Endotoxine freigesetzte endogene Opioid soll im Bereich des Hypothalamus speziell δ-Rezeptoren besetzen, wodurch es in der Folge zu einer Abnahme des Sympathikustonus (Abb. 61) mit einer daraus resultierenden verminderten Freisetzung der aus dem Nebennierenmark stammenden Hormone Adrenalin und Noradrenalin kommt [39, 161].

Ansatzpunkt für ein therapeutisches Eingreifen wäre die Blockade des Rezeptors mit einem Antagonisten. Da das sympathoadrenerge System intakt sein muß, um im septischen Schock einen therapeutischen Effekt mit einem selektiven δ-Antagonisten zu demonstrieren [125], und Naloxon den kreislaufstimulierenden Effekt der Katecholamine steigert [165], muß eine Interaktion zwischen sympathoadrenergen Substanzen, ihren jeweiligen Bindestellen und dem Opioidsystem angenommen werden. Der letztendliche Beweis für die Bedeutung des endorphi-

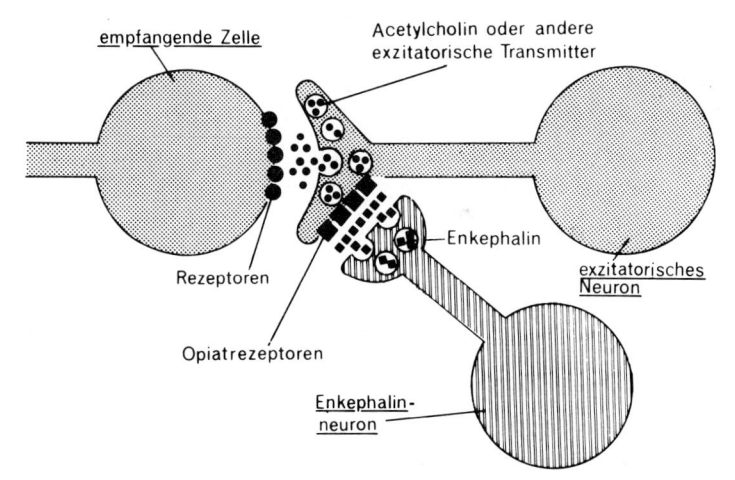

Abb. 61. Hemmung exzitatorischer Neuronenverbände durch eine pathologisch gesteigerte Freisetzung endogener Opioide führt zu verminderter Aktivität kreislaufregulatorischer Zentren im ZNS. Erst durch die Applikation eines Antagonisten kommt es zur Verdrängung der Endorphine mit folgender funktioneller Erholung

nergen Systems im septischen Schock ist jedoch nur mit Hilfe klinischer Untersuchungen am Menschen zu erbringen. Während beim hämorrhagischen Schock sowohl zentrale als auch periphere ϰ- und δ-, nicht jedoch μ-Opioidbindstellen für die Hypotension mitverantwortlich gemacht werden [38, 67], kehrt beim anaphylaktischen Schock der Opioidantagonist eine durch Histamin und den blutblättchenaktivierenden Faktor (PAF) bedingte Hypotension über einen gesteigerten zentralen Sympathikusstrom um [7, 193].

Beim neurogenen Schock konnte nachgewiesen werden, daß der nach Sympathikusunterbrechung sekundär gesteigerte zentrale Parasympathikotonus über den N. vagus am Herzen eine Deprimierung verursacht. Zentrale Antagonisten

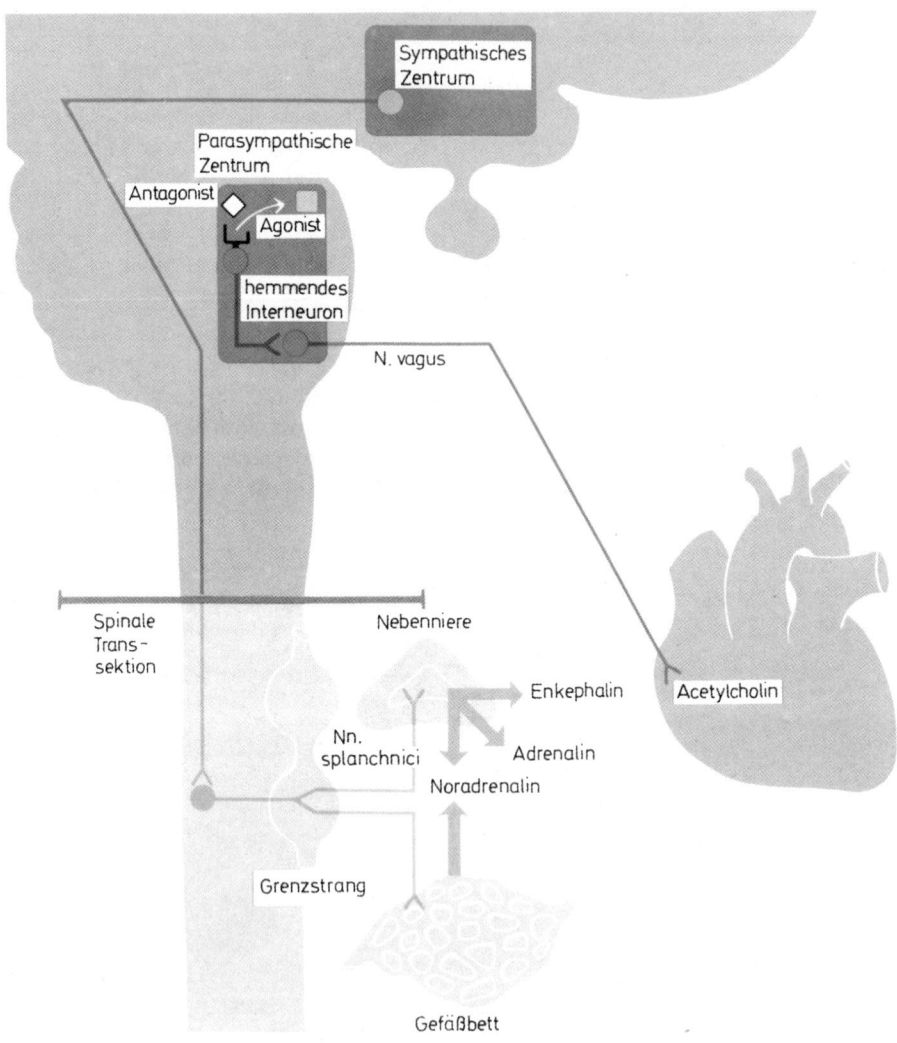

Abb. 62. Modell der zentralen Beeinflussung von Kreislauffolgen beim spinalen Schock mit einem Opiatantagonisten

bewirken eine Verdrängung der Endorphine am hemmenden Interneuron im Parasympathikuszentrum, so daß die Hypotension aufgefangen wird (Abb. 62; [124]).

Ein der spinalen Ischämie folgender Anstieg im Plasma-β-Endorphinspiegel weist auf eine Beteiligung von μ-Rezeptoren hin. Zusätzlich sind jedoch in den ischämischen, benachbarten Grenzgebieten hohe Konzentrationen von Dynorphin, einem endogenen ϰ-Liganden, nachgewiesen worden [63].

Untersuchungen zur möglichen Beteiligung des endorphinergen Systems beim Schlaganfall sind widersprüchlich, so daß von einem einheitlichen, zugrundeliegenden pathologischen Mechanismus bei der zerebralen Ischämie nicht ausgegangen werden kann [61]. Alle Untersuchungen zur Bedeutung des endorphinergen Systems bei jeglichen Schock- und Ischämieformen weisen jedoch darauf hin, daß Endorphine in einem mehr oder weniger starken Ausmaß die Auswirkungen mitbeeinflussen. Hierbei ist der Wirkmechanismus, je nach Ursache, recht unterschiedlich bzw. liegt ein komplexer Vorgang vor, bei dem mehrere Mediatoren beteiligt sind.

15.7 Endorphine und das immunologische System

Letztlich muß auch auf die Bedeutung der endogenen Opioide als humorale Mediatoren zwischen ZNS und dem Immunsystem hingewiesen werden. Sie sollen eine besondere Rolle bei den Erkrankungen spielen, die von primären oder sekundären immunologischen Defiziten begleitet sind. So kann mit β-Endorphin und Enkephalin die spontane zytotoxische Aktivität der natürlichen Killerzellen [172] und die Proliferation der Lymphozyten gesteigert werden [101]. Eine am Tier nachgewiesene Immunsuppression mit Atrophie von Thymus und Milz sowie einer verminderten Lymphozytenproliferation [23] weist dagegen auf eine mögliche negative Beeinflussung des Immunsystems unter chronischer Opioideinnahme hin. Andererseits beweisen die Daten ehemaliger Heroinsüchtiger, die sich einer Methadonerhaltungstherapie unterziehen, daß eine Normalisierung der vormals schlechten immunologischen Abwehrlage trotz (oder wegen) chronischer Opioideinnahme möglich ist [145]. Es muß deshalb, nach dem momentanen Stand der Forschung, darauf verwiesen werden, daß eine endgültige Aussage zur Immunstimulation bzw. zur fehlenden Immundeprimierung bei chronischer Opioidgabe am Menschen noch aussteht. Gesichert ist nur, daß das endogene Opioidsystem eine modulierende Funktion auf das Immunsystem ausübt [272], wodurch auch die individuell sehr unterschiedlichen Krankheitsverläufe beim Karzinompatienten eine Erklärung finden dürften.

16 Einsatz der Opioide in der Intensivmedizin

Ein einheitliches Konzept für den Einsatz der Opioide in der Intensivmedizin besteht nicht. Die Schwierigkeit für die Erstellung eines in allen Fällen geeigneten Therapieschemas resultiert dabei aus der Tatsache, daß Intensivpatienten aus den unterschiedlichsten Fachdisziplinen zu betreuen sind, wobei unter den unterschiedlichsten therapeutischen Zielsetzungen eine Behandlung erfolgt. Dabei stehen jeweils bestimmte Aspekte der Therapie im Vordergrund. So z. B. in der Neurochirurgie und Neurologie, wo die Protektion der zerebralen Funktionen bei noch erhaltener Möglichkeit zur Beurteilung des neurologischen Status im Vordergrund steht. Oder in der Kardiochirurgie, wo die Schmerzunterdrückung zur Elimination schädigender sympathikotoner Stimuli und die Unterdrückung aller Faktoren, die einen myokardialen Sauerstoffmehrbedarf bedingen, bei fehlenden negativen Auswirkungen auf das kardiovaskuläre System gefordert wird. Dennoch lassen sich allgemein anerkannte Grundsätze für die Anwendung bei Intensivpatienten herauskristallisieren. So sind Opioide in der Intensivmedizin dann indiziert, wenn eine Analgosedierung erforderlich wird. Am häufigsten wird dies der Fall sein, wenn der Patient
- beatmet werden muß; trotz moderner Beatmungsgeräte und -methoden ist eine ausreichende Adaptation des Patienten an den Respirator ohne zusätzliche medikamentöse Therapie oft nicht möglich;
- aufgrund schmerzhafter Zustände zu therapieren ist, und zwar solcher, die auf der Grunderkrankung selbst basieren (posttraumatischer oder postoperativer Schmerz) oder im Umfeld therapeutischer Maßnahmen auftreten (Physiotherapie, Verbandswechsel).

Untersuchungen haben gezeigt, daß bei Intensivpatienten nicht so sehr Angstphänomene im Vordergrund stehen, sondern vielmehr Schmerzen, Schlafentzug, die Unmöglichkeit bequem zu liegen und delirante Symptome das Erleben des Patienten bestimmen. Das **Hauptziel der Analgosedierung ist die Analgesie,** da sie verhindert, daß es durch schmerzbedingte kardiovaskuläre, respiratorische, hormonelle und gastrointestinale Komplikationen zu einer weiteren Verschlechterung der Patientensituation kommt.

Oft reicht eine Monotherapie mit einem Opioid zur Analgosedierung jedoch nicht aus. Bessere Ergebnisse liefern dann Kombinationen aus einem Opioid und einem Sedativum. Aufgrund sich gut ergänzender Wirkungen mit Opioiden sowie ihrer Wirksamkeit bei psychotischen und deliranten Symptomen empfehlen sich zum einen Neuroleptika wie Dehydrobenzperidol. Zum anderen sind Benzodiazepine zusätzlich angezeigt, wenn eine tiefe Sedierung erforderlich ist bzw. zur Verbesserung des Tag-Nacht-Schlafrhythmus.

Bezüglich der Applikation stellt hierbei die kontinuierliche i. v.-Gabe die günstigste Möglichkeit dar, einen konstanten Wirkspiegel der verabreichten Pharmaka bei langfristiger Gabe zu erzielen. Eine Bolusgabe dagegen führt zu stark schwankenden Plasmaspiegeln und daraus resultierenden Nebenwirkungen. Ähnlich wie beim postoperativen Schmerz, so soll auch in der Intensivmedizin ein konstanter Wirkspiegel aufrechterhalten werden, so daß die Schmerzschwelle nie überschritten wird.

Eine zusätzliche Bolusgabe ist dann angezeigt, wenn besonders schmerzhafte therapeutische Maßnahmen kurzfristig vorgenommen werden (Verbandswechsel, Absaugen, Umlagern, Tracheotomie usw.).

Von den zahlreichen in der Intensivmedizin eingesetzten Pharmaka für die Analgosedierung stehen somit an erster Stelle alle diejenigen Opioide, die sich im Idealfall auszeichnen durch
1. hohe analgetische Potenz,
2. ausreichende antitussive Wirkung,
3. große therapeutische Breite,
4. fehlende Organtoxizität,
5. keinerlei Beeinträchtigung des kardiovaskulären Systems,
6. zu vernachlässigende Kumulation bei Langzeitanwendung,
7. nur geringe Auswirkungen auf die Darmtätigkeit,
8. nicht nachweisbare Kumulation oder Interaktion mit anderen Medikamentengruppen,
9. die Möglichkeit der Bolusgabe und einer damit einhergehenden jederzeitigen Vertiefung der Analgosedierung,
10. Wirkungsentfaltung über spezifische Bindestellen im ZNS,
11. eine möglichst geringe Beeinflussung des endokrinen Systems (Tabelle 38).

Zahlreiche Analgosedierungsschemata werden für den intensivmedizinischen Bereich empfohlen [1, 2, 18, 29, 64, 97, 121, 143, 144, 149, 218, 227]. In den meisten Fällen wird jedoch der Wirkstoffkombination mit einem Opioid der Vorzug gegeben. Hierbei sind es speziell die wirkstarken und gut steuerbaren Opioide wie Sufentanil, Fentanyl und Alfentanil, die im Gegensatz zu den schwächer wirkenden, zentralen Analgetika (Piritramid, Tramadol, Pethidin) Vorteile aufweisen (Tabelle 39, Abb. 63). So sind zum einen Anstiege des intrakraniellen Drucks nach Ketamin/Flunitrazepam, als auch Anstiege des pulmonal-arteriellen Drucks unter der Kombination Piritramid/Promethazin, Pethidin/Flunitrazepam und Tramadol/Methohexital beschrieben worden [121]. Besonders ist das Aufwachverhalten durch einen vergleichsweise längeren Überhang nach dieser Medikamentenkombination charakterisiert.

Für die Langzeitsedierung bei beatmeten Patienten sind Fentanyl und in Zukunft wohl auch Sufentanil wegen ihrer großen analgetischen Wirkstärke und guten Steuerbarkeit die Analgetika der Wahl.

Bei den vor allem wegen ihrer hypnotischen und anamnestischen Eigenschaften eingesetzten Benzodiazepinen schwankt dagegen die Eliminationshalbwertszeit,

Tabelle 38. Pharmaka, die für eine Analgosedierung in der Intensivmedizin verwendet werden

Substanz-Gruppen	Therapeutische Breite[a] LD_{50}/ED_{50}	Analgesie Morphin = 1	Allgemeine Probleme	Spezielle Probleme
Analgetika Alfentanil	1082	10–50	ungenügende Sedierung, Gewöhnung	
Fentanyl	277	100–300	ungenügende Sedierung, Gewöhnung	
Sufentanil	26716	–1000	Gewöhnung	
Buprenorphin	7933	40–50	Gewöhnung	nicht antagonisierbar
Piritramid	11	0,7	Gewöhnung	
Morphin	35	1,0	Gewöhnung	Histaminfreisetzung
Pethidin	8	0,1	Gewöhnung	Myokarddepression
Tramadol	33	0,2		Übelkeit, Erbrechen
Ketamin	11	0,8		Blutdruck- und Herzfrequenzanstieg ICP-Anstieg
Barbiturate Methohexital	4,7	∅	Enzyminduktion, antianalgetische Wirkung, Tachyphylaxie, Pseudocholinesterasehemmung, Bronchialsekretion, Tonuserhöhung der Bronchialmuskulatur	
Benzodiazepine Diazepam	29	∅	Gewöhnung,	lange Eliminationszeiten Ikterus
Flunitrazepam	236	∅	Überhang	
Midazolam	146	∅	Überhang	
Neuroleptika DHB	> 21000	∅	extrapyramidale Störung (bei i.v.-Gabe selten)	
Hypnotika Clomethiazol		∅	Gewöhnung	Suchtpotential, Hypersekretion, Myokarddepression
Propofol	4,5	∅	Gewöhnung?	Fettstoffwechsel? negative Inotropie

[a] Therapeutische Breite am Tier nach [41, 45, 46, 54, 103, 109, 140, 188, 201]).

selbst bei dem sonst so kurzwirksamen Midazolam, bis zu einem Faktor um 30 [189]. Nach langfristiger Applikation dieser Medikamentengruppe auf der Intensivstation muß mit deutlichen Überhangs- und Entzugsphänomenen gerechnet werden. Einige Autoren geben deshalb, unter der Vorstellung einer langfristigen Applikation, dem Flunitrazepam den Vorzug [241].

Vorteile bei einer Sedierung mit Dehydrobenzperidol werden u. a. dessen antiemetischen, antipsychotischen, antiarrhythmischen und den renalen Blutfluß verbessernden Eigenschaften bei erhaltener Erweckbarkeit und Kooperation des Patienten zugeschrieben. Von großer Bedeutung sind auch die gallengangsdrucksenkenden und darmmolitätsfördernden Wirkungen von DHB, die ebenfalls für die kombinierte Anwendung eines Opioids mit DHB sprechen [147, 254, Eyrich K, Papadopoulos G, Link J: Analgosedierung mit Fentanyl, Dehydrobenzperidol und Benzodiazepinen. In: Langzeitsedierung in der Aufwach- und Intensivstation. List WF, Kroll W (ed) Beitr. Intens. Notfallmed 32, Wilhelm Maudrich Wien, München, Bern, 1990, pp. 105–117). Bei der Therapie des Delirs soll DHB eine wirkungsvolle Alternative darstellen [185, Braun U: Therapie des perioperativen Alkoholdelirs. Dtsch med Wschr 116:501–502, 1991]. Treten, was bei kontinuierlicher i.v.-Gabe selten ist, unter Gabe von DHB extrapyramidale Störungen auf, sollte auf das Neuroleptikum verzichtet und evtl. mit Akineton behandelt werden.

Zur Applikationsweise einer analgetischen und sedativ-hypnogenen Wirkstoffkomponente können vom Theoretischen her Einwände gegen eine fixe Kombination gemacht werden. Trotzdem kann unter dem Gesichtspunkt der Praktikabilität eine solche Vorgehensweise sinnvoll sein, zumal durch abgewandelte Mischungsverhältnisse bzw. zusätzliche Bolusgaben eine individuell angepaßte Dosierung in ausreichendem Maße möglich ist (s. Tabelle 39 und Abb. 63; [5]).

Tabelle 39. Analgosedierung mit der Kombination Fentanyl-Midazolam bzw. Alfentanil-Midazolam. Je nach Bedarf sollte die Midazolam-Dosis halbiert werden. Zunächst 24–36 Stunden 8–12 ml/h, danach Dosisreduktion soweit als möglich.

Fentanyl + Midazolam	Perfusor-stellung	Alfentanil + Midazolam
0,063 mg + 3,75 mg/h	2 ml/h	0,63 mg + 3,75 mg/h
0,125 mg + 7,5 mg/h	4 ml/h	1,25 mg + 7,5 mg/h
0,188 mg + 11,25 mg/h	6 ml/h	1,88 mg + 11,25 mg/h
0,25 mg + 15,0 mg/h	8 ml/h	2,5 mg + 15,0 mg/h
0,313 mg + 18,75 mg/h	10 ml/h	3,13 mg + 18,75 mg/h
0,375 mg + 22,5 mg/h	12 ml/h	3,75 mg + 22,5 mg/h

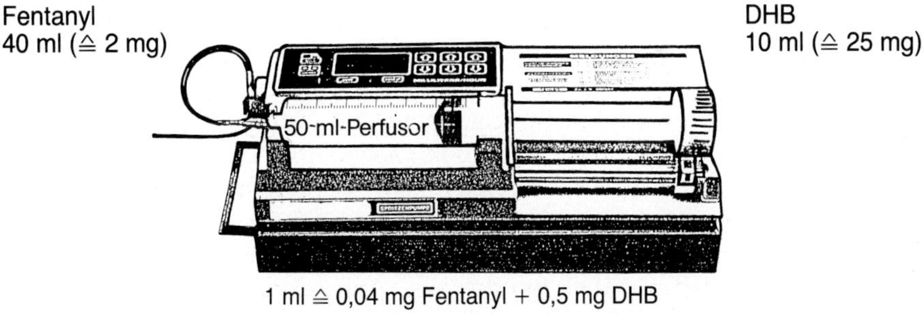

Fentanyl
40 ml (≙ 2 mg)

DHB
10 ml (≙ 25 mg)

50-ml-Perfusor

1 ml ≙ 0,04 mg Fentanyl + 0,5 mg DHB

Abb. 63. Analgosedierung mit der Medikamentenkombination Fentanyl-DHB. Dosierung bei ca. 70 kg Körpergewicht: 5 ml als Bolus – 5 ml/h als Infusion – Dosisanpassung nach individuellem Bedarf. Ist eine tiefere Sedierung erforderlich bzw. zur Verbesserung des Tag-Nacht-Schlafrhythmus: zusätzlich Benzodiazepine.

Erste Erfahrungen mit dem in Deutschland noch nicht im Handel befindlichen Sufentanil im Rahmen der Analgosedierung scheinen vielversprechend zu sein. Sufentanil weist gegenüber Fentanyl bei deutlich größerer analgetischer Wirkstärke eine kürzere Halbwertszeit und damit bessere Steuerbarkeit auf. Das Verhältnis zwischen Analgesie und Atemdepression scheint durch unterschiedliche Affinitäten zu den μ_1- und μ_2-Rezeptoren ebenfalls verbessert.

Durch die minimale von Sufentanil verabreichte Substanzmenge wird der Leberstoffwechsel, der ja gerade beim Intentivpatienten u. a. auch durch die Vielzahl der angewendeten Medikamente besonders belastet ist, weniger beansprucht. Aufgrund der sedativen Komponente von Sufentanil beschreiben einige Autoren auch eine erfolgreiche Monotherapie zur Analgosedierung (s. Literaturverzeich. im Kapitel „Sufentanil" unter List/Luger). Hierbei wird die hohe Kooperationsfähigkeit der Patienten, gerade im Rahmen der Weaning-Phase hervorgehoben. Da es nicht zu einer totalen Suppression der Atmung unter laufender Sufentanil-Infusion (ca. 0,3–0,5 µ/kg KG/h) kommt, kann bei diesen intubierten aber kooperativen Patienten besonders gut unter laufender Analgosedierung wieder mit der Spontanatmung begonnen werden.

Besondere kardivaskuläre, hormonelle oder organtoxische Wirkungen konnten weder bei Kurzzeit- noch bei Landzeitanwendung festgestellt werden.

Eine mögliche praktische Vorgehensweise sei im folgenden kurz dargestellt:
- 1–2 µ/kg KG Sufentanil als initiale Sättigungsdosis
- 1 µ/kg KG/h Sufentanil als Infusion (individuelle Dosisanpassung!)
- In den ersten 24–36 Stunden bzw. wenn zusätzliche Sedierung erforderlich ist bzw. zur Verbesserung des Tag-Nacht-Schlafrhythmuses intermittierend Benzodiazepine
- Bei psychotischen/deliranten Symptomen bzw. Entzugserscheinungen (evtl. zur Gallengangsdrucksenkung und Darmmotilitätsförderung) Neuroleptika wie Dehydrobenzperidol
- Reduktion der Sufentanil-Dosis auf 0,25–0,5 µ/kg KG/h ($\hat{=}$ ca. 0,03 mg/70 kg KG/h) beim Übergang zur Spontanatmung
- Ausschleichen der Sufentanil-Dosierung über 1–3 Tage

Die oben beschriebenen Nebenwirkungen der Opioide, die in Kombination mit anderen zentral dämpfenden Substanzen oftmals verstärkt werden (z. B. Bradykardie, Atemdepression, Muskelrigidität), stellen in der Praxis keine unlösbaren Probleme dar, da sie alle leicht zu erkennen und zu therapieren sind. Hingegen kommt der oftmals vermehrten Einschränkung der gastrointestinalen Motilität eine besondere Bedeutung zu, die jedoch mit hohen Einläufen, Metoclopramid, Prostigmin bzw. mit dem neuen Gastrokinetikum Cisaprid (Propulsin) meist recht gut zu beherrschen ist. Da eine verminderte gastrointestinale Motilität oft auch im Zusammenhang mit einem erhöhten Sympathikotonus steht, wirkt sich die Sympathikolyse mit DHB ebenfalls positiv aus. Auch Toleranzentwicklung und Gewöhnung lassen sich, soweit sie überhaupt auftreten [224], durch eine Dosiserhöhung auffangen.

Abstinenzsymptome nach mehrwöchiger Analgosedierung im Rahmen der intensivtherapeutischen Maßnahmen können nach Absetzen der Therapie auftre-

ten, wenn z. B. der Patient vom Respirator entwöhnt werden soll. Hierbei handelt es sich vornehmlich um vegetative Reaktionen, die einhergehen mit:
- anfallweisen Tachykardien,
- Hyperhydrosis,
- plötzlich einsetzenden „septischen" Temperaturen,
- agitierter Unruhe,
- bilateraler Mydriasis oder
- Tachypnoe.

Da ähnliche Zustandsbilder auch durch die Grunderkrankung selbst ausgelöst werden können, muß der Zeitpunkt, wann die Medikation abgesetzt wurde, festgehalten werden. In der Mehrzahl der Fälle treten die genannten vegetativen Reaktionen 4–6 h nach Absetzen auf [16]. Solche vegetativen Abstinenzsymptome, die nicht in jedem Fall auftreten müssen, können durch ein Ausschleichen des Analgosedierungsregimes gegen Ende der Intensivbehandlung bzw. durch eine überlappende Therapie mit niedrigen Dosen eines Neuroleptikums (z. B. Haloperidol 5–10 mg alle 8 h oder DHB) vermieden werden.

Die Bedeutung einer Analgosedierung für das Immunsystem im Rahmen der Intensivmedizin [23, 172, 272] kann derzeit noch nicht schlüssig belegt werden.

Überhaupt keine Rolle in der Intensivmedizin spielen die gemischt-wirkenden Agonisten/Antagonisten (z. B. Pentazocin, Nalbuphin), deren hauptsächlichster Wirkeffekt über die $\varkappa$-Rezeptoren vermittelt wird. Da ihr analgetisches Profil zu gering ist und es bei langfristiger Gabe zu Überdosierungen mit Zunahme der über den σ-Rezeptor vermittelten Nebenwirkungen kommen kann, hat diese Opioidgruppe keine Indikation in der Intensivmedizin.

Auch die Antagonisten sind in der Intensivtherapie nicht indiziert, da speziell nach langfristiger Opioidmedikation durch einen Antagonisten ein akutes Abstinenzsyndrom mit Tachykardie, Hypertonie, Exzitation, sympathikotoner Stimulierung, Erhöhung des myokardialen Sauerstoffbedarfs, Dysphorie und sogar ein Lungenödem ausgelöst werden können. Wenn überhaupt, dann sind zur fraglichen Abklärung eines möglichen Opioidüberhangs und zur folgenden Beurteilung eines neurologischen Zustandsbildes geringe Dosen des Opioidantagonisten Naloxon fraktioniert und unter Beachtung der kardiovaskulären Reaktionen zu verabreichen (0,002–0,02 mg).

Anhang

A: Betäubungsmittelverschreibungsverordnung (BtMVV)

Bei Arzneimitteln, die dem Betäubungsmittelgesetz (BtM) unterstellt sind, handelt es sich um potente Pharmaka, deren Einsatz überwacht werden soll. Diese Überwachung geschieht durch das Ausstellen eines dreiteiligen BtM-Rezepts, das beim Bundesgesundheitsamt für Arzneimittel, Bundesopiumstelle, Genthiner Straße 38, 1000 Berlin 30, von Ärzten, Zahnärzten und Tierärzten angefordert werden kann. Mit der ersten Lieferung wird dem Antragsteller eine BGA-Nr. zugewiesen, die auf den Rezepten abgedruckt ist. Teil 1 und Teil 2 des BtM-

Verschreibungsfähige Betäubungsmittel und ihre Tageshöchstverschreibungsmenge

Arzneistoff	Tageshöchstverschreibungsmenge [mg]
Alfentanil	275
Amphetamin	200
Buprenorphin	10
Cocain (Praxisbedarf)	1000
Dextromoramid	100
Fentanyl (Praxisbedarf)	40
Fenetyllin	2500
Hydrocodon	200
Hydromorphon	30
Levomethadon	60
Methamphetamin	100
Methaqualon	6000
Methylphenidat	200
Morphin	200
Nabilon	36
Normethadon	200
Opium, eingestelltes	2000
Opiumextrakt	1000
Opiumtinktur	20000
Oxycodon	200
Papaver sominiferum berechnet als Morphin	200
Pentazocin	700
Pentobarbital	2500
Pethidin	1000
Phenmetrazin	600
Piritramid	220
Tilidin	1050

Rezeptes sind für die Apotheke bestimmt. Der mittlere Teil muß *3 Jahre* lang vom Verschreibenden aufbewahrt werden.

Über jeden Zugang, Abgang und Bestand der für die Praxis und den Stationsbedarf verschriebenen BtM (Betäubungsmittel) ist ein Nachweis auf Karteikarten, bei Teileinheiten in Krankenhäusern, in BtM-Büchern zu führen. Am Ende jeden Kalendermonats muß der Arzt, Zahnarzt, Tierarzt den Bestand prüfen und Bestandsänderungen mit Namenszeichnung und Prüfdatum dokumentieren. Die Karteikarten bzw. BtM-Bücher sind 3 Jahre lang aufzubewahren. Eine mögliche Kontrolle erfolgt durch die zuständige Landesbehörde. Die oben aufgelisteten Arzneistoffe können im Rahmen der angegebenen Höchstmengen an einem Tag und auf einem Rezept für einen Patienten bzw. für den Praxisbedarf verschrieben werden. Unerheblich ist, für wie viele Anwendungstage die Höchstmenge gilt.

B: Glossar

Affinität: Die Neigung einer Substanz zu dem ihr eigenen Rezeptor und der Bildung eines Komplexes.

Agonist: Ein Pharmakon, das zum Rezeptor eine gute Paßform aufweist, dort zu einer Komplexbildung und anschließenden Konformationsänderung führt.

Antagonist: Ein Pharmakon, das zum Rezeptor eine gute Paßform aufweist, aber zu keiner Komplexbildung führt.

kompetetiver Antagonist: Ein Pharmakon, das zum Rezeptor eine gute Paßform aufweist, dort zu keiner Komplexbildung führt, jedoch in der Lage ist, einen dort schon sitzenden Agonisten zu verdrängen.

partieller Agonist: Ein Pharmakon mit guter Paßform zum Rezeptor, das jedoch nur zu einer partiellen Komplexbildung am Rezeptor führt. Partielle Agonisten wirken häufig zuerst kompetetiv verdrängend und anschließend agonistisch in der ihnen eigenen Intensität.

Ceilingeffekt: Die Eigenschaft einer Substanz, bei Dosissteigerung ein Plateau zu erreichen, bei dem es, trotz weiterer Dosiszunahme, zu keiner Zunahme der Effekte kommt.

intrinsische Aktivität: Der Grad eines Pharmakons, nach Bindung am Rezeptor, eine Komplexbildung und Konformationsänderung des Rezeptors zu veranlassen. Letztlich bestimmt das Ausmaß der intrinsischen Aktivität das Ausmaß der sichtbaren Effekte.

Opiate: Verbindungen, die sich von den Hauptalkaloiden des Opiums ableiten lassen (Morphin, Codein).

Opioide: Überbegriff für alle synthetischen und halbsynthetischen Arzneimittel sowie endogen (vom Körper) gebildeten Schmerzsubstanzen.

Enkephaline: Aus 5 Aminosäuren bestehende Peptide, die eine analgetische Wirkung aufweisen und vom Organismus selbst gebildet werden.

Endorphine: Zahlreiche, aus mehreren Aminosäuren (9 und mehr) zusammengesetzte Eiweißketten, die eine unterschiedlich starke analgetische Wirkung aufweisen und vom Organismus selbst gebildet werden.

C: Die wichtigsten zentralen Analgetika und Antagonisten (in alphabetischer Ordnung)

Freiname	Warenname	Dosis (mg/70 kg KG (i.v.)	Hersteller
Alfentanil	Rapifen	1,5–7	Janssen
Buprenorphin	Temgesic	0,3–0,6	Boehringer/ Mannheim Reckitt & Colman
Butorphanol	Stadol	1,0–2,0	Bristol-Myers
Cetobemidon	Cliradon	2,5–5,0	Ciba
Codein	Codicept	30–50	Sanol
Dextromoramid	Palfium	6,9 (Tablette)	Knoll
Dextropropoxyphen	Develin retard	100–150 (Kapsel)	Gödecke
Diamorphin	Heroin	2	Bayer
Dihydrocodein	Paracodein	10 (Tablette)	Knoll
Diprenorphin	Revivon	1–2,5	Reckitt & Colman
Diphenoxylat	Reasec	20 (Tablette)	Janssen
Ethomorphin	Dionin	60 (Tablette)	Merck
Etorphin	Immobilon	0,007	Reckitt & Colman
Fentanyl	Fentanyl Janssen	0,05–0,4	Janssen
Hydrocodon	Dicodid	10 (Tablette)	Knoll
Hydromorphon	Dilaudid	1,0–2,0	Knoll
Levallorphan	Lorphan	0,5–2	Roche
Levomethadon	L-Polamidon	2,5–7,5	Hoechst
Levorphanol	Dromoran	5–10	Roche
Loperamid	Immodium	4–8 (Tablette)	Janssen
Meptazinol	Meptid	50–100	Wyeth
Morphin	Morphin hydrochloricum Amphiolen MST-Mundipharma	10–20 30–60 (Tablette)	Merck Mundipharma
Nalbuphin	Nubain	10–10	Du Pont
Nalorphin	Lethidrone	5,0–10	Wellcome
Naloxon	Narcanti	0,02–0,4	Du Pont
Naltrexon	Nemexin	50 (Tablette)	Du Pont
Oxycodon	Eukodal	10–20	Merk
Pentazocin	Fortral	30–60	Winthrop
Pethidin	Dolantin	25–100	Hoechst
Phenoperidin	Lealgin	5,0–10	Leo
Piminodin	Pimadin	10	Winthrop
Piritramid	Dipidolor	7,5–22,5	Janssen
Racemorphan	Citarin	4,0	Bayer
Sufentanil	Sufenta	0,005–0,05	Janssen
Tilidin	Valoron	50–100	Gödecke
Tramadol	Tramal	70–100	Grünenthal

Literatur

1. Adams HA, Biscoping J, Russ W, Bachmann B, Ratthey K, Hempelmann G (1988) Untersuchungen zur sedativ-analgetischen Medikation beatmungspflichtiger Patienten. Anaesthesist 37:2658–276
2. Adams HA, Biscoping J, Thiel A, Hempelmann G (1989) Analgosedierung beatmungspflichtiger Intensivpatienten mit einer Ketamin-Midazolam-Kombination. In: Link J, Eyrich K (eds) Analgesie und Sedierung in der Intensivmedizin. Springer, Berlin Heidelberg New York Tokyo, pp 105–112
3. Akil H, Richardson DE, Barchas JD, Li CH (1978) Appearance of β-enorphin-like immunoreactivity in human ventricular cerebropinal fluid upon electrical stimulation. Proc Natl Acad Sci USA. 75:5170–5172
4. Akil H, Watson SJ, Young E (1984) Endogenous opioids. Biology and function. Annu Rev Neurosci 7:223–255
5. Alazia M, Levron JC (1987) Etude pharmacocinetique d'une perfusion intraveineuse prolongee de fentanyl en reanimation. Ann Fr Anesth Reanim 6:465–466
6. Amalric M, Blasco TA, Smith NT, Lee DL, Swerdlow NR, Koob GF (1986) "Catatonia" produced by alfentanil is reversed by methylnaloxonium microinjections into the brain. Brain Res 386:287–295
7. Amir S (1983) Antianaphylactic effect of naloxone in mice is mediated by increased central sympathetic outflow to sympathetic nerve endings and adrenal medulla. Brain Res 274:180–183
8. Angell M (1982) The quality of mercy. N Engl J Med 306:98–99
9. Arend I, Arnim B von, Nijssen J, Scheele J, Flohe L (1978) Tramadol und Pentazocin im klinischen Doppelblind-Crossover Vergleich. Arzneimittelforsch 28/1:199–208
10. Bailey DR, Smith BE (1980) Continuous epidural infusion of fentanyl for postoperative analgesia. Anesthesiology 42:538
11. Barsan WG, Olinger CP, Afdams H et al. (1989) Use of high dose naloxone in acute stroke: Possible side-effects. Crit Care Med 17:762–767
12. Becker LD, Paulson BA, Miller RD, Severinghaus FU, Eger EI (1976) Bisphasic respiratory depression after fentanyl-droperidol or fentanyl alone used to supplement nitrous oxide anesthesia. Anesthesiology 44:291–296
13. Belluzzi JD, Stein L (1977) Enkephalin may mediate euphoria and drive-reduction reward. Nature 266:556
14. Bonica JJ (1983) Current status of postoperative pain therapy. In: Yohota T, Dubner R (eds) Current topics in pain research and therapy. Exerpta Medica, Tokyo, pp 169–189
15. Bonica JJ (1983) Pain research and therapy: achievements of the past and challenges of the future. In: Bonica JJ, Lindblom U, Iggo A (eds) Advances in pain research and therapy. Raven, New York, pp 1–36
16. Boulard G, Maurette P, Pouguet P, et al. (1983) Syndrome abstinence apres arret de la sedation par fentanyl en neuro-reanimation. Ann Fr Anesth Reanim 2:100–101
17. Bovill JG, Sebel PS, Wauquire A, Rog P, Schuytt HC (1983) Influence of high-dose alfentanil in anesthesia on the electroencephalogram: Correlation with plasma concentrations. Br J Aneasth 55:199S–209S

18. Brandl MJ, Braun GG, Knoll R, Schütz W (1989) Langzeitsedierung neurochirurgischer Patienten mit Methohexital. In: Link J, Eyrich K (Hrsg) Analgesie und Sedierung in der Intensivmedizin. Springer, Berlin Heidelberg New York Tokyo, pp 64–73
19. Braunwald E (1971) Control of myocardial oxygen consumption. Am J Cardiol 27:416
20. Bromage PR, Camporesi EM, Durant PAC (1982) Nonrespiratory side effects of epidural morphine. Anesth Analg 61:490
21. Bruera E, Chadwick S, Bacovsky R (1981) Continuous subcutaneous infusion of narcotics using a portable disposable pump. J Palliat Care 1:45–47
22. Bruni JF, Vugt D van, Marschall S, Meilers J (1977) Effect of naloxone, morphine, methionine-enkephalin on serum prolactin, lutenizing hormone, follicle stimulating hormone, thyroid stimulating hormone and growth hormone. Life Sci 21:461
23. Bryant HU, Bernton EW, Holaday JW (1988) Immunosuppressive effects of chronic morphine treatment in mice. Life Sci 41:1731–1738
24. Busse C (1987) Notfalltherapie mit Betäubungsmitteln und Analgetika. Notfallmedizin 13:426–439
25. Camporesi EM, Nielsen CH, Bromage PR (1983) Ventilatory CO_2 sensitivity after intravenous and epidural morphine in volunteers. Anesth Analg 62:633
26. Chapmann CR, Colpitts YM, Benedetti C, Butler S (1982) Event-related potential correlates of analgesia; comparison of fentanyl, acupuncture and nitrous oxide. Pain 14:327–337
27. Christianen E, Stübing G (1972) Drogenmißbrauch und Drogenabhängigkeit. Deutscher Ärzteverlag, Köln
28. Cockshott ID (1985) Propofol (diprivan) pharmacokinetics and metabolism-an overview. Postgrad Med J 61:45–50
29. Cohen AT (1987) Experience with alfentanil infusion as an intensive care sedative analgesic. Eur J Anaesthesiol 1:63–66
30. Cohen FL (1980) Postsurgical pain relief. Patients status and nurses' medication. Pain 9:265–274
31. Cohen M, Pickar D, Dubois M (1982) Role of the endogenous opioid system in the human stress response. Psychiatr Clin North Am 6:457
32. Cohen SE, Tan S, White PF (1988) Sufentanil analgesia following cesarean section: epidural versus intravenous administration. Anesthesiology 68:129–134
33. Cookson RF (1983) Carfentanil and lofentanil. Clin Anaesthesiol 1:156–158
34. Copolov DL, Helme RD (1983) Enkepalins and endorphins; clinical, pharmacological and therapeutic implications. Drugs 26:503–519
35. Corall IM, Moore AR, Strunin L (1980) Plasma concentrations of fentanyl in normal surgical patients and those with severe renal and hepatic disease. Br J Anaesth 52:101
36. Cousins MJ, Mather LE (1984) Intrathecal and epidural application of opioids. Anesthesiology 61:276
37. Craig DB (1981) Postoperative recovery of pulmonary function. Anesth Analg 60:46–52
38. Curtis MT, Lefer AM (1982) Beneficial action of a new opiate antagonist (Win 44,441-3) in hermorrhagic shock. Eur J Pharmacol 78:307–313
39. D'Amato RJ, Holaday JW (1984) Multiple opiate receptors in endotoxic shock: Evidence for delta involvement and mu-delta interactions in vivo. Proc Natl Acad Sci USA 81:2898–2901
40. Davies GK, Tolhurst-Cleaver CL, James TL (1980) Respiratory depression after intrathecal opiates. Anaesthesia 35:1080
41. De Castro J (1970) Neuroleptanalgesie et système adrenergique. Ars Med 1:69
42. De Castro J, Lecron L (1981) Peridurale Opiatanalgesie. Verschiedene Opiate – Komplikationen und Nebenwirkungen. In: Zenz M (Hrsg) Peridurale Opiatanalgesie. Fischer, Stuttgart New York, pp 103–128
43. De Castro J, Viars P (1968) Utilisation des analgesiques centraux en anésthesie et reanimation. Ars Med 23:70–100
44. De Castro J, Viars JCL, Leleu P (1969) Utilisation de la pentazocine comme analgésique pour le traitement des douleurs post-operatoires. Étude comparative entre le pethidine, la piritramide et la pentazocine. In: De Castro J (ed) Utilisation de la pentazocine en anésthesie et réanimation. Ars Medici, Bruxelles, pp 99–109

45. De Castro J, Water A van de, Wouters L, Xhonneux R, Reneman R, Kay B (1979) Comparative study of cardiovascular, neurological, and metabolic side effects of eight narcotics in dogs. Acta Anaesth Belg 30:5–99
46. De Castro J, Andrieu S, Boogaerts J (1982) Buprenorphine. A review of its pharmacological properties and therapeutical uses. In: De Castro J (ed) New drug series. Kluwer, Antwerpen, pp 16–101
47. De Lange S, Boscoe MJ, Stanley TH, Pace N (1982) Comparison of sufentanil-O_2 and fentanyl-O_2 for coronary artery surgery. Anesthesiology 56:112–118
48. Della Bella D, Casacci F, Sassi A (1978) Opiate receptors: Different ligand affinity in various brain regions. Adv Biochem Psychopharmacol 18:271–277
49. Dennhardt R (1986) Fentanyl/Droperidol zur Analgesie und Sedierung bei beatmeten Intensivpatienten. Anästh Akt 11:1–5
50. Dick W (1978) Schmerzbehandlung im Notfall und der Notsituation. Notfallmedizin 4:52
51. Dick W (1981) Möglichkeiten und Probleme der postoperativen Schmerzbekämpfung. Anästhesiol Intensivmed 2:38–44
52. Dickson R, Russell P (1982) Continuous subcutaneous analgesia for terminal care at home. Lancet I:165
53. Dole VP, Nyswander M (1967) Heroin addiction – a metabolic disease. Arch Intern Med 120:19
54. Domino EF, Chodoff P, Corssen G (1965) Pharmacologic effects of Cl-581, a new diossociative anesthetic in man. Clin Pharmacol Exp Ther 6:279–291
55. Donald I (1977) Pain – a patients view. In: Smith AWR, Whittle B (eds) Pain. New perspectives in measurement and management. Churchill Livingstone, Edinburgh London New York, pp 1–4
56. Dumas PA (1984) MAC reduction of enflurance and isoflurane and postoperative findings with nalbuphine HCl and fentanyl: A retrospective study. Exerpta Medica, Amsterdam Manila/Philippines, pp 43–53
57. Dundee JW (1977) Problems associated with strong analgesics. In: Harcus AW, Smith AWR, Whittle B (eds) Pain. New perspectives in measurement and management. Churchill Livingstone, Edinburgh London New York, pp 57–62
58. Dupont A, Cusan L, Garon L, Labrie F, Li H (1977) β-Endorphin. Stimulation of growth hormone release in vivo. Proc Natl Acad Sci USA 74:358
59. Egarter C (1987) Plasma-Beta-Endorphinspiegel und Naloxontest bei Hyperlaktinämie. Gynäkol Rundsch 27:38–46
60. Elstrom J (1977) Plasma protein binding of phenytoin after cholecystectomy and neurosurgical operations. Acta Neurol Scand 55:455
61. Faden AI (1983) Opiate antagonist in the treatment of stroke. Current concepts in cerebrovascular disease. Stroke 18:27–31
62. Faden AI, Jacobs TP, Holaday JW (1981) Opiate antagonist improves neurologic recovery after spinal injury. Science 211:493
63. Faden AI, Jacobs TP, Zivin JA (1983) Comparison of naloxone and a delta-selective antagonist in experimental spinal "stroke". Life Sci 33:707–710
64. Farina ML, Levati A, Tognoni GA (1981) A multicentre study of ICU drug utilization. Intens Care Med 7:125–131
65. Ferrari HA, Fuson RL, Dent SJ (1970) The relationship of the anaesthetic agent to postoperative requirements. South Med J 62:1201
66. Ferreira SH (1987) Prostaglandins, aspirin-like drugs and analgesics. Nature 240:200–203
67. Feuerstein G, Faden AI, Krumins SA (1984) Alteration in opiate receptors binding after hemorrhagic shock. Eur J Pharmacol 100:245–246
68. Finck AD, Nagai SH (1981) Ketamine interacts with opiate receptors in vivo. Anesthesiology 55:A241
69. Flacke JW, Flacke WE, Williams GD (1977) Acute pulmonary edema following naloxone reversal of high dose morphine anesthesia. Anesthesiology 47:376–378
70. Florez J, Mediavilla A (1978) Respiratory and cardiovascular effects of met-enkephalin applied to the ventral surface of the brain stem. Brain Res 138:585–590

71. Foley KM (1986) Current controversies in opioid therapy. In: Foley KM, Inturisse CE (eds) Advances in pain research and therapy. Raven, New York, pp 3–11
72. Foote RW, Maurer R (1982) Autoradiographic localization of opiate k-receptors in the guinea pig brain. Eur J Pharmacol 85:99–103
73. Freund FG, Martin WE, Wong KC, Hornbein TF (1973) Abdominal muscular rigidity induced by morphine and nitrous oxide. Anesthesiology 38:358
74. Freye E (1974) Cardiovascular effects of high doses of fentanyl, meperidine and naloxone in dogs. Anesth Analg 53:40–47
75. Freye E (1975) Die Anwendung hoher Dosen von Fentanyl und Naloxon in der Anästhesie. Anästhesist 24:145–150
76. Freye E (1976) Tyrosine hydroxylation in the rat striatum after fentanyl and droperidol in vivo. Exp Brain Res 26:541–545
77. Freye E (1985) Somatosensorisch evozierte Potentiale (SEP) zur Algesiemetrie. In: Zindler M, Hartung E (Hrsg) Alfentanil – Ein neues, ultrakurzwirkendes Opioid. Urban & Schwarzenberg. München Wien Baltimore, pp 7–13
78. Freye E (1986) Die Wirkeffekte von Opioiden werden durch Subpopulationen von Rezeptoren vermittelt – Theoretische Grundlagen und praktische Folgerungen. Schmerz Pain Douleur 1:3–9
79. Freye E (1986) Klinische Indikationsbereiche der Opioid-Agonisten, Agonisten-Antagonisten und der reinen Antagonisten. Schmerz Pain Douleur 2:44–54
80. Freye E (1987) Opiate agonists, antagonists and mixed narcotic analgesics. Springer, Berlin Heidelberg New York Tokyo
81. Freye E (1987) Opioide in der Anästhesiologie. Wirkeffekte und klinische Anwendung. Urban & Schwarzenberg. München Wien Baltimore
82. Freye E (1989) Opioid agonists, antagonists and mixed narcotic analgesics: Their use in postoperative and chronic pain management. Drugs Today 25:741–754
83. Freye E, Hartung E (1982) Naloxone induces excitation of the cardiovascular system and a rise in myocardial oxygen consumption in fentanyl and meperidine-anesthetized dogs. Acta Anaesth Belg 33:89–97
84. Freye E, Helle G (1988) Der Agonist-Antagonist Nalbuphin verlängert die gastro-coekale Transitzeit und induziert kurzfristig Schmerzen nach Neurolepanästhesie mit Fentanyl. Anästhesist 37:440–445
85. Freye E, Kuschinsky K (1976) The effect of fentanyl and droperidol on the dopamine metabolism of the rat striatum. Pharmacology 14:1–7
86. Freye E, Hartung E, Schenk GK (1983) Effects of the three narcotic antagonists (naltrexone, diprenorphine, S-20682) on blood pressure, heart rate and electrical cortical activity. Pharmacology 26:110–116
87. Freye E, Hartung E, Kalibe S (1983) Prevention of late fentanyl-induced respiratory depression after the injection of the opiate antagonists naltrexone and S-20682 as compared to naloxone. Br J Anaesth 55:71–77
88. Freye E, Hartung E, Segeth M (1984) Nalbuphine reverses fentanyl-related EEG changes in man. Acta Anaesthesiol Belg 35:25–36
89. Freye E, Azevedo L, Hartung E (1985) Reversal of fentanyl-related respiratory depression with nalbuphine; effects on the CO_2-response curve of man. Acta Anaesthesiol Belg 36:365–374
90. Freye E, Hartung E, Buhl R (1986) Alfentanil als letzte Dosis (on-top) in der Neuroleptanalgesie mit Fentanyl. Anästhesist 35:231–237
91. Freye E, Hartung E, Buhl R (1986) Die Lungencompliance wird durch die rasche Injektion von Alfentanil beeinträchtigt. Anästhesist 35:543–546
92. Freye E, Buhl R, Ciaramelli F (1987) Somatosensory-evoked potentials as predictors of the analgesic efficacy of nalbuphine, a mixed narcotic analgesic. Pain Clin 1:225–231
93. Freye E, Fournell A (1988) Postoperative Demaskierung einer überhängenden Vigilanzminderung nach Midazolameinleitung durch den Antagonisten Flumazenil (Ro 15-1788). Anästhesist 37:162–166
94. Freye E, Hartung E, Schenk GK (1989) Somatosensory-evoked potentials during block of surgical stimulation with propofol. Br J Anaesth 63:357–359

95. Freye E, Neruda B, Falke K (1989) Flumazenil (Anexate®) for the reversal of residual benzodiazepine activity. Drugs Today 25:119–124
96. Gal TJ, DiFazio CA (1986) Prolonged antagonism of opioid action with intravenous nalmefene in man. Anesthesiology 64:175
97. Gast PH, Fischer A, Sear JW (1981) Intensive care sedation now. Lancet II:863–864
98. Genazzini AR, Nappi G, Facchinetti F et al. (1984) Progressive impairment of CSF β-EP levels in migraine sufferers. Pain 18:127–133
99. Ghoneim MM, Dhanarrj J, Choi WW (1984) Comparison of four opioid analgesics as supplements to nitrous oxide analgesia. Anesth Analg 63:405–412
100. Gibaldi M, Perrier D (1975) Pharmakokinetics. Dekker, New York
101. Gilman SC, Schwartz JM, Milner RJ, Bloom FE, Feldman JD (1982) β-Endorphin enhances lymphocyte proliferative responses. Proc Natl Acad Sci USA 79:4226–4230
102. Gjessing J, Tomlin PJ (1981) Postoperative pain control with intrathecal morphine. Anaesthesia 36:268
103. Glen JB, Hunter SC (1984) Pharmacology of an emulsion formulation of ICI 35,868. Br J Anaesth 56:617–621
104. Goldfrank L, Flamenbaum N, Weismann RS (1981) General management of the poisoned overdosed patient, part 1: Patients in coma with altered mental status. Hosp Physician 17:24–62
105. Goldstein DB, Goldstein A (1961) Possible role of enzyme inhibition and repression in drug tolerance and addiction. Biochem Pharmacol 8:48–53
106. Goodman RR, Snyder SH (1982) Autoradiographic localization of kappa opiate receptors to deep layers of the cerebral cortex may explain unique sedative and analgesic effects. Life Sci 31:1291–1294
107. Grabinski PY, Kaiko RF, Rogers AG, Houde RW (1983) Plasma levels and analgesia following deltoid and gluteal injections of methadone and morphine. J Clin Pharmacol 23:48
108. Grant IS, MacKenzie N (1985) Recovery following propofol (diprivan) anaesthesia – a review of three anaesthetic techniques. Postgrad Med J 61:133–137
109. Greene MJ (1972) Some aspects of the pharmacology of droperidol. Br J Anaesth 44:1272–1279
110. Gunne LM, Lindström L, Terenius L (1977) Naloxone-induced reversal of schizophrenic halluzinations. J Neural Transm 40:15
111. Harper MH, Hickey RF, Cromwell TH, Linword S (1976) The magnitude and the duration of respiratory depression produced by fentanyl and fentanyl plus droperidol in man. J Pharmacol Exp Ther 199:464
112. Hartung HJ (1988) Klinische Erfahrungen mit Alfentanil zur "balanced anesthesia" bei Oberbauch-Eingriffen. Anaesthesist 37:620–624
113. Hartung E, Freye E (1988) An open comparison of propofol and enflurane for prolonged abdominal operations. Anaesthesia 43:105–107
114. Hassler R (1976) Über die antagonistischen Systeme der Schmerzempfindung und des Schmerzgefühls im peripheren und zentralen Nervensystem. In: Kubicki St, Neuhaus GA (Hrsg) Pentazocin im Spiegel der Entwöhnung. Springer, Berlin Heidelberg New York
115. Hassler R (1976) Wechselwirkungen zwischen dem System der schnellen Schmerzempfindung und dem des langsamen, nachhaltigen Schmerzgefühls. Arch Klin Chir 342:47
116. Heel RC, Brodgen RN, Speight TM, Avery GS (1979) Buprenorphine: A review of of its pharmacological properties and therapeutic efficacy. Drugs 17:81–100
117. Henderson G (1988) Designer drugs: The new synthetic drug of abuse. In: Du Pont Pharmaceuticals (eds) Clinical update in toxicology. Delaware, Wisconsin, pp 1–12
118. Hermans B, Gommeren W, De Potter WP, Leysen JE (1983) Interaction of peptides and morphine-like narcotic analgesics with specifically labeled µ-and delta-opiate receptor binding. Arch Int Pharmacodyn 263:317–319
119. Herz A (1981) Opiat-Partialantagonisten. In: Kubicki St, Neuhaus GA (Hrsg) Pentazocin im Spiegel der Erfahrungen. Springer, Berlin Heidelberg New York
120. Höckfelt T, Ljungdahl A, Terenius I, Elde R, Nilsson G (1977) Immunohistochemical analysis of peptide pathways possibly related to pain and analgesia: enkephalin and substance P. Proc Natl Acad Sci USA 74:3081

121. Hoffmann P (1987) Kombination von Benzodiazepinen und Opioiden. In: Schulte am Esch J, Benzer H (Hrsg) Analgosedierung bei Intensivpatienten. Springer, Berlin Heidelberg New York Tokyo, S 50–61
122. Hoffmann P (1987) Möglichkeiten individueller Analgosedierung in der Intensivmedizin. In: Henschel WF (Hrsg) Anästhesiologie – Klinisches Fach auf drei Säulen. Zuckschwerdt, München Bern Wien San Francisco, S 351–356
123. Holaday JW, Faden AI (1980) Naloxone acts at central opiate receptors to reverses hypotension, hypothermia, and hypoventilation in spinal shock. Brain Res 75:295–300
124. Holaday JW, Tortella FC (1984) Multiple opioid receptors: Possible physiological functions of μ and delta binding sites in vivo. In: Müller EE, Genazzini AR (eds) Central and peripheral endorphins: Basis and clinical aspects. Raven, New York, pp 237–250
125. Holaday JW, D'Amato RJ, Ruvio BA, Feuerstein G, Faden AI (1983) Adrenalectomy blocks pressure responses to naloxone in endotoxic shock. Circ Shock 11:201–210
126. Höllt V, Przewlocki R, Herz A (1978): β-Endorphin-like immunoreactivity in plasma, pituitaries and hypothalamus of rats following treatment with opiates. Life Sci 23:1057
127. Hong JS, Yang HY, Fratta W, Costa E (1977) Determination of methionine enkephalin in discrete regions of rat brain. Brain Res 134:383
128. Hosobuchi Y, Adams JE, Lichnitz R (1977) Pain relief by electrical stimulation of the central gray matter in humans and its reversal by naloxone. Science 197:183
129. Houde RW (1979) Analgesic effectiveness of the narcotic agonist-antagonists. Br J Clin Pharmacol 7:297S–308S
130. Hug CCJ (1984) Pharmacokinetics of new synthetic narcotic analgesics. In: Estafanous FG (ed) Opioids in anesthesia. Butterworth, Boston, pp 50–60
131. Hynynen M, Lethinen AM, Salmenperä M, Fyhrquist F, Takkunen O, Heinonmen J (1986) Continuous infusion of fentanyl or alfentanil for coronary artery surgery – Effects on plasma cortisol concentration, β-endorphin immunoreactivity and arginine vasopressin. Br J Anaesth 58:1260–1266
132. Ismaily AJ, Motsch J, Altmayer P, Bleser W, Hutschenreuter K (1987) Die Auswirkungen einer Kombinationsanästhesie mit Fentanyl und Enfluran auf den Kreislauf und die unmittelbare postoperative Phase. Anäst Intensivmed 28:216–220
133. Jaättela A, Alha A, Avkainen V et al. (1975) Plasma catecholamines in severely injured patients: a prospective study on 45 patients with multiple injuries. Br J Surg 62:177
134. Jaffe TB, Ramsey FM (1983) Attenuation of fentanyl-induced truncal rigidity. Anesthesiology 58:562
135. Janssen PAJ, Niemegeers CJE, Schellekens KHL, Lenarts FM (1971) Etomidate (R 16659) a potent short acting and relatively atoxic intravenous hypnotic agent in rats. Drug Res 21:1234
135a Jasinki DR (1977) Assessment of abuse potentiality of morphin-like drugs. In: Martin WR (ed) Drug addiction, vol 1. Springer, Berlin Heidelberg New York, pp 197–258
136. Jordan C (1979) A comparison of the respiratory effects of meptazinol, pentazocine and morphine. Br J Anaesth 51:497–501
137. Kalia PK, Madan S, Saksena R, Batra RK, Gode GR (1983) Epidural pentazocine for postoperative pain relief. Anesth Analg 62:949
138. Kanner RM, Foley KM (1981) Pattern of narcotic drug use in cancer pain clinic. Ann NY Acad Sci 362:162–172
139. Kanwal JS, Anand MB (1986) The stress response to surgical trauma: From physiological basis to therapeutic implications. Prog Food Nutr Sci 10:67–123
140. Kapp W (1981) Pharmakologische und toxikologische Aspekte zu Benzodiazepinen, Anästh Intensivther Notfallmed 16:125–127
141. Kitahata LM, Collins JG (1981) Spinal action of narcotic analgesics. Anesthesiology 54:153
142. Kline NS, Li CH, Lehmann E, Lajtha A, Laski E, Copper T (1977) β-Endorphin induced changes in schizophrenic and depressed patients. Arch Gen Psychiatry 34:1111
143. Kochs E, Schulte am Esch J (1987) Hormone des Hypophysen-Nebennierenrindensystems bei Patienten unter Langzeitsedierung mit Etomidat und Fentanyl. Anaesthesist 33:402–407
144. Kochs E, Bischoff P, Rust U, Schulte am Esch J (1988) Beeinflussung des Hypophysen-Nebennierenrinden-Systems durch Langzeitanalgosedierung. In: Schulte am Esch J, Benzer

H (Hrsg) Analgosedierung des Intensivpatienten. Springer, Berlin Heidelberg New York Tokyo, S 62-68
145. Kreek MJ, Khuri E, Flomenberg N, Albeck H, Ochshorn M (1989) Immune status of unselected methadone maintained former heroin addicts. In: Quiron R, Jhamandas K, Gianoulakis C (eds) The International Narcotics Research Conference (INRC) '89. Liss, New York, pp 445-448
146. Krimmer H, Pfeiffer H, Arbogast R, Sprotte G (1986) Die kombinierte Infusionsanalgesie - Ein alternatives Konzept zur postoperativen Schmerztherapie. Chirurg 57:327-329
147. Kroesen G, Bodner E, Russe W, Troyer E (1978) Beeinflussung der intraoperativen Cholangiometrie durch Anästhesiemethoden. Anaesthesist 27:21-24
148. Kuhar MJ, Pert CB, Snyder SH (1973) Regional distribution of opiate receptor binding in monkey and human brain. Nature 245:447-450
149. Kurth M (1983) Anästhesie und Analgosedierung mit Ketamin bei Patienten einer Intensivstation. Anästh Intensivmed 24:270-272
150. Kuschinsky K, Hornykiewicz O (1972) Morphine katalepsy in the rat: relation to striatal dopamine metabolism. Eur J Pharmacol 19:119
151. Lagler F, Helm F, Etzel V, Kiel H (1978) Toxikologische Untersuchungen mit Tramadol, einem neuen Analgetikum. Drug Res 28/I:164-172
152. Langston JW, Irwin J, Langston EB, Forno LSC (1984) Pargy line prevents MPTP-induced parkinsonism in primates. Science 225:1480-1482
153. Laorden ML, Miralles F, Fuentes T, Lopez F, Cantera M (1984) Effects of stress-therapy on plasma beta-endorphin-like immunoreactivity. Methods Find Exp Clin Pharmacol 6:671-674
154. Lappas DG, Geha D, Fischer JE, Laver MB, Lowenstein E (1975) Filling pressures of the heart and pulmonary circulation of the patient with coronary artery disease after large doses of morphine. Anesthesiology 42:153
155. Laubie M, Schmitt H, Vincent M, Remond G (1977) Central cardiovascular effects of morphinominetic peptides in dogs. Eur J Pharmacol 46:76-71
156. Lehmann KA (1984) Neue Möglichkeiten zur Behandlung akuter Schmerzen. Arzneimittelforsch 34:1108-1114
157. Lehmann KA (1988) Analgosedierung mit Opioiden. In: Schulte am Esch J, Benzer H (Hrsg) Analgosedierung des Intensivpatienten. Springer, Berlin Heidelberg New York Tokyo, S 14-34
158. Lehmann KA, Freier J, Daub D (1982) Fentanyl-Pharmakokinetik und postoperative Atemdepression. Anästhesist 31:111
159. Lehmann KA, Weski C, Hunger L, Heinrich C, Daub D (1982) Biotransformation von Fentanyl. II. Akute Arzneimittelinteraktion - Untersuchungen bei Ratte und Mensch. Anästhesist 31:221
160. Lewis JW (1985) Buprenorphine. Drug Alcohol Depend 14:363-372
161. Long JB, Ruvio BA, Holaday JW (1984) ICI 174,864, a novel delta antagonist, reverses endotoxic shock: Pretreatment with dynorphin (1-13) a kappa agonist, blocks this therapeutic effect. Neuropeptides 5:292-294
162. MacCaughey W, Graham IL (1982) The respiratory depression of epidural morphine: time course and effects of posture. Anaesthesia 37:990
163. MacClain DA, Hug CCJ (1980) Intravenous fentanyl kinetics. Clin Pharmacol Ther 28:106
164. Magruder MR, DeLaney RD, DiFazio CA (1982) Reversal of narcotic-induced respiratory depression with nalbuphine hydrochloride. Anesthesiol Rev 9:34-37
165. Malcolm DS, Zaloga GP, Willey SC, Amir S, Holaday JW (1988) Naloxone potentiates epinephrine's pressure actions in endotoxemic rats. Circ Shock 25:259-265
166. Marks RM, Sachar EJ (1973) Undertreatment of medical inpatients with narcotic analgesics. Ann Int Med 78:173-181
167. Martin WR (1979) History and development of mixed opioid agonists, partial agonists and antagonists. Br J Clin Pharmacol 7:732
168. Martin WR (1981) Mini-symposium II. Multiple opioid receptors. Life Sci 28:1547-1554
169. Martin WR, Jasinski DR, Mansky PA (1973) Naltrexone, an antagonist for the treatment of heroin dependence. Arch Gen Psychiatry 28:784-791

170. Martin WR, Eades GG, Thompson JA, Huppler RE, Gilbert PE (1976) The effects of morphine and morphine-like drugs in the non-dependant and morphine-dependant chronic spinal dog. J Pharmacol Exp Ther 197:517–532
171. Maruto T, Swanson DW, Finlayson RE (1979) Drug abuse and dependency in patients with chronic pain. Mayo Clin Proc 54:241–244
172. Mathews PM, Froelich CJ, Sibbitt JWL, Brankhurst AD (1983) Enhancement of natural cytotoxicity by β-endorphin. J Immunol 130:1658–1662
173. McDonnell TE, Bartowski RR, Williams JJ (1982) ED_{50} of alfentanil for induction of anesthesia in unpremedicated young adults. Anesthesiology 57:A362
174. McLesky CH (1984) Comparison of three infusion rates of alfentanil and incremental fentanyl as adjunct to nitrous oxide anesthesia for general surgery. Janssen Clin Res Rep (February)
175. Melzack R, Wall PC (1965) Pain mechanisms: A new theory. Science 150:971
176. Michaels I, Trout JR, Barash PG (1984) Nitrous oxide as an adjunct to narcotic anesthesia. In: Estafanous FG (ed) Opioids in anesthesia. Butterworth, Boston London Sydney Durban Toronto, pp 256–260
177. Miralles FS, Olaso MJ, Fuentes T, Lopez T, Laorden ML, Puig MM (1983) Presurgical stress and plasma endorphin levels. (Emotional stress, endorphin, blood plasma, preoperative). Anesthesiology 59:366–367
178. Modig J (1982) Thromembolism and blood loss: Continuous epidural vs. general anesthesia with controlled ventilation. Reg Anesth 7:S84–S88
179. Mok MS, Lippmann M, Wang JJ, Chan H, Lee TY (1981) Efficacy of epiudural nalbuphine in postoperative pain control. Anesthesiology 61:A187
180. Mok MS, Tsai K, Chan KH, Lee TY, Lippmann M (1984) Analgesic effect of intrathecal stadol, nubain, meperidine, morphine and fentanyl, a comparative study. VIII. World Congress of Anaesthesiologists Manila, Philippines A213
181. Moore RA, Bullingham RES, McQuay HJ, Hand CW, Aspel JB, Allen MC (1982) Dural permeability to narcotics: in vitro determination and application to extradural administration. Br J Anaesth 54:1117–1127
182. Murphy MR, Hug CC (1982) The enflurane sparing effect of morphine, butorphanol, and nalbuphine. Anesthesiology 57:489–492
183. Nauta J, de Lange S, Koopman D, Speidijk J, Kleef J van, Stanley T (1982) Anesthetic induction with alfentanil: A new short-acting nacotic analgesic. Anest Analg 61:267–272
184. Ngai SH (1961) The effects of morphine and meperidine on the central respiratory mechanisms in the cat: The action of levallorphan in antagonizing these effects. J Pharmacol Exp Ther 131:91–102
185. Nickel B, Schmickaly R, Kursawe HK, et al. (1986) Beitrag zur Therapie der Delirium tremens. Z Klin Med 41:1643–1646
186. Nielsson MI, Groenbladh L, Widerløev E, Ånggard E (1983) Pharmacokinetic of methadone maintenance treatment: Characterization of therapeutic failures. Eur J Clin Pharmacol 25:497–501
187. Niemegeers CJE, Janssen PAJ (1981) Alfentanil (R 39209) – a particularly short-acting narcotic analgesic in rats. Drug Dev Res 83:1
188. Niemeggeers CJE, Bever WFM van, Janssen PAJ (1976) Sufentanil, a very potent and extremely safe intravenous morphine-like compound in mice, rats and dogs. Drug Res 26:1551
189. Ohlendorf H, Jong MD, Steenhoek A, Janknegt R (1988) Clinical pharmacokinetics of midazolam in intensive care patients, a wide interpatient variability? Clin Pharmacol Ther 43:263–269
190. Olson GD, Bennett WM, Porter GA (1975) Morphine and phentoin binding to human plasma protein in renal and hepatic failure. Clin Pharmacol Ther 17:677
191. Orwin JM (1977) The effect of doxapram on buprenorphine induced respiratory depression. Acta Anaesth Belg 2:93
192. Oyama T, Jin T, Yamaha R (1980) Profound analgesic effects of β-endorphin in man. Lancet I:122–124

193. Paciorek PM, Todd MH (1982) Comparison of the cardiovascular effects of meptazinol and naloxone following anaphylactic shock in anaesthetized rats. Br J Pharmacol 76:245P
194. Pasternak GW, Wood PJ (1986) Minireview: Multiple opiate receptors. Life Sci 38:1889–1898
195. Pert CB, Snyder SH (1973) Opiate receptor: Demonstration in nervous tissue. Science 179:1011–1014
196. Piepenbrock S, Hempelmann G, Peters H (1977) Veränderungen der Hämodynamik der Herzinotropie und des myocardialen Sauerstoffverbrauchs nach Antagonisierung von hohen Dosen von Fentanyl mit Naloxon. Prakt Anästh 12:275
197. Pircio AW, Gylys JA, Cavanagh RL (1976) The pharmacology of butorphanol, a 3,14-dihydroxymorphinan narcotic antagonist analgesic. Arch Int Pharmacodyn Ther 220:231–257
198. Podlesch I (1988) Disoprivan® (Propofol) – ein neues intravenöses Hypnotikum. Fortschr Anaesth 2:1–31
199. Portenoy RK, Foley KM (1986) Chronic use of opioid analgesics in non-malignant pain. Report of 38 cases. Pain 25:171–186
200. Porter J, Hick H (1980) Addiction rate in patients treated with narcotics. N Engl J Med 302:123
201. Randall LO, Heise GA, Schallek W, et al. (1961) Pharmacological and clinical studies on valium™ a new psychotherapeutic agent of the benziodiazepine class. Curr Ther Res 3:405–425
202. Rawal N, Möllefors K, Axelsson K (1981) Naloxone reversal of urinary retention after epidural morphine. Lancet II:1411
203. Rawal N, Wattwil M (1982) Respiratory depression after epidural morphine – an experimental and clinical study. Anesth Analg 63:8
204. Rexed B (1964) Some aspects of the cytoarchitectonics and synaptology of the spinal cord. Brain Res 11:58–92
205. Robbins LN, Davis DH, Nurco DM (1974) How permanent was Vietnam drug addiction. Am J Public Health 64:38–43
206. Romagnoli A, KeatsAS (1980) Ceiling effect for respiratory depression by nalbuphine. Clin Pharmacol Ther 27:478–485
207. Rommelspacher H (1981) Zur Frage des Abhängigkeitspotentials und des Mißbrauchs von Pentazocin. In: Kubicki St, Neuhaus GA (Hrsg) Pentazocin im Spiegel der Erfahrungen. Springer, Berlin Heidelberg New York, pp 58–63
208. Rutter DV, Skewes DG, Morgan M (1981) Extradural opioids for postoperative analgesia. A double blind comparison of pethidine, fentanyl and morphine. Br J Anaesth 53:915
209. Rutter P, Muprphy F, Dudley H (1980) Controlled trial of different methods of administration of postoperative pain relief. Br Med J 1:3–12
210. Saarne A (1969) Clinical evaluation of a new analgesic piritramide. Acta Anaesthesiol Scand 13:11–19
211. Sagy M, Shavit G, Oron Y, Vidnre BA, Gitter S, Sarne Y (1987) Nonopiate effects of naloxone on cardiac muscle contractility. J Cardiovasc Pharmacol 9:682–685
212. Sanky R (1985) Naloxone abolishes self injuring in a mentally retarded child. Ann Neurol 17:520
213. Schaer H, Baasch K, Reist F (1978) Die Atemdepression mit Fentanyl und ihre Antagonisierung mit Naloxon. Anästhesist 27:259
214. Schenk GK, Enders P, Engelmeier MD et al. (1978) Application of the antagonist naloxone in psychic disorders. Drug Res 18:1274
215. Schenk HD, Ensink FBM, Rhönisch M (1987) Alfentanil – Portrait eines Pharmakons. Urban & Schwarzenberg, München Wien Baltimore
216. Schmidt WK, Tam SW, Shotzberger GS, Smith DH, Clark R, Vernier VG (1985) Nalbuphine. Drug Alcohol Depend 14:339–362
217. Scott JC, Ponganis KV, Stanski DR (1985) EEG quantification of narcotic effect: The comparative pharmacodynamics of fentanyl and alfentanil. Anesthesiology 62:234–241
218. Sear JW, A.F., Summerfield RJ (1987) Is alfentanil by infusion useful for sedation in the ICU? Eur J Anaesth Supp 1:55–61

219. Sebel PS, Bovill JG, Wauquier A, Rog P (1981) Effects of high dose fentanyl anesthesia on the electroencephalogram. Anesthesiology 55:203–211
220. Sefrin P (1986) Auswirkungen des Schmerzes als pathogenetischer Faktor in der Notfallmedizin am Beispiel des Polytraumatisierten. In: Sefrin P (Hrsg) Der Schmerz in der Notfallmedizin. Zuckschwerdt, München Bern Wien San Francisco, pp 11–20
221. Sefrin P, Blumenberg D (1988) Präklinische Analgesie bei internistischen Notfallpatienten. Notfallmedizin 32:636–641
222. Sehrt U (1985) Fragwürdiger Analgetikamißbrauch. MMW 127:825–826
223. Shaar CJ, Frederickson RCA, Dinninger NB, Jackson L (1977) Enkephalin analogues and naloxone modulate the release of growth hormone and prolactin. Evidence for regulation by an endogenous opioid peptide in brain. Life Sci 21:853
224. Shafer A, White P, Schüttler J, Rosenthal MH (1983) Use of fentanyl infusion in the intensive care unit: Tolerance to its anesthetic effects? Anesthesiology 59:245–248
225. Sifton DW (1988) Drug interaction and side effects index^{TM}. In: Trelewicz M (ed) Physicians Desk Reference (PDR). Medical Economics Company, Oradell NY, pp 1–787
226. Simantov R, Snowman AM, Snyder SH (1976) A morphinelike factor "enkephalin" in rat brain: subcellular localization. Brain Res 107:650–655
227. Sinclair ME, Sear JW, Summerfield RJ, Fisher A (1988) Alfentanil infusions on the intensive therapy unit. Intensive Care Med 14:55–59
228. Sircar R, Zukin SR (1983) Characterization of specific sigma opiate/phencyclidine (PCP)-binding sites in the human brain. Life Sci 33:259–262
229. Skubella U, Hucke H (1989) Alfentanil-Kombinationsnarkose bei der Adeno-Tonsillektomie im Kindesalter – ein Vergleich mit der Enfluran-Inhalationsanästhesie. Anästh Intensivther Notfallmed 24:362–367
230. Smith DJ, Bouchal RL (1981) Ketamine interacts with dysphoric sigma opiate receptors. Anesthesiology 55:A234
231. Smith NT, Westover CJ, Qinn M, Benthuysen L, Silver DH, Sanfored TJ (1985) An electroencephalographic comparison of alfentanil with other narcotics and with thiopental. J Clin Monit 1:236–244
232. Smith TC (1979) Comparison of naloxone and naltrexone in man. Anesthesiology 51:S573
233. Sokoll MD, Hoyt JL, Georgids SD (1972) Studies in muscular rigidity, nitrous oxide and narcotic analgesic agents. Anesth Analg 51:16
234. Spence AA (1980) Postoperative pulmonary complications in general anesthesia. In: Gray TC, Nunn JF, Utting JE (eds) Butterworth, London, pp 591–608
235. Stanley TH (1982) Comparison of alfentanil with thiopental sodium for induction of anesthesia. Janssen Pharmazeutika, Beerse, Belgien
236. Stanski DR, Hug CC (1982) Alfentanil-a kinetically predictable narcotic analgesic. Anesthesiology 57:435–438
237. Stark RD, Binks SM, Dutka VN, O'Connor KM, Armstein MJA, Glen JB (1985) A review of the safety and tolerance of propofol (diprivan^{TM}). Postgrad Med J 61:152–156
238. Stoeckel H, Hengstmann JH, Schüttler J (1979) Pharmacokinetics of fentanyl as a possible explanation for recurrence of respiratory depression. Br J Anaesth 51:741
239. Stokes BT (1984) Improvement in injury-induced hypocalcemia by high dose naloxone intervention. Brain Res 290:187
240. Strauer BE (1972) Contractile responses to morphine, piritramid and fentanyl: a comparative study of effects on the isolated myocardium. Anesthesiology 37:304
241. Striebel HW, Papadopoulos G, Heinemeyer G, Link J (1989) Langzeitanalgosedierung mit Flunitrazepam, Fentanyl und Dehydrobenzperidol bei schwerstkranken Intensivpatienten: Pharmakokinetik – Pharmakodynamik. In: Link J, Eyrich K (Hrsg) Analgesie und Sedierung in der Intensivmedizin. Springer, Berlin Heidelberg New York Tokyo, pp 135–148
242. Suttmann H, Doenicke A (1983) Interim report on dose-establishment with alfentanil. Janssen Pharmazeutika, Beerse, Belgien
243. Suwatakul K, Weis OF, Alloza JL, Kelvie W, Weintrub K, Lasagna L (1983) Analysis of narcotic analgesic usage in the treatment of postoperative pain. JAMA 250:926–929
244. Symons IS, Emson PC, Farman JV (1982) Endogenous opioid poisoning? Br Med J 284:469–470

245. Taeger K (1981) Pharmakokinetik der Opiate Dolantin, Morphin und Fentanyl. Anästh Intensivmed 2:28
246. Tao PL, Chang LR, Law PY, Loh HH (1988) Decrease in delta opioid receptor density in rat brain after chronic [D-Ala-2, D-Leu-5]enkephalin treatment. Brain Res 462:313–320
247. Tao PL, Law PY, Loh HH (1986) Decrease in delta und mu opioid receptor binding capacity oin rat brain after chronic treatment. J Pharmacol Exp Ther 240:809–816
248. Taub A (1982) Opioid analgesics in the treatment of chronic intractable pain of non-neoplastic origin. In: Kitahata LM, Collins IG (eds) Narcotic analgesics in anesthesiology. Williams & Wilkins, Baltimore, pp 199–208
249. Tennant FS, Kelman GF (1983) Narcotic maintenance for chronc pain: medical and legal guidelines. Postgrad Med 73:81–94
250. Tolksdorf W, Schäfer E, Pfeiffer J, Mittelstaedt G von (1987) Adrenalin-, Noradrenalin-, Blutdruck- und Herzfrequenzverhalten während der Intubation in Abhängigkeit unterschiedlicher Fentanyl-Dosen. Anästh Intensivther Notfallmed 22:171–176
251. Tseng LF, Loh HH, Li CH (1976) β-Endorphin: Cross tolerance and cross physical-dependance on morphine. Proc Natl Acad Sci USA 73:4187
252. Twycross RG (1988) Opioid analgesics in cancer pain: current practice and controversies. Cancer Surv 7:29–53
253. Twycross RG, Lack SA (1983) Symptom control in fast-advanced cancer. Pain relief. Pitman, London.
254. Uray E, Kosa CS (1969) Wirkung der bei Neuroleptanalgesie verwendeten Medikamente auf die Druckwerte der Gallenwege. Anaesthesist 18:74–77
255. Van Ree JM (1986) Role of pituitary and related neuropeptides in alcoholism and pharmacodependence. Prog Neuropsychopharmacol Biol Psychiatry 10:219–228
256. Van Ree JM, Otte AP (1980) Effects of (Des-Tyr)-j-endorphin and β-endorphin as compared to haloperidol and amphetamine on nucleus accumbens self-stimulation. Neuropharmacology 19:429–434
257. Vargish T, Beamer KC, Daly T, Head R (1987) Myocardial opiate receptor activity is stereospecific, independent of muscarinic receptor antagonism, and may play a role in depressing myocardial function. Surgery 102:171–177
258. Ventafridda V, Tamburini M, Caraceni A, De Conno F, Naldi F (1987) A validation study of the WHO method of cancer pain relief. Cancer 59:851–856
259. Verebey K, Volavka J, Mule SJ, Resnik RB (1976) Naltrexone: Disposition, metabolism and effects after acute and chronic dosing. Clin Pharmacol Ther 20:315–328
260. Volans GN, Henry JA (1983) Naloxon in der Notfallmedizin. Therapiewoche 33:2095–2105
261. Volavka J, James B, Reker D, Mallya A, Cho D, Pevnik J (1979) EEG and other effects of naltrexone and heroin in man. Pharmacopsychiatry 12:79–85
262. Von Cube B, Teschemacher HJ, Herz A, Hess R (1970) Permeation of morphine-like substances to their site of antinociceptive action in the brain after intravenous and intraventricular application and dependence on lipid solubility. Arch Pharmacol 265:455–502
263. Vourch G, De Castro J, Gauthier-Lafaye P, Guidicelli JF, Viars P (1971) Les analgésiques et la douleur. Influences pharmacologiques diverses exercées sur morphiniques. Masson, Paris, pp 185–194
264. Waldmann C, Eason J, Rambohul E (1984) Serum morphine levels. A comparison between continuous subcutaneous and intravenous infusion in postoperative patients. Anaesthesia 39:768–771
265. Watson GS, Edmond P (1977) Analgesics and uretral function. In: Harcus AW, Smith R, Whittle B (eds) Pain. New perspectives in measurement and management. Churchill Livingstone, Edinburgh London New York, pp 27–33
266. Wei E, Loh HH (1976) Physical dependance on opiate-like peptides. Sience 193:1262
267. Wermeling DP, Foster TS, Farrington EA et al. (1986) Patient-controlled analgesia using butorphanol for postoperative pain control: an open label study. In: Rosow CE (ed) Butorphanol tartrate: Research advances in multiple clinical settings. Karger, Basel Paris London New York Singapore Sydney, pp 31–39
268. Wood KM (1980) Reversal of narcotics. In: Aldrete JA, Stanley TH (ed) Trends in intravenous anesthesia. Symposium Specialists, Chicago, pp 240–253

269. Wood PL (1984) Agonists analgesics: Evidence for μ_2 and delta opioid receptor antagonism. Drug Rev Res 4:429–435
270. Wood PL, Charlson SE, Laue D, Hudgin RL (1981) Multiple opiate receptors: Differential binding of μ, $\varkappa$ and delta agonists. Neuropharmacology 20:1215–1220
271. Wörz R, Berlin J (1989) Behandlung chronischer Schmerzsyndrome mit Antidepressiva. Schmerz 3:1–7
272. Wybrann J (1985) Enkephalins and endorphins as modifiers of the immune system: present and future. Fed Proc 44:92–94
273. Zenz M, Piepenbrock S, Hübner B, Glocke M (1981) Peridurale Analgesie mit Buprenorphin und Morphin bei postoperativen Schmerzen. Anästh Intensivther Notfallmed 16:333–335
274. Zenz M, Piepenbrock S, Tryba M (1985) Epidural opiates: Long-term experiences in cancer pain. Klin Wochenschr 63:225–229
275. Zenz M, Strumpf M, Willweber-Strumpf A (1990) Orale Opiattherapie bei Patienten mit „nicht-malignen" Schmerzen. Schmerz 4:14–21
276. Zimmermann M, Handwerker HO (1984) Schmerz, Konzepte und ärztliches Handeln. Springer, Berlin Heidelberg New York Tokyo
277. Zola EM, MacLeod DC (1983) Comparative effects and analgesic efficacy of the agonist-antagonist opioids. Drug Intell Clin Pharm 17:411–417

Sachverzeichnis

Abhängigkeit (s. auch Sucht) 29, 30, 46
– physische 68
Abhängigkeitsentwicklung 17, 51, 55
Abhängigkeitspotential 17, 27
Abstinenzskalierung 28
Abstinenzsymptome 27, 31, 130, 138
Abstinenzsyndrom 24, 30, 105
– akutes 139
Acetylsalicylsäure 4, 41, 42, 44, 62, 69, 118
Acryl-α-Methyl-Fentanyl 32
ACTH (adrenocorticotropes Hormon) 1, 19, 125–127
ADH 1
Adipositas 128, 129
Adrenalin 1, 131
Afferenz
– sensorische 71
– nozizeptive 89, 99
Affinität (Bindungsstärke) 14–16, 24, 72
Agonist 14–16, 24, 51, 54, 55, 58, 60, 130
– α2 Agonist 86
– ϰ-Agonist 20
– μ-Agonist 20
– partieller 14
Agonisten/Antagonisten 18, 24, 52, 54, 58, 60, 69
– duale Wirkung 16
– gemischt-wirkende 14, 15, 19, 21, 22, 26, 27, 29, 30, 35, 39, 51, 55, 58, 69, 75, 87, 139
agonistische und antagonistische Potenz 51
Akrozyanose 38
aktivierendes retikuläres System (ARS) 12, 22
Aktivität, intrinsische 14–16
Alfentanil 15, 16, 18, 23, 26, 28, 29, 34, 35, 37, 38, 42, 49, 56, 57, 61, 65, 80, 82, 84, 87–94, 96, 99, 111, 113, 122, 135, 136, 137, 140, 143
– On-top 96

– Plasmaspiegel 112
algetische
– Stoffe 5
– Substanzen 3
α-2 Agonisten 86
α-Endorphin 125
α-Lipotropin 125
α-Fentanyl 32, 33
Alpträume 53
Amitriptylin 62
Analgesie 13–15, 17, 41, 50, 52, 57, 61, 81, 86
– patientengesteuerte 56
– peridurale 66, 71, 72
– postoperative 117
– tiefe 17
Analgetika 136, 143
analgetische Wirkstärke der Opioide 42
analgetischer Ceilingeffekt 52
Analgosedierung 100, 134, 137–139
Analgosedierungsregime 139
Analgosedierungsschema 135
Anästhesie 117
– Infiltrationsanästhesie 41
– Leitungsanästhesie 41
– Spinalanästhesie 41
– Periduralanästhesie 41
Anästhesiologie 79
Anästhetika, volatile 25, 27, 38, 80, 83, 85, 95
Anexate 85
Anschlagzeit 99
Antagonisierung 24, 105
Antagonisten 14–16, 24, 31, 67, 80, 87, 106, 130, 131, 139, 143
Antidepressiva 42, 62, 101, 102
Antidiurese 38
antidiuretisches Hormon (ADH) 1
antiemetische Eigenschaft 98
Antiepileptika 102
Antihistaminika 101, 102
Antihypertensiva 102
Antihypertonika 101

Antikonvulsiva 42
Antinozizeption 22
Antiparkinsonmittel 102
antitussive Wirkung 27, 28, 98, 135
Appetitreduktion 129
Aprotinin 102
Area postrema 10, 11, 70
Arrhythmien 87
Aspisol 122
Atemdepression 17, 23–26, 32, 46, 49, 50, 51, 55, 57, 61, 67, 73, 75, 87, 90, 99, 105, 115, 117, 122
Atemregulation 90
Atropin 35, 37, 38, 83, 94
Autismus 105
„awareness" 99

Bahnen, serotinerge 6
„balanced anesthesia"(balancierte Narkosetechnik) 81, 86
Barbiturat 27, 38, 83, 84, 102, 136
Benzodiazepine 27, 55, 83, 85, 87, 97, 98, 102, 134, 136, 137
Benzodiazipinabusus 85
Benzyl-Fentanyl 32
β-Blocker 37
β-Endorphin 125–128, 130, 133
β-Endorphinspiegel 106, 128
β-Lipotropin 125
β-Melanotropin 125
Betäubungsmittel (BtM) 2, 141
– BtM-pflichtig 51
Betäubungsmittelgesetz 60
Betäubungsmittelverschreibungsverordnung (BtMVV) 140
Bewußtlosigkeit 81
Bifiteral 44, 70
Bindestellen (s. auch Opiatrezeptor; Rezeptor) 15, 16, 89
– δ-Bindestellen 115
– ϰ-Bindestellen 29, 51
– µ-Bindestellen 115
Bindung 18
Bindungsaffinitäten 19
Biotransformation 88, 99, 102, 113
– Hemmung 25
Blut-Hirn-Schranke 35, 88, 109–111
Blutdruck 40
Blutdruckanstieg 29
Blutspiegel 47
Bradykardie 17, 37, 38, 55, 82, 115
Bradykinin 5
Bradypnoe 24
Brechreiz 53
Bremazocin 20–22, 130
Bronchospasmus 38, 83

BtM-pflichtig 51
Bulimie 128
Bupivacain 42
Buprenorphin 15–20, 23, 26–29, 37, 40, 42, 50–53, 55, 57, 60–67, 69, 70–73, 80, 113, 136, 140, 143
Butorphanol 17, 18, 20–22, 26, 28, 37, 40, 42, 51–53, 65, 75, 80, 103, 104, 143
Butylscopolamin 44

C-Fasern 5, 7
Ceilingeffekt 18, 51, 55
– analgetischer 52
– Buprenorphin 18
– Butorphanol 18
– Meptazinol 18
– Nalbuphin 18
– Pentazocin 18
– Tramadol 18
Chlomethiazol 85
Chlorprothixen 62
chronische
– Schmerzen 60, 67, 70
– Schmerztherapie 61, 63
Cisaprid 70, 138
Clearance (s. auch Elimination) 88, 113
Clearenancerate 114
Clomethiazol 38, 67, 136
Clomipramin 59, 62
Clonidin 86
CO_2-Rückatmung 90
Codein 23, 24, 26–29, 35, 42, 50, 61, 69, 143
Codein/Tramadol 62
Codicept 143
Corpus striatum 10
Curare 34
Cyclazocin 35, 104
Cyclorphan 35

Darm 129
Darmmotilität 119
Deafferenzierungsschmerz 42
Dealkylierung 101
Dehydrobenzperidol (s. auch DHB) 27, 38, 59, 80, 83, 85, 86, 98, 134, 137, 138
δ-Bindestellen 115
δ-Rezeptor 18, 19, 131
depressive Verstimmung 128
Designerdrogen 32
Desorientiertheit 75
Develin retard 51
Dexamethason 43
Dextromoramid 60, 69, 113, 143
Dextropropoxyphen 51, 58, 143
DHB 136, 137, 139

Diamorphin 26–29, 42, 71, 143
Diazepam 27, 38, 42, 67, 80, 85, 136
Diclofenac 62
Dicodid 27, 143
Dilaudid 27, 143
Dionin 35
Diphenoxylat 119, 143
Dipidolor 17, 50, 143
Diprenorphin 103, 104, 106, 111, 143
Disoprivan 85
Dissoziation 64, 88
Dolantin 33, 49, 50, 61, 143
Domperidon 70
Dopamin 34, 36
Dopaminantagonisten 102
Dopram 51, 63
Dosierung
– nach Bedarf 46, 47
– bei intraoperativer Analgesie 38
Dosierungsempfehlungen 100
„Down"regulierung 64
Doxapram 51, 63
Doxepin 62
Drogenabhängigkeit 30
Dromoran 143
Droperidol 91, 95, 97
Ductus mesencephalus Sylvii 10
Dynorphin 130
Dysfunktion
– metabolische 2
– pulmonale 2
Dysphorie 17–19, 29, 52, 53, 55, 139
Dysurie 75

EEG 93, 94
– Eckfrequenz, spektrale 112
– Leistungsspektren 93
– Powerspektrum 95
Eingeweideschmerz 5
Eiweißbindung 88
Ekstase 128
Elimination (s. auch Clearance) 90, 112, 113
Eliminationshalbwertszeit 88, 90, 99, 112, 135
Emesis (Erbrechen) 2, 10, 11, 18, 29, 38, 52, 53, 54, 58, 59, 75, 82, 85, 87, 98, 106
endogene Opioide 10, 18, 40, 124–133
endorphinerge Neurone 6
endorphinerges System 114, 133
Endorphine 6, 10, 41, 105, 124–133
– α-Endorphin 125
– β-Endorphin 125–128, 130, 133
– β-Endorphinspiegel 106, 128
– Hypophysenhormonregulation 125

– immunologisches System 133
– Schmerztherapie 125–129
– Schock 131
– Suchtentwicklung 129, 130
Endorphinproduktion 31
Endotrachealtubus 27, 86
Enfluran 27, 38, 79, 85, 87
Enkephaline 6, 10, 18–20, 41, 133, 124–133
Entzugserscheinungen 28, 29
Entzugsphänomene 136
Entzündungshemmer, nichtsteroidale 42
Erbrechen s. Emesis
Erregungsüberleitung 40
Ethylketocyclazocin 19, 20, 55
– Wirkungseffekte 17
Etomidat 27, 37, 38, 80, 84, 85, 94, 98
Etonitazene 20
Etorphin 111, 143
Eukodal 143
Euphorie 13, 17, 53, 75, 128
extrapyramidal-motorisches System 10
Exzitation 17

Fasern
– A-β-Fasern 1, 7
– A-δ-Fasern 5, 7
– C 5, 7
Fentanyl 15, 16, 18, 20, 21, 23, 26–29, 35, 37, 38, 40, 42, 45, 49, 55–57, 61, 65, 71, 72, 80, 82, 84, 86–89, 90, 91, 93–96, 98–100, 110, 111, 113, 114, 116, 117, 122, 130, 135–137, 140, 143
– Plasmaspiegel 112
Fentanylabkömmlinge
– Letaldosen 32
– α-Methyl-Fentanyl 33
– 3-Methyl-Fentanyl 32, 33
– Para-Fluoro-Fentanyl 33
– Sufentanil 33
Fettsüchtige 129
First-pass-Effekt 61
Flumazenil 85
Flunitrazepam 136
Flupentixol 62
Formatio reticularis 9, 39
Fortral 17, 50, 53, 55, 61, 143
funktionelle Schmerzen 44

GABA (γ-Aminobuttersäure) 10
– Agonisten 102
γ-Endorphin 128
Ganglioplegika 37
Gasnarkose 81, 86
gastroenterale Rezirkulation 26
Gastrointestinaltrakt 129

"gate-control" 7
Großhirnrinde 7
Gyrus postcentralis 8, 9

Haldol (s. auch Haluperidol) 62
Halluzinationen 52, 55
Haloperidol 38, 62, 70, 139
Halothan 27, 38, 45, 79, 85, 87
Harnretention 2, 46, 73, 75
Heroin (s. auch Diamorphin) 23, 27, 30, 32, 78, 106, 110, 143
Heroinsüchtiger 129, 133
Herz
– Nachlast 39
– Vorlast 39
Herzanästhesie 80
Herzfrequenz 40
Hexamethoniumverbindungen 37
Hinterhorn des Rückenmarks 6
Hippokampus 8, 115
Hirnstamm 9, 21
Hirnstammganglien 36
Histamin 5
– Freisetzung 50
Höhlengrau, zentrales 10
Hungerregulation 129
Hustendämpfung 27
Hustenreflex 12
Hustenzentrum, Blockade 86
Hydrocodon 27, 28, 143
Hydromorphon 27, 28, 71, 72, 78
Hydrophilie 72, 73
Hyperaktivität, sympathische 30
Hyperglykämie 1, 38
Hyperkapnie 24
Hyperlaktämie 38, 106
Hyperperistaltik 83
Hypertension 38, 87
Hypertonie 1, 17, 19, 24, 55
Hypnotika 27, 38, 39, 83–85, 87, 102, 136
hypnotische Wirkung 100
Hypotension 38
Hypothalamus 36, 39, 115, 125, 127
Hypothermie 17, 55
Hypotonie 82
Hypovolämie 39
Hypoxie 24, 67

ICI 174,864 (s. auch δ-Rezeptor) 130
Imipramin 62
Immobilon 143
Immunsystem 133, 139
Imodium 44, 119, 143
Indometacin 62
Infiltrationsanästhesie 41

Infusion, subkutane (KSKI) 77
Infusionspumpe 76
Inhalationsanästhetika 85
– MAC-Wert 96
Inhalationsnarkose 95
Intensivmedizin 30, 118, 134, 135, 139
Intensivstation 27, 39, 100
Interaktion 101, 102
intestinale Motilität, Hemmung 120
intrathekale Applikation 71
intrinsische Aktivität 14–16, 64
Isofluran 27, 38, 79, 85, 87

Juckreiz 73, 74

Kältezittern 98
Kammerflimmern 121
x-Agonist 20
x-Bindestellen 29, 51
x-Ligand 22
x-Rezeptor 17–19, 53, 55, 139
kardiovaskuläre Effekte 40
kardiovaskuläres System 37
Karzinomschmerzen 68
Ketamin 19, 37, 55, 80, 102, 122, 135, 136
Ketocyclazocin (Ketazocin) 17, 55
Kinder 114–118
Kleinkind 116
Knochenmetastasen 42
Koliken 44
Koma 27, 105
Kombinationsnarkose 95, 98
Kombinationstherapie 43
– mit Psychopharmaka 62
Kommandoatmung 24
Kompartimente des Körpers, periphere 88
kompetitive Verdrängung 14, 103
Konfiguration, sterische 14
Konformationsänderung 14
Konfusion 77
Konjugation an Glucuronide 101
Konstipation 17, 44, 46, 55
Kontraktitilität 40
Kortex 22, 55, 115
Kortikoide 43
Krebspatienten (Tumorpatienten) 2, 3, 61
KSKI (subkutane Infusion) 77
Kumulation 112, 114

L-Polamidon 71, 143
Lachgas 38, 86
Laktulose 44, 70
Langzeitsedierung 135

Sachverzeichnis 161

Langzeittherapie 68, 69
Laryngospasmus 83
Lealgin 143
Leber 99, 114
Leberschaden 102
Leberstoffwechsel 138
Leitungsanästhesie 41
Lethidrone 143
Leuenkephalin, Wirkungseffekte 17
Levallorphan 17, 35, 51, 103, 143
Levomepromazin 62
Levomethadon 23, 42, 60, 70, 140
Levorphanol 29, 78, 143, 111
Ligand 14, 19
- ϰ-Ligand 22
- μ-Ligand 21, 69
- σ-Ligand 20
limbisches System 8, 10, 12, 39, 55, 61, 62, 129, 130
Lipoidlöslichkeit 98, 99
Lipophilie 32, 72, 89, 98, 100, 109–111
Lipotropin
- α-Lipotropin 125
- β-Lipotropin 125
Lithiumsalze 102
Locus coeruleus 12
Lofentanil 37, 80, 99
Lofepramin 62
Lokalanästhetika 41
Lokomotion 12
Loperamid 44, 119, 143
Lorazepam 38, 85
Lorphan (s. auch Levallorphan) 143
Lunge, Complianceabnahme 121
Lungenödem 87

MAC-Wert der Inhalationsanästhetika 96
Magnesiumsulfat 102
Mandelkern (s. auch locus coerulius) 10
manisch-depressive Zustände 128
MAO-Hemmer 101
Maprotilin 62
Medulla oblongata 11, 24, 27, 55, 70, 74, 115
Melitracen 62
Melpereon 62
Meptazinol 17, 18, 51–53, 58, 143
Meptid (s. auch Meptazinol) 18, 51, 143
Mesenzephalon 12
metabolische Dysfunktion 2
Metabolisierung 90
Metamizol 57, 59, 62, 118, 122
Metenkephalin 10, 124, 130
Methadon 26, 28, 29, 32, 35, 37, 42, 72, 78, 80, 105, 111, 112, 113
Methadonabusus 106

Methadonerhaltungstherapie 106, 133
Methionin-Enkephalin (s. auch Metenkephalin) 126
Methohexital 37, 80, 85, 135, 136
Methoxyfluran 45
1-Methyl-4-Phenyl-4-Piperidin Proponeat (MPPP) 33
Methylmorphin 27
Methylnaloxon 34
Metoclopramid 44, 138
Mianserin 62
Midazolam 27, 38, 85, 136, 137
Migräne 128
Miosis 17, 38, 82
Monosubstanz 100
Monotherapie 134
Morphin 15, 19, 20–23, 26–30, 35, 37, 38, 40, 42, 49–51, 54–58, 60, 61, 63, 65, 66, 69–73, 78, 80, 82, 87–90, 99, 100, 110, 111, 113, 115, 117, 118, 122–124, 136, 140
- Halbwertszeit 114
- Wirkungseffekte 17
Morphin-Haloperidol-Cocktail 66
Morphin-Retard 60
Motilitätsprüfung 83
MST 30-Mundipharma 60, 61, 63, 67
μ-Agonist 20
μ-Bindestellen 115, 132
μ-Ligand 21, 69
μ-Rezeptor 17, 19, 51, 54, 55, 63, 98, 133
Mundtrockenheit 53
Muskelrelaxation 81, 96
Muskelschmerz 41
Muskelstarre (Rigidität) 33, 34
muskuläre Rigidität 75
- Auslösung 35
Mydriasis 17, 29
myokardialer
- Opiatrezeptor 40
- Sauerstoffbedarf 1, 139
- Sauerstoffverbrauch 39, 58
Myokardinfarkt 121

N-Allyl-Normentazocin (SKF 10,047) 19, 20, 130
- Wirkungsstärke 17
N. trigeminus 12
Nalbuphin 16, 17, 19–22, 24, 26, 28, 29, 37, 40, 42, 51–55, 58, 63, 69, 75, 80, 87, 103, 113, 122, 123, 139, 143
Nalmefene 104, 103, 106
Nalorphin 20–22, 28, 103, 113, 143
Naloxon 14, 15, 17, 19, 20, 24, 25, 35, 51, 63, 74, 83, 87, 103, 105, 106, 108, 111, 124, 129–131, 139, 143

Naltrexon 19, 20, 103, 104, 106, 111, 130, 143
Naltrindol 130
Narcanti (s. auch Naloxon) 14, 87, 143
Narkose 79
Narkosetechnik, balancierte 81
Nausea (Übelkeit) 2, 10, 11, 18, 29, 52–54, 58, 59, 75, 77, 82, 85, 87, 98, 106
Nebenwirkungen 46, 49, 53
Nefopam 57
negativ-inotrope Wirkung 85
Nemexin (s. auch Naltrexon) 143
Neonat (Neugeborene) 114–118
Neonatologie 114
Nervenkompression, Schmerzen 43
Neurocil 62
Neuroleptanästhesie 90
Neuroleptika 27, 39, 61, 62, 80, 85, 97, 102, 134, 136
Neuroleptnarkose (NLA) 27, 45, 58, 86, 87, 93, 94
Neurolyse 67
Neurone, endophinerge 6
neurovegetative Stabilisierung 81
Noradrenalin 1, 131
„Noradrenalinansturm" 31
Norbinaltorphimin 130
Notfall, Schmerzbehandlung 122
Notfallmedizin 105, 121
Notfallpatient 121
Novalgin (s. auch Metamizol) 122
Nozizeption 6
nozizeptive Afferenzen 84, 89, 99
Nozizeptoren 4, 41
Nubain (s. auch Nalbuphil) 17, 24, 51, 53–55, 87, 143
Nucleus amygdalae 8, 130
Nucleus dorsalis nervi vagi 11, 12
Nucleus limitans 8, 12
Nucleus pontis 34
Nucleus tractus solitarii 12
Nucleus ventrocaudalis parvocellularis 7, 8, 13
Numorphan (s. auch Oxymorphon) 103

Oberflächenerstschmerz 5
Oberflächenzweitschmerz 5
Obstipation 70, 119
On-demand System 56, 57
On-top
– Alfentanil 94, 96
– Dosierung 94
– Einsatz 91, 92
Opiatanalgesie, Potenzierung 85
Opiatantagonisten 103, 105, 106
Opiatbindestellen 10, 115, 125, 130

Opiate bei Neugeborenen 117
Opiatinfusion, peridurale 75
Opiatrezeptor 10, 16, 19, 29, 35, 56, 60, 62, 66, 71, 74, 95, 106, 109, 124, 131
– Differenzierung in Subpopulationen 114
– myokardialer 40
Opiatsubpopulationen 17, 115
Opiatsüchtige, ehemalige 106
Opiattrias 105
Opiatüberdosierung 105
Opioidabhängigkeit 30
Opioidantagonisten 87
Opioidapplikation, vagale und sympathikotone Effekte 38
Opioidbindestellen 34, 55, 114
– µ-Opioidbindestellen 132
Opioide 10, 43, 71, 118, 134
– endogene 10, 18, 40, 124–133
– Intensivmedizin 134
– Intoxikation 105, 108
– Narkose 67, 81, 85, 105
– – Potenzierung 84
– Neonatologie 114–118
– – Dosierungsvorschläge 116
– postoperative Analgesie 49
– Rezeptor 31, 83, 128, 130
– sedativ-hypnotische Wirkung 26
– bei Unfallverletzten 121–123
Opioidüberhang 139
Oxycodon 60, 61, 70, 140
Oxymorphon 20, 29, 42, 103

PAD (pulmonalarterieller Druck) 40
Palfium 143
Pallidum 8–10, 12, 36
Pancuronium 34
Para-Fluoro-Fentanyl 32, 33
Paracetamol 62, 118
Paracodein 28, 143
Parasympathikus 38, 82, 83
Parkinsonismus 33
partielle Agonisten (s. auch Agonisten – Antagonisten) 14
Paspertin 44
patienten-gesteuerte Analgesie (PCA) 56
Pentazocin 17, 19, 20, 22, 26, 28, 29, 35, 37, 40, 42, 50–53, 56–58, 60, 61, 65, 69, 70, 75, 80, 103, 105, 113, 122, 139, 140, 143
Pentobarbital 85
Periduralanästhesie 41
peridurale
– Analgesie 66, 71, 72
– Applikation 71, 100
– Opiatinfusion 75

peripheres Gewebekompartiment 110, 113
Perphenazin 62
Pethidin (s. auch Dolantin) 15, 26, 28, 29, 33, 35, 37, 38, 40, 42, 49, 50, 55–58, 60, 61, 65, 69–72, 80, 82, 94, 99, 111, 113, 117, 122, 135, 136, 140, 143
Pharmakokinetik 109–113
pharmakokinetische Eigenschaften 88
Phencyclidin 19, 130
Phenoperidin 38, 71, 80, 82, 113, 143
Phenothiazin 67
Phenoxybenzamin 37
Phenylchinonkrümmungstest 20, 21
physikochemische Eigenschaft 110
physische Abhängigkeit 68
Pimadin 143
Piminodin 143
Pimozid 62
Piritramid (s. auch Dipidolor) 15, 16, 18, 23, 26, 28, 35, 38, 37, 42, 49, 50, 54–59, 80, 82, 91, 113, 118, 122, 123, 135, 136, 140, 143
Plasmaspiegel 56
Plateau 18
Plazebo 28
Plexus myentericus Auerbachii 119
Pons 11, 24, 115
„Pooling-Effekt" 39
postoperative
– Analgesie 49, 117
– – Nebenwirkungen 49
– – Wirkungsdauer 49
– Schmerzbefreiung 75
– Schmerzbehandlung 117
– Schmerzen 45, 57, 81, 87
– Schmerztherapie 45, 46, 47, 50, 51, 55
– – Nebenwirkungen 53
– – Wirkprofile 56
Potential, somatosensorisch-evoziertes 94, 97
Potenz, agonistische/antagonistische 17, 103
Potenzierung 102
– der Opiatanalgesie 85
– einer Opioidnarkose 84
PQ-Intervall 40
Prämedikation 26
Prolaktin 19
Promethazin 62, 94, 135
Proopiomelanocortin (POMC) 125
Propiram 28
Propofol 27, 38, 85, 136
Propoxyphen 105
Propranolol 37
Propulsin 70, 138

Prostaglandin 4, 5, 42, 43
Prostaglandinsynthese 43
Prostaglandinsynthesehemmer 69
Prostigmin 138
Proteinbindung 25, 88
psychotomimetische Effekte 20
pulmonalarterieller Druck (PAD) 40
pulmonale Dysfunktion 2
Pumpensystem 77
Putamen 36

Racemorphan 143
Radiotherapie 43
Rapifen 16, 88, 90, 143
Reasec 119, 143
„recall" 99
Remorphinisierung 24, 26, 75, 105
Revivon 143
Rezeptor (s. auch Bindestellen; Opiatrezeptor) 10, 14, 16, 21, 22, 24, 27, 34, 47, 51, 64, 65, 110, 129
– δ-Rezeptor 18, 19, 131
– ϰ-Rezeptor 17–19, 53, 55, 139
– μ-Rezeptor 17, 19, 51, 54, 55, 63, 98, 133
– σ-Rezeptor 19, 20, 39, 55, 139
– Schmerzrezeptoren 5, 41
– im ZNS 88
Rezeptorblocker
– β-Blocker 37
Rezeptorsubpopulation 63, 131
– topographische Verteilung im ZNS 21
Rezeptorschmerz 3
Rigidität (Muskelstarre) 10, 33–35, 75
Rückenmark 55, 71, 100
– Hinterhorn 6

Salivation 38, 83
Sättigungsregulation 129
Sauerstoffbedarf, myokardialer 1, 139
Sauerstoffverbrauch, myokardialer 39
Schädel-Hirn-Trauma 122
Schizophrenie 128
Schlaf-Wach-Rhythmus 10, 26, 125, 137, 138
Schlaganfall 106, 133
Schmerz 1, 2, 41, 42, 44, 47, 49, 56
– affektive Komponente 9
– Behandlung im Notfall 122
– chronischer 60, 67, 70
– Deafferenzierungsschmerz 42
– Eingeweideschmerz 5
– funktioneller 44
– Karzinomschmerz 68
– Muskelschmerz 41
– durch Nervenkompression 43
– Oberflächenerstschmerz 5

- Oberflächenzweitschmerz 5
- Stufenplan 61
- Stufenprinzip 70
- subkortikale Schmerzleitung 8
- Rezeptorschmerz 3
- Tiefenschmerz 5
- tumorbedingter 61, 67
- viszerosensibler 6
Schmerzafferenzen 44
Schmerzbefreiung, postoperative 75
Schmerzbekämpfung, regionale 66
Schmerzemotion 8
Schmerzempfindung 6
Schmerzfreiheit 46
Schmerzerkennung 8
Schmerzerlebnis 9
Schmerzgefühl 8, 9
Schmerzleitung, subkortikale 8
Schmerzlokalisation 8
Schmerzmittel 44, 45, 47, 49
Schmerzmodulation 18
Schmerzpatient, chronischer 62
Schmerzreiz 89
Schmerzrezeptoren 5, 41
Schmerzschwelle 48
Schmerzskalierung 57, 117
Schmerztherapie 43, 46, 61, 118
- chronische 63
- Endorphine 125–129
- postoperative 26
Schmerzverarbeitung 17, 94, 128
Schmerzverhalten 2
Schmerzzentren 44
Schmerzzustand 44, 117
Schock 39
- anaphylaktischer 132
- und Endorphine 131
- hämorrhagischer 132
- neurogener 132
- septischer 131
Schwindel 53
Schwitzen 29, 38, 52, 57
sedativ-hypnotische Wirkung 26
Sedierung 17, 44, 46, 53, 55, 67, 75, 77, 117, 134, 137
- Langzeitsedierung 135
sensorische
- Afferenz 71
- Dämpfung 94
serotinerge Bahnen 6
Serotoninantagonisten 102
σ-Ligand 20
σ-Rezeptor 19, 20, 39, 55, 139
SKF-10,047 (N-Allyl-Normetazocin) 19, 20, 130
- Wirkungseffekte 17

Sklereninjektion 38
somatosensorisch-evoziertes Potential 94, 97
somatotropes Hormon (STH) 1, 19
Somnolenz 27, 75
Spasmolytika 44
Sphinkterenspasmus 38, 83
Spinalanästhesie 41
Spontanatmung 90, 99
Stabilisierung, neurovegetative 81
Stadol (s. auch Butorphanol) 53, 143
Streß 18
Streßabschirmung 99, 100
Streßhormone 114
Streßreaktion 116, 127
Striatum 10, 12, 34–36, 55, 115
subkutane Infusion 77
Substantia gelatinosa 5–8, 10
Substantia nigra 12, 33, 36
Substanz P 10, 126, 128
Succinylcholin 34, 98
Sucht 30, 46
- und Abhängigkeitsentwicklung 22, 27, 29, 30, 46, 58, 68
- und Abhängigkeitspotential 64
- Entwicklung 51
- - und Endorphine 129, 130
Suchtpotential 29, 46, 51
Sufentanil 15, 20–23, 28, 29, 33, 37, 38, 40, 42, 65, 71–73, 80, 82, 83, 86–88, 98, 99, 100, 113, 136, 143
- Halbwertszeit 138
- Sättigungsdosis 138
sympathikotone Effekte 81, 83
Sympathikus 38, 82, 83, 86
- lateraler 12
Sympathikustonus 39
sympathische Hyperaktivität 30
Synergismus 102

Tachykardie 1, 17, 19, 24, 29, 38, 39, 55
Tachyphylaxie 64
Tag-Nacht-Schlafrhythmus 10, 125, 137, 138
Tageshöchstverschreibungsmenge 140
Temgesic (s. auch Buprenorphin) 18, 50, 53, 61, 143
Thalamonal 91, 98
Thalamus 7–9, 12, 22, 36, 55, 115
therapeutische Breite 64–66, 81, 99, 135
- LD_{50}/ED_{50} 37, 79, 80, 89, 98
Thiopental 37, 80, 85
Thioridazin 62
Thoraxstarre 32
Thymoleptika 39, 62

Tiefenschmerz 5
Tifluadom 20, 21
Tilidin (Valoron) 28, 37, 42, 50, 80, 103, 140, 143
Tilidin/Naloxon (Tilidin-N) 51, 58, 60, 70
Tinctura opii 119
Toleranzentwicklung 30, 68, 69, 138
Tractus corticospinalis 6
Tractus neospinothalamicus 7
Tractus paleospinothalamicus 7, 8
Tractus reticulospinalis 6
Tractus spinothalamicus 6, 9
Tramadol (Tramal) 17, 23, 24, 28, 37, 42, 50–52, 55, 57, 58, 60, 65, 70, 80, 122, 135, 136, 143
Tranquilizer 39, 62
Transpiration 83
Transporttrauma 121
Trazodon 62
Tremor 29
Triazolam 67
TSH 19
Tumorpatienten (Krebspatienten) 2, 3, 61
Tumorschmerzen 61, 67

Übelkeit s. Nausea
Überhang, postoperativer 88
Überhangsphänomene 136
Umverteilung 90
Unterdosierung 46

vagale Effekte 81, 83
Vagustonus 37
Vasodilatation 82
Vecuronium 98
vegetative Reaktionen 9
Ventilations-Perfusions-Störung 2
Verdrängung, kompetitive 14
Verhaltensweisen 128
Verteilungskoeffizient 88
Verteilungsvolumen 88, 89, 99
Vertigo 53, 75
Vigilanz 12
Vigilanzniveau 94
viszerosensible Schmerzen 6
volatile Anästhetika 83, 85, 87, 95
Vorlast des Herzens 39

Weaning-Phase 100, 138
Wirkprofile 89
Wirkung
– antitussive 27, 28, 98, 135
– hypnotische 100
– Nebenwirkungen 46, 49, 53
– negativ-inotrope 85
– sedativ-hypnotische 26
Wirkungsverlängerung 101
Würzburger Schmerzperfusor 59

zentrales Blutkompartiment 113
zentrales Höhlengrau 10, 36, 127
Zwangsvorstellungen 29
Zyklooxygenase 41